JN081281

受験生の皆さ

　過去の問題に取り組む目的は、(1)出題傾向(2)出題方式(3)難易度(4)合格点を知り、これからの受験勉強に役立てることにあります。出題傾向などがつかめれば目的は達成したことになりますが、それを一歩深く進めるのが、受験対策の極意です。

　せっかく志望校の出題と取り組むのですから、本番に即した受験対策の場に活用すべきです。では、どうするのか。

　第一は、実際の入試と同じ制限時間を設定して問題に取り組むこと。試験時間が六十分なら六十分以内で挑戦し、時間配分を感覚的に身に付ける訓練です。

　二番目は、きっちりとした正答チェック。正解出来なかった問題は、正解できるまで、徹底的に攻略する心構えが必要です。間違えた場合は、単なるケアレスミスなのか、知識不足が原因のミスなのか、考え方が根本的に間違えていたためのミスなのか、きちんと確認して、必ず正解が書けるようにしておく。

　正答が手元にある過去問題にチャレンジしながら、正解できなかった問題をほったらかしにする受験生もいます。そのような受験生に限って、他の問題集をやっても、間違いを放置したまま、次の問題、次の問題と単に消化することだけに走っているのではないかと思います。過去問題であれ問題集であれ、間違えた問題は、正解できるまで必ず何度も何度も繰り返しチャレンジする。これが必勝の受験勉強法なことをお忘れなく。

入試問題検討委員会

【本書の内容】

1. 本書は過去2年間の海洋生命科学部の入試問題と解答を収録しています。

2. 英語・数学・物理・化学・生物の問題と解答を収録しています。尚、大学当局より非公表の問題は掲載していません。

3. 現在受験生を指導している、すぐれた現場の先生方による解答解説を掲載しています。

4. 本書は問題の微細な誤りをなくすため、実物の入試問題を大学より提供を受け、画像化して印刷しています。

5. 解答後の記録、分析のためにチェックシートを掲載しています。　実力分析、課題発見等にご活用ください。（目次の後に掲載しています。コピーをしてご活用ください。）

　尚、本書発行にご協力いただきました先生方に、この場を借り、感謝申し上げる次第です。

目　　次

	〔前期〕	問題	解答	〔後期〕	問題	解答
令和4年度 [2月1日・ 3月5日試験掲載]	英　語 ‥‥	1 ‥‥	78	英　語 ‥‥	42 ‥‥	80
	数　学 ‥‥	10 ‥‥	82	数　学 ‥‥	50 ‥‥	84
	物　理 ‥‥	13 ‥‥	86	物　理 ‥‥	52 ‥‥	89
	化　学 ‥‥	22 ‥‥	92	化　学 ‥‥	61 ‥‥	95
	生　物 ‥‥	30 ‥‥	98	生　物 ‥‥	68 ‥‥	101
	解答用紙 ‥‥‥‥‥‥‥‥‥‥‥‥‥‥‥‥‥‥‥‥‥‥‥‥‥‥‥					104
令和3年度 [2月1日・ 3月6日試験掲載]	英　語 ‥‥	1 ‥‥	81	英　語 ‥‥	45 ‥‥	83
	数　学 ‥‥	10 ‥‥	85	数　学 ‥‥	55 ‥‥	87
	物　理 ‥‥	13 ‥‥	89	物　理 ‥‥	57 ‥‥	92
	化　学 ‥‥	23 ‥‥	95	化　学 ‥‥	66 ‥‥	97
	生　物 ‥‥	31 ‥‥	98	生　物 ‥‥	72 ‥‥	100
	解答用紙 ‥‥‥‥‥‥‥‥‥‥‥‥‥‥‥‥‥‥‥‥‥‥‥‥‥‥‥					102

_____年度　　　　　大学　　　　学部　　　科目_____

月　　日実施

【問題No.　】	目標	実際	〈評価と気付き〉
時間	分	分	
得点率	%	%	
【問題No.　】	目標	実際	〈評価と気付き〉
時間	分	分	
得点率	%	%	
【問題No.　】	目標	実際	〈評価と気付き〉
時間	分	分	
得点率	%	%	
【問題No.　】	目標	実際	〈評価と気付き〉
時間	分	分	
得点率	%	%	
【問題No.　】	目標	実際	〈評価と気付き〉
時間	分	分	
得点率	%	%	
【問題No.　】	目標	実際	〈評価と気付き〉
時間	分	分	
得点率	%	%	
【問題No.　】	目標	実際	〈評価と気付き〉
時間	分	分	
得点率	%	%	
【問題No.　】	目標	実際	〈評価と気付き〉
時間	分	分	
得点率	%	%	
【問題No.　】	目標	実際	〈評価と気付き〉
時間	分	分	
得点率	%	%	
【Total】	目標	実際	《総合評価》（解答の手順・時間配分、ケアレスミスの有無、得点の獲得状況等）
時間	分	分	
得点率	%	%	

【得点アップのための対策】　　　　　　　　　　　　　　　　　　　　　　実行完了日

- 　　　　　　　　　　　　　　　　　　　　　　　　　　　　　　　　　　　/
- 　　　　　　　　　　　　　　　　　　　　　　　　　　　　　　　　　　　/
- 　　　　　　　　　　　　　　　　　　　　　　　　　　　　　　　　　　　/
- 　　　　　　　　　　　　　　　　　　　　　　　　　　　　　　　　　　　/

《チェックシート》　※解答後の分析にご活用ください

令和4年度

問 題 と 解 答

英　語

問題
（60分）

4年度

前期　2月1日 試験

I　次の英文を読み，下記の設問に答えなさい。[1]〜[7] はパラグラフの番号です。

[1]　A prominent educator once warned that a popular new technology was becoming a (1)crutch, with a negative impact on his students' memories. That educator was Socrates, and the new technology he disliked was writing — on wax tablets and papyrus scrolls, to be exact. The great orators[*1] of his time delivered memorized speeches without notes. Socrates saw writing as a threat to that tradition, and by extension, those mental faculties. Or so reported his student Plato in *Phaedrus*[*2], anyway. True to his word, Socrates himself (2)stubbornly refused to write his thoughts down.

[2]　It's no great leap, therefore, to suppose Socrates would similarly disapprove of the Internet today. His attitude is echoed in growing concerns that the Internet is changing our brains. Many of these concerns center on the so-called "Google Effect," which some researchers and a growing number of journalists believe may have an (3)adverse effect on our memories.

[3]　At the heart of specific concerns about memory is a study authored by psychologist Betsy Sparrow. It was published in 2011 as "Google Effects on Memory" in the journal *Science*. In experiments at Harvard University, Sparrow's team found that subjects exposed to detailed, trivial information were more likely to forget it if told they could look it up online later. Subjects also tended to include the Internet among their own cognitive tools. It was as if the computer were part of their intellectual abilities. Hence, Sparrow concluded, the Internet has become a central player in our "transactive memory." This is the sharing of information retention among persons — or in this case, digital networks — in a group. In short, Google has become everyone's brainy friend, the "walking encyclopedia." Sparrow (4)hypothesized this may have far-reaching effects on the way we think, and perhaps even the physiology of our brains.

[4]　Critics of the study and of many of the other "Google Effect" articles that followed it point out what they see as significant flaws. The first is the questionable validity of the assumption that forgetting something because we can google it later is different from forgetting a phone number immediately after writing it down. The same study showed frequent Internet users were adept at[*3] remembering where to find information, if not the information itself. Moreover, Sparrow herself admits that transactive memory is nothing new. Long before Google, we had libraries with librarians and card catalogues to direct our searches.

[5]　Is there proof that our memories are in fact getting worse because of Internet search engines, or that relying on them rather than the library has the demonstrable physiological effects? So far, cognitive neuroscience has revealed no such data. And in the US, a country

with one of the highest Internet usage rates, average IQ scores continue to steadily rise three points per decade. Standard tests of IQ measure fluid working memory and long-term retention. It may be too soon for a quantifiable negative effect to emerge, but until it does, the sticklers for evidence*⁴ will likely remain unconvinced. "Such panics often fail basic reality checks," the Harvard University research psychologist Steven Pinker states in a *New York Times* article on the subject. "The effects of consuming electronic media are ... likely to be far more limited than the panic implies."

6　　What we know about the plasticity — or changeability — of human memory should make us think twice about placing it in such high esteem. Recent findings in neuroscience have proven that we alter memories every time we access them. Therefore, even the most accurate memories will change each other. This highlights the difference between accessibility and accuracy: some humans may recall information well, but plasticity will affect the accuracy of that information over time. The Internet, (5) by contrast, is not subject to plasticity. That does not mean the information is static, however. It's constantly fact-checked and updated, with a cumulative*⁵ effect that's mostly positive, low-quality Web content notwithstanding.

7　　There may be sociological consequences of Google's power as the main "keeper" of information. But Internet users aren't really consulting Google. They are using it as a tool to access the same scientific journals and respected news sources they might find in the library — if they had all sorts of spare time.

注：*¹orator「演説者」　　　　　　*²*Phaedrus*「パエドロス」プラトンの中期対話篇の一つ
　　　*³adept at「〜に熟達した」　　　*⁴stickler for evidence「証拠をやかましく問う人」
　　　*⁵cumulative「累積的な」

問1　本文中の下線部（1）〜（5）の語（句）に意味が最も近いものを，それぞれ①〜⑤の中から
　　　選びなさい。

　（1）crutch

　　　① appearance　　　　　② nonsense　　　　　③ support
　　　④ tolerance　　　　　　⑤ vulgarity

　（2）stubbornly

　　　① determinedly　　　　② generally　　　　　③ ordinarily
　　　④ penetrably　　　　　⑤ flexibly

（3）<u>adverse</u>

    ① agreeing　 ② beneficial　 ③ crucial

    ④ dominant　 ⑤ opposing

（4）<u>hypothesized</u>

    ① abolished　 ② conjectured　 ③ established

    ④ persisted　 ⑤ withdrew

（5）<u>by contrast</u>

    ① conversely　 ② gradually　 ③ constantly

    ④ persistently　 ⑤ similarly

問2　本文に関する(6)〜(9)の問いに対する答えとして最も適切なものを，それぞれ①〜④の中から選びなさい。

（6）What is the reading mainly about?

    ① Reports that the Internet changes memory are misleading.

    ② Every new technology has critics who believe it will be bad for humanity.

    ③ Internet search engines give us an exaggerated idea of our intelligence.

    ④ The Internet has reduced memory capacity, but neuroscientists do not know why.

（7）What can we guess about Betsy Sparrow from paragraph ③?

    ① She lied about the results of her research.

    ② She spent a lot of time on the Internet as a child.

    ③ She has uncovered physiological proof of her hypothesis.

    ④ She believes the Internet is adversely affecting our mental ability.

（8）Which is NOT true about Steven Pinker?

    ① He is a research psychologist.

    ② He is a reporter for *The New York Times*.

    ③ He is associated with Harvard University.

    ④ He is skeptical of claims about electronic media.

（9）What is paragraph ⑥ mainly about?

① The history of the Internet as a research tool

② The reasons our brains can retain long-term memories

③ An argument in favor of replacing libraries with the Internet

④ The limitations of human memory compared to the Internet

問3　次の文章が本文の要約となるように，下線部 (10) ～ (15) に入れるのに最も適当な句を下の ① ～ ⑥ の中から選びなさい。ただし，文頭の空欄に入るものも小文字の書き出しになっている場合があります。

Just as Socrates objected to writing, some people are concerned about the (10)—————— on our mind — specifically, our memory. Much of this concern stems from a study which found that subjects were more likely (11)—————— if they were told they could look it up online later. The study's author concluded we have integrated the Internet into (12)——————, and this may affect our thinking and the makeup of our brains. But some people point out that forgetting something because we can look it up later does not necessarily show a decrease in the (13)——————. And if relying on the Internet is bad, isn't relying on the library bad, too? (14)——————, which measures memory among other abilities, has been rising steadily in the US. Regardless of criticism, the Internet has an advantage over human memory, since our memories actually become (15)—————— over time. Information on the Internet does not change in this way.

(10) ～ (15) の選択肢

① ability to remember　　② Internet's effects

③ less accurate　　　　　④ the average IQ

⑤ to forget information　⑥ our transactive memory

Ⅱ　次の(16)〜(25)の各英文の空欄に入る最も適切なものを，それぞれ①〜⑤の中から一つずつ選びなさい。

(16) Though his salary is scarcely adequate to _____ ends meet, John still manages to travel overseas quite frequently.

①　allow　　　　　　②　get　　　　　　③　have

④　let　　　　　　　⑤　make

(17) James _____ an early flight to Paris tomorrow morning because he is going to conduct an interview with a famous French actress.

①　take　　　　　　②　took　　　　　　③　is taking

④　has taken　　　　⑤　taking

(18) There is _____ the fact that the decreasing population of wild animals in this area is the result of habitat destruction.

①　any denying　　　②　not deny　　　　③　not denying

④　never denied　　　⑤　no denying

(19) During the morning and evening commuting hours, _____ the railway line's employees are engaged in accident prevention.

①　almost　　　　　②　almost all of　　　③　most

④　the most of　　　⑤　mostly on

(20) _____ the final presentation wins the client over, all of our efforts over the past few months will have been wasted.

①　Since　　　　　　②　Though　　　　　③　Unless

④　With　　　　　　⑤　Without

(21) Simon's been so absorbed in his work _____ that his girlfriend is thinking of breaking up with him.

①　lateness　　　　　②　late　　　　　　③　later

④　latest　　　　　　⑤　lately

(22) The consultant admitted that the sales team's efforts were _____ , but suggested some changes nonetheless.

①　admire　　　　　②　admirable　　　　③　admirably

④　admiration　　　　⑤　unadmired

(23) The trainees were _____ sure that they could operate the machinery after the workshop.

① reason   ② reasoned   ③ reasoning

④ reasonable   ⑤ reasonably

(24) _____ adequate promotion, Ms. Walker's book should be a national bestseller.

① According   ② Because   ③ Given

④ Moreover   ⑤ Once

(25) None of the plans can be carried out _____ additional funds are provided.

① again   ② only   ③ until

④ without   ⑤ by

Ⅲ　次の劇場の掲示文を読み，(26)〜(35) の空欄に入る最も適切な語を下記の ①〜⑩ の中
　　から選びなさい。ただし，各選択肢の使用は一度限りとします。

　　　There are still tickets (　26　) for the final performance of *Jardin Verde* at the Lyric
Theater in Hamilton. The popular musical has been played there for nearly six months and
Friday, January 26 will be the (　27　) time it will be performed. Tickets can be (　28　)
from the box office or (　29　) the Web Site. It is highly recommended that anyone with an
interest in (　30　) entertainment take this opportunity. The cast have (　31　) multiple
awards for their work and newspaper (　32　) have been overwhelmingly positive. After
January 26, the theater will be (　33　) for two weeks (　34　) they get ready for the
(　35　) production — *Los Perros de Homero*.

　　(26)〜(35) の選択肢：

① available	② closed	③ last	④ live
⑤ next	⑥ purchased	⑦ through	⑧ won
⑨ reviews	⑩ while		

Ⅳ　次の(ア)〜(ウ)の和文の意味を表す英文を完成させるため，各文の空欄に①〜⑧の
語(句)を並べ替えて入れ，その際(36)〜(45)の空欄に入るものの番号を選びなさい。

(ア) グランドキャニオンを自分の眼で見て欲しい。テレビはそのスケールを決して伝えて
くれないから。

I want (　　) (36) (　　) the Grand Canyon with your own eyes, since
TV (37) (　　) (　　) (38) (　　).

① convey 　　② could never 　　③ it 　　④ of
⑤ to 　　⑥ see 　　⑦ the scale 　　⑧ you

(イ) エマソンさんは彼女の上司が出張から戻ってくるまでに，上司のプレゼンテーションの
準備を終えているでしょう。

Ms. Emerson will (　　) (39) (40) her boss's presentation (　　)
(　　) he (41) (　　) (　　) trip.

① by 　　② finished 　　③ from 　　④ have
⑤ his business 　　⑥ preparing 　　⑦ returns 　　⑧ the time

(ウ) もしブラウン氏が海外の関連会社に転職するならば，彼は今の二倍の金を稼ぐでしょう。

If Mr. Brown transfers to a foreign affiliated company, he (　　) (42)
(　　) (　　) (43) (　　) (44) (45) now.

① as he 　　② as 　　③ be 　　④ does
⑤ earning 　　⑥ much money 　　⑦ twice 　　⑧ will

V 次の (46) ～ (50) のそれぞれの英文が説明する動物の名称を，下の① ～ ⑧ の中から一つずつ選びなさい。

(46) a very large marine mammal with a streamlined hairless body, a horizontal tail fin, and a blowhole on top of the head for breathing

(47) a very large plant-eating mammal with a trunk, long curved tusks, and large ears, native to Africa and South Asia

(48) a large flightless sea bird living in the southern hemisphere covered with ice

(49) a large African mammal with a very long neck and forelegs, having a coat patterned with brown patches separated by lighter lines

(50) a powerfully built great ape with a large head and short neck, found in the central African forests

① zebra	② elephant	③ giraffe	④ gorilla
⑤ panda	⑥ parrot	⑦ penguin	⑧ whale

数 学

問題
（70分）

4年度

| 前期 2月1日 試験 |

（全受験者共通）

問題 1. 以下の | | に当てはまる答えを求めよ。

(1) $\alpha = \dfrac{1}{\sqrt{3}+2+\sqrt{7}}$, $\beta = \dfrac{1}{\sqrt{3}+2-\sqrt{7}}$ とする。$\alpha\beta = $ | ア | であり, α の分母を有理化すると, $\alpha = $ | イ | である。

(2) $f(x) = |3x - 2| - |2x + 1|$ とおく。$f\left(\dfrac{1}{2}\right) = $ | ウ | であり, 方程式 $f(x) = 0$ の実数解は $x = $ | エ |, | オ | である。また, 不等式 $f(x) < \dfrac{1}{2}x$ の解は | カ | である。

(3) $x > 0, y > 0$ で, $x + y = 18$ とする。このとき, $\log_3 x + \log_3 y$ の最大値は | キ | である。また, $\log_3 2 = A$ とおくとき, $\log_3 x + 2\log_3 y$ の最大値を A を用いて表すと | ク | である。

(4) 次のような数列 $\{a_n\}$ を考える。

$$\frac{1}{1}, \frac{1}{2}, \frac{3}{2}, \frac{1}{3}, \frac{3}{3}, \frac{5}{3}, \frac{1}{4}, \frac{3}{4}, \frac{5}{4}, \frac{7}{4}, \cdots\cdots, \frac{1}{k}, \frac{3}{k}, \frac{5}{k}, \frac{7}{k}, \cdots, \frac{2k-1}{k}, \cdots\cdots$$

この数列を, 次のように群に分ける。

$$\underbrace{\frac{1}{1}}_{\text{第1群}} \Big| \underbrace{\frac{1}{2}, \frac{3}{2}}_{\text{第2群}} \Big| \underbrace{\frac{1}{3}, \frac{3}{3}, \frac{5}{3}}_{\text{第3群}} \Big| \underbrace{\frac{1}{4}, \frac{3}{4}, \frac{5}{4}, \frac{7}{4}}_{\text{第4群}} \Big| \cdots\cdots \Big| \underbrace{\frac{1}{k}, \frac{3}{k}, \frac{5}{k}, \frac{7}{k}, \cdots, \frac{2k-1}{k}}_{\text{第}k\text{群}} \Big| \cdots\cdots$$

このとき, $a_{26} = $ | ケ | であり, 第 k 群に含まれる項の総和を k を用いて表すと | コ | である。また, $a_{2022} = $ | サ | である。

(獣医学部獣医学科受験者用)

(5) (i) 3個のさいころ A, B, C を同時に投げるとき，それぞれの出る目を a, b, c とする。$a+b+c=10$ となる確率は ┃シ┃ である。また，3つの値 $a+b, a+c, b+c$ のうち少なくとも1つが3となる確率は ┃ス┃ である。

(ii) 4個のさいころ A, B, C, D を同時に投げるとき，それぞれの出る目を a, b, c, d とする。4つの値 $a+b+c, a+b+d, a+c+d, b+c+d$ のうち少なくとも1つが10となる確率は ┃セ┃ である。

(6) 正六角形 ABCDEF において，$\overrightarrow{AB} = \vec{a}$, $\overrightarrow{AF} = \vec{b}$ とおく。$\overrightarrow{AD}$ を $\vec{a}$, $\vec{b}$ を用いて表すと $\overrightarrow{AD} = \boxed{ソ}\vec{a} + \boxed{タ}\vec{b}$ である。線分 BD を $3:1$ に内分する点を P とする。このとき，$\overrightarrow{AP}$ を $\vec{a}$, $\vec{b}$ を用いて表すと $\overrightarrow{AP} = \boxed{チ}\vec{a} + \boxed{ツ}\vec{b}$ である。さらに，点 B から線分 FP に下ろした垂線と線分 CF の交点を Q とするとき，$\overrightarrow{AQ}$ を $\vec{a}$, $\vec{b}$ を用いて表すと $\overrightarrow{AQ} = \boxed{テ}\vec{a} + \vec{b}$ である。

(全受験者共通)

問題 2. a, b を定数として，関数 $f(x) = x^4 + ax^2 + bx + 24$ を考える。曲線 $y = f(x)$ 上の点 $A(2, f(2))$ における接線 l の方程式が $y = 16x + 8$ であるとき，次の問いに答えよ。

(1) a, b の値を求めよ。

(2) 曲線 $y = f(x)$ と直線 l の A 以外の共有点の座標を求めよ。

(3) 曲線 $y = f(x)$ と直線 l で囲まれた部分の面積を求めよ。

(4) m を定数とする。曲線 $y = f(x)$ の接線で，その傾きが m となるものが 2 つ以上存在するとき，m のとりうる値の範囲を求めよ。

物　理

問題
（60分）

前期　2月1日 試験

4年度

Ⅰ　次の問い（問1～問5）の空所 □ に入る適語を解答群から選択せよ。（解答番号 **1** ～ **12**）

問1　図1のように，水平面と角度 θ〔rad〕をなすあらい斜面上に，点Oを中心とする半径 r〔m〕，重さ W〔N〕の一様な円板Aを静かに置き，点Oから高さ h〔m〕にあるAの外周の点Pに矢印の向きに水平に力を加えたところ，Aは静止した。このとき，加えた力の大きさは □**1**□ $\times W$〔N〕であり，Aが斜面から受ける摩擦力の大きさは □**2**□ $\times W$〔N〕である。

図1

解答群

①　$\dfrac{h}{h+r}$ 　　②　$\dfrac{h\sin\theta}{h+r}$ 　　③　$\dfrac{h\cos\theta}{h+r}$ 　　④　$\dfrac{h}{h+r\sin\theta}$ 　　⑤　$\dfrac{h\sin\theta}{h+r\sin\theta}$ 　　⑥　$\dfrac{h\cos\theta}{h+r\sin\theta}$

⑦　$\dfrac{h}{h+r\cos\theta}$ 　　⑧　$\dfrac{h\sin\theta}{h+r\cos\theta}$ 　　⑨　$\dfrac{h\cos\theta}{h+r\cos\theta}$ 　　⑩　$\dfrac{r}{h+r}$ 　　⑪　$\dfrac{r\sin\theta}{h+r}$ 　　⑫　$\dfrac{r\cos\theta}{h+r}$

⑬　$\dfrac{r}{h+r\sin\theta}$ 　　⑭　$\dfrac{r\sin\theta}{h+r\sin\theta}$ 　　⑮　$\dfrac{r\cos\theta}{h+r\sin\theta}$ 　　⑯　$\dfrac{r\sin\theta}{h+r\cos\theta}$ 　　⑰　$\dfrac{r\cos\theta}{h+r\cos\theta}$

問2　図2(a)のように，上面があらく水平な台Aをなめらかな水平面上に置いて止め具で固定し，Aの上に置いた小物体Bに矢印の向きに大きさv〔m/s〕の初速度を与えてAの上で運動させたところ，BはAの上を距離L〔m〕だけ進んで静止した。つぎに，図2(b)のように止め具を外してから，Aの上に置いたBに，矢印の向きに同じ大きさvの初速度を与えてAの上を運動させたところ，BとAは運動を始め，BはやがてAの上で止まり，その後，AとBは一体となって運動した。止め具を外してから，BがAに対して移動した距離は $\boxed{3} \times L$〔m〕であり，BがAの上で運動を始めてから，BがAの上で止まるまでの時間は $\boxed{4} \times \dfrac{L}{v}$〔s〕である。また，この間にAが水平面に対して移動した距離は $\boxed{5} \times L$〔m〕である。ただし，Aの質量はBの質量の2倍であるものとする。

図2

解答群

① $\dfrac{1}{9}$　　② $\dfrac{1}{8}$　　③ $\dfrac{2}{9}$　　④ $\dfrac{1}{4}$　　⑤ $\dfrac{1}{3}$　　⑥ $\dfrac{3}{8}$　　⑦ $\dfrac{4}{9}$　　⑧ $\dfrac{1}{2}$　　⑨ $\dfrac{5}{9}$

⑩ $\dfrac{5}{8}$　　⑪ $\dfrac{2}{3}$　　⑫ $\dfrac{3}{4}$　　⑬ $\dfrac{5}{6}$　　⑭ $\dfrac{7}{8}$　　⑮ $\dfrac{8}{9}$　　⑯ 1　　⑰ $\dfrac{10}{9}$　　⑱ $\dfrac{4}{3}$

問3　図3のように，真空中のx-y平面内の$x > 0$の領域において，じゅうぶん長く細い導線Pがy軸に平行に張られ，大きさI〔A〕の電流が図の矢印の向きに流れている。さらに，この真空中に大きさE〔V/m〕の一様な電場を加えてから，y軸上で負の点電荷Qにy軸の正の向きに大きさv〔m/s〕の初速度を与えたところ，Qは等速直線運動した。このとき，Pを流れる電流によりy軸上に生じている磁場の向きは　6　であり，加えられている電場の向きは　7　である。また，Pとy軸との距離は　8　〔m〕である。ただし，真空の透磁率をμ_0〔N/A²〕とする。

図3

6　と　7　の解答群

① x軸の正の向き　　② x軸の負の向き　　③ y軸の正の向き

④ y軸の負の向き　　⑤ z軸の正の向き　　⑥ z軸の負の向き

8　の解答群

① $\dfrac{2\pi\mu_0 IE}{v}$　② $\dfrac{2\pi\mu_0 Ev}{I}$　③ $\dfrac{2\pi\mu_0 vI}{E}$　④ $\dfrac{2\pi\mu_0 v}{IE}$　⑤ $\dfrac{2\pi\mu_0 I}{Ev}$　⑥ $\dfrac{2\pi\mu_0 E}{vI}$

⑦ $\dfrac{2\pi IE}{\mu_0 v}$　⑧ $\dfrac{2\pi Ev}{\mu_0 I}$　⑨ $\dfrac{2\pi vI}{\mu_0 E}$　⑩ $\dfrac{2\pi v}{\mu_0 IE}$　⑪ $\dfrac{2\pi I}{\mu_0 Ev}$　⑫ $\dfrac{2\pi E}{\mu_0 vI}$

⑬ $\dfrac{\mu_0 IE}{2\pi v}$　⑭ $\dfrac{\mu_0 Ev}{2\pi I}$　⑮ $\dfrac{\mu_0 vI}{2\pi E}$　⑯ $\dfrac{\mu_0 v}{2\pi IE}$　⑰ $\dfrac{\mu_0 I}{2\pi Ev}$　⑱ $\dfrac{\mu_0 E}{2\pi vI}$

問 4　図 4 は，振幅 A〔m〕，波長 $2d$〔m〕，速さ v〔m/s〕で x 軸の正の向きに進む正弦波の一部を表している。この図が時刻 0 でのようすを表しているとすると，各点が再び同じ変位となるもっとも早い時刻は　9　〔s〕である。また，時刻 t〔s〕における位置 x〔m〕での変位 y〔m〕は　10　と表される。

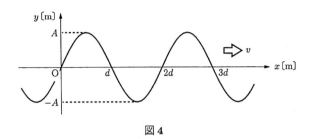

図 4

9 の解答群

① vd　② $2vd$　③ $3vd$　④ $\dfrac{v}{d}$　⑤ $\dfrac{v}{2d}$　⑥ $\dfrac{v}{3d}$　⑦ $\dfrac{d}{v}$　⑧ $\dfrac{2d}{v}$　⑨ $\dfrac{3d}{v}$

10 の解答群

① $y = A\sin\left[\dfrac{\pi}{d}(vt - x)\right]$　② $y = -A\sin\left[\dfrac{\pi}{d}(vt - x)\right]$　③ $y = A\sin\left[\dfrac{2\pi}{d}(vt - x)\right]$

④ $y = -A\sin\left[\dfrac{2\pi}{d}(vt - x)\right]$　⑤ $y = A\sin\left[\dfrac{\pi}{v}(dt - x)\right]$　⑥ $y = -A\sin\left[\dfrac{\pi}{v}(dt - x)\right]$

⑦ $y = A\sin\left[\dfrac{2\pi}{v}(dt - x)\right]$　⑧ $y = -A\sin\left[\dfrac{2\pi}{v}(dt - x)\right]$　⑨ $y = A\sin\left[\dfrac{\pi}{d}(vt + x)\right]$

⑩ $y = -A\sin\left[\dfrac{\pi}{d}(vt + x)\right]$　⑪ $y = A\sin\left[\dfrac{2\pi}{d}(vt + x)\right]$　⑫ $y = -A\sin\left[\dfrac{2\pi}{d}(vt + x)\right]$

⑬ $y = A\sin\left[\dfrac{\pi}{v}(dt + x)\right]$　⑭ $y = -A\sin\left[\dfrac{\pi}{v}(dt + x)\right]$　⑮ $y = A\sin\left[\dfrac{2\pi}{v}(dt + x)\right]$

⑯ $y = -A\sin\left[\dfrac{2\pi}{v}(dt + x)\right]$

問 5　定圧モル比熱 C_p〔J/(mol·K)〕と定積モル比熱 C_v〔J/(mol·K)〕の比である $\dfrac{C_p}{C_v}$ を比熱比とよぶ。単原子分子理想気体の場合，比熱比の値は　11　である。また，温度 T〔K〕の単原子分子理想気体をゆっくり断熱変化させて，体積を 2 倍にすると，気体の温度は　12　$\times T$〔K〕になる。

11 の解答群

① $\dfrac{1}{2}$　② $\dfrac{3}{2}$　③ $\dfrac{5}{2}$　④ $\dfrac{1}{3}$　⑤ $\dfrac{2}{3}$　⑥ $\dfrac{4}{3}$　⑦ $\dfrac{5}{3}$　⑧ $\dfrac{1}{4}$　⑨ $\dfrac{3}{4}$　⑩ $\dfrac{5}{4}$

⑪ $\dfrac{1}{5}$　⑫ $\dfrac{2}{5}$　⑬ $\dfrac{3}{5}$　⑭ $\dfrac{4}{5}$

12 の解答群

① $4^{\frac{1}{2}}$　② $4^{\frac{1}{3}}$　③ $4^{\frac{2}{3}}$　④ $4^{\frac{1}{4}}$　⑤ $4^{\frac{3}{4}}$　⑥ $4^{\frac{1}{5}}$　⑦ $4^{\frac{2}{5}}$　⑧ $4^{\frac{3}{5}}$

⑨ $4^{-\frac{1}{2}}$　⑩ $4^{-\frac{1}{3}}$　⑪ $4^{-\frac{2}{3}}$　⑫ $4^{-\frac{1}{4}}$　⑬ $4^{-\frac{3}{4}}$　⑭ $4^{-\frac{1}{5}}$　⑮ $4^{-\frac{2}{5}}$　⑯ $4^{-\frac{3}{5}}$

II 次の問い（問1〜問6）の空所 ☐ に入る適語を解答群から選択せよ。（解答番号 ⬚1⬚ ～ ⬚8⬚ ）

　図5のように，なめらかな軌道 abcde と台 A がある。この軌道は区間 ab が水平であり，点 b で点 O を中心とする半径 r〔m〕の円軌道となり，最高点 c を経て再び点 b につながっている。軌道はその後，水平な区間 bd を経て，水平と角度 45° をなす区間 de につながっており，点 e は区間 ab 及び区間 bd より高さ H〔m〕だけ高くなっている。また，A の高さは H であり，点 e と A の上面の端点 f との水平距離は L〔m〕である。一端に軽い板を取り付けたばね定数 k〔N/m〕の軽いばね K の他端を点 a にある壁に固定し，質量 $2m$〔kg〕の小物体 B を板に押し付けて K を自然長から距離 d〔m〕だけ縮めて静止させた。B を静かに放したところ，B は区間 ab 上を運動し，板から離れたのちに円軌道を通過し，区間 bd 上で静止している質量 $3m$〔kg〕の小物体 C と弾性衝突した。その後，C は軌道に沿って運動し，点 e から飛び出した。ただし，重力加速度の大きさを g〔m/s²〕とする。また，軌道は点 a から点 e までなめらかにつながっており，すべての運動は同じ鉛直面内で起きるものとする。

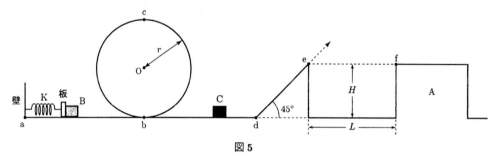

図5

問1　B を放してから，B が板と離れるまでの時間は ⬚1⬚ 〔s〕である。

解答群

① $\dfrac{\pi}{2}\sqrt{\dfrac{m}{k}}$　　② $\pi\sqrt{\dfrac{m}{k}}$　　③ $2\pi\sqrt{\dfrac{m}{k}}$　　④ $\dfrac{\pi}{2}\sqrt{\dfrac{2m}{k}}$　　⑤ $\pi\sqrt{\dfrac{2m}{k}}$　　⑥ $2\pi\sqrt{\dfrac{2m}{k}}$

⑦ $\dfrac{\pi}{2}\sqrt{\dfrac{k}{m}}$　　⑧ $\pi\sqrt{\dfrac{k}{m}}$　　⑨ $2\pi\sqrt{\dfrac{k}{m}}$　　⑩ $\dfrac{\pi}{2}\sqrt{\dfrac{k}{2m}}$　　⑪ $\pi\sqrt{\dfrac{k}{2m}}$　　⑫ $2\pi\sqrt{\dfrac{k}{2m}}$

問2　B が板と離れた直後の B の速さは ⬚2⬚ 〔m/s〕である。

解答群

① $\dfrac{d}{2}\sqrt{\dfrac{m}{k}}$　　② $d\sqrt{\dfrac{m}{k}}$　　③ $2d\sqrt{\dfrac{m}{k}}$　　④ $\dfrac{d}{2}\sqrt{\dfrac{2m}{k}}$　　⑤ $d\sqrt{\dfrac{2m}{k}}$　　⑥ $2d\sqrt{\dfrac{2m}{k}}$

⑦ $\dfrac{d}{2}\sqrt{\dfrac{k}{m}}$　　⑧ $d\sqrt{\dfrac{k}{m}}$　　⑨ $2d\sqrt{\dfrac{k}{m}}$　　⑩ $\dfrac{d}{2}\sqrt{\dfrac{k}{2m}}$　　⑪ $d\sqrt{\dfrac{k}{2m}}$　　⑫ $2d\sqrt{\dfrac{k}{2m}}$

問3 Bが点cを通過する直前にBが軌道から受ける力の大きさは $\boxed{3}$ 〔N〕である。また，Bが点cを通過したことから，d は少なくとも $\boxed{4}$ 〔m〕以上である。

$\boxed{3}$ の解答群

① $kd - mg$　　② $kd - 2mg$　　③ $kd - 3mg$　　④ $kd - 4mg$　　⑤ $kd - 5mg$　　⑥ $kd - 6mg$

⑦ $kd - 8mg$　　⑧ $kd - 10mg$　　⑨ $\dfrac{kd^2}{r} - mg$　　⑩ $\dfrac{kd^2}{r} - 2mg$　　⑪ $\dfrac{kd^2}{r} - 3mg$

⑫ $\dfrac{kd^2}{r} - 4mg$　　⑬ $\dfrac{kd^2}{r} - 5mg$　　⑭ $\dfrac{kd^2}{r} - 6mg$　　⑮ $\dfrac{kd^2}{r} - 8mg$　　⑯ $\dfrac{kd^2}{r} - 10mg$

$\boxed{4}$ の解答群

① $\sqrt{\dfrac{mgr}{k}}$　　② $\sqrt{\dfrac{2mgr}{k}}$　　③ $\sqrt{\dfrac{3mgr}{k}}$　　④ $\sqrt{\dfrac{4mgr}{k}}$　　⑤ $\sqrt{\dfrac{5mgr}{k}}$　　⑥ $\sqrt{\dfrac{6mgr}{k}}$

⑦ $\sqrt{\dfrac{8mgr}{k}}$　　⑧ $\sqrt{\dfrac{10mgr}{k}}$　　⑨ $\dfrac{mg}{k}$　　⑩ $\dfrac{2mg}{k}$　　⑪ $\dfrac{3mg}{k}$　　⑫ $\dfrac{4mg}{k}$　　⑬ $\dfrac{5mg}{k}$

⑭ $\dfrac{6mg}{l_0}$　　⑮ $\dfrac{8mg}{l_0}$　　⑯ $\dfrac{10mg}{l_0}$

問4 $\boxed{2}$ を v とおく。BとCが衝突した直後のBの速さを v を含む式で表すと $\boxed{5}$ 〔m/s〕であり，BとCが衝突した直後のCの速さを v を含む式で表すと $\boxed{6}$ 〔m/s〕である。

解答群

① $\dfrac{1}{6}v$　　② $\dfrac{1}{5}v$　　③ $\dfrac{1}{4}v$　　④ $\dfrac{1}{3}v$　　⑤ $\dfrac{2}{5}v$　　⑥ $\dfrac{1}{2}v$　　⑦ $\dfrac{3}{5}v$　　⑧ $\dfrac{2}{3}v$

⑨ $\dfrac{3}{4}v$　　⑩ $\dfrac{4}{5}v$　　⑪ $\dfrac{5}{6}v$　　⑫ v

問5 $\boxed{6}$ を V とおく。Cが点eから飛び出してから，最高点に達するまでの時間を V を含む式で表すと $\boxed{7}$ 〔s〕である。

解答群

① $\dfrac{V}{2g}$　　② $\dfrac{V}{\sqrt{2}g}$　　③ $\dfrac{V}{g}$　　④ $\dfrac{V}{2g} - \sqrt{\dfrac{H}{g}}$　　⑤ $\dfrac{V}{\sqrt{2}g} - \sqrt{\dfrac{H}{g}}$　　⑥ $\dfrac{V}{g} - \sqrt{\dfrac{H}{g}}$

⑦ $\dfrac{V}{2g} - \sqrt{\dfrac{H}{2g}}$　　⑧ $\dfrac{V}{\sqrt{2}g} - \sqrt{\dfrac{H}{2g}}$　　⑨ $\dfrac{V}{g} - \sqrt{\dfrac{H}{2g}}$　　⑩ $\sqrt{\dfrac{V^2}{4g^2} - \dfrac{H}{g}}$　　⑪ $\sqrt{\dfrac{V^2}{2g^2} - \dfrac{H}{g}}$

⑫ $\sqrt{\dfrac{V^2}{g^2} - \dfrac{H}{g}}$　　⑬ $\sqrt{\dfrac{V^2}{4g^2} - \dfrac{H}{2g}}$　　⑭ $\sqrt{\dfrac{V^2}{2g^2} - \dfrac{H}{2g}}$　　⑮ $\sqrt{\dfrac{V^2}{g^2} - \dfrac{H}{2g}}$

問6　Cが点fを越えてAの上面に落下するためには，dは少なくとも $\boxed{8}$ 〔m〕より長くなければならない。

解答群

① $\dfrac{1}{2}\sqrt{\dfrac{mg}{2k}(H+L)}$　　② $\dfrac{3}{2}\sqrt{\dfrac{mg}{2k}(H+L)}$　　③ $\dfrac{5}{2}\sqrt{\dfrac{mg}{2k}(H+L)}$　　④ $\dfrac{1}{2}\sqrt{\dfrac{mg}{2k}(2H+L)}$

⑤ $\dfrac{3}{2}\sqrt{\dfrac{mg}{2k}(2H+L)}$　　⑥ $\dfrac{5}{2}\sqrt{\dfrac{mg}{2k}(2H+L)}$　　⑦ $\dfrac{1}{2}\sqrt{\dfrac{mg}{k}(H+L)}$　　⑧ $\dfrac{3}{2}\sqrt{\dfrac{mg}{k}(H+L)}$

⑨ $\dfrac{5}{2}\sqrt{\dfrac{mg}{k}(H+L)}$　　⑩ $\dfrac{1}{2}\sqrt{\dfrac{mg}{k}(2H+L)}$　　⑪ $\dfrac{3}{2}\sqrt{\dfrac{mg}{k}(2H+L)}$　　⑫ $\dfrac{5}{2}\sqrt{\dfrac{mg}{k}(2H+L)}$

III 次の問い（問1〜問4）の空所 □ に入る適語を解答群から選択せよ。（解答番号 **1** 〜 **10** ）

図6のように，抵抗値がそれぞれ $3R$ 〔Ω〕，$2R$ 〔Ω〕，R 〔Ω〕の電気抵抗 R_1，R_2，R_3，電気容量がそれぞれ $2C$ 〔F〕，C 〔F〕のコンデンサー C_1，C_2，自己インダクタンスが L 〔H〕のコイル L，内部抵抗の無視できる起電力が V 〔V〕の直流電源 E，およびスイッチ S_1，S_2 からなる回路がある。はじめ，S_1，S_2 は開いており，C_1，C_2 に電荷はたくわえられていないものとする。また，点 a は回路上の点である。

図6

問1 並列接続された R_1，R_2 の合成抵抗の抵抗値は □ **1** □ $\times R$ 〔Ω〕である。

解答群

① $\dfrac{1}{4}$ ② $\dfrac{1}{3}$ ③ $\dfrac{5}{11}$ ④ $\dfrac{1}{2}$ ⑤ $\dfrac{6}{11}$ ⑥ $\dfrac{2}{3}$ ⑦ $\dfrac{5}{6}$ ⑧ 1 ⑨ $\dfrac{6}{5}$

⑩ $\dfrac{3}{2}$ ⑪ $\dfrac{5}{3}$ ⑫ $\dfrac{11}{6}$ ⑬ 2 ⑭ $\dfrac{11}{5}$ ⑮ 3 ⑯ 4 ⑰ 5 ⑱ 6

問2 R_1 を流れる電流の大きさは □ **2** □ $\times \dfrac{V}{R}$ 〔A〕であり，R_2 の消費電力は □ **3** □ $\times \dfrac{V^2}{R}$ 〔W〕である。

解答群

① $\dfrac{1}{4}$ ② $\dfrac{1}{3}$ ③ $\dfrac{5}{11}$ ④ $\dfrac{1}{2}$ ⑤ $\dfrac{6}{11}$ ⑥ $\dfrac{2}{3}$ ⑦ $\dfrac{5}{6}$ ⑧ 1 ⑨ $\dfrac{6}{5}$

⑩ $\dfrac{3}{2}$ ⑪ $\dfrac{5}{3}$ ⑫ $\dfrac{11}{6}$ ⑬ 2 ⑭ $\dfrac{11}{5}$ ⑮ 3 ⑯ 4 ⑰ 5 ⑱ 6

問3 S_2 を開いたまま S_1 を閉じた。S_1 を閉じた直後に点 a を流れる電流の大きさは □ **4** □ $\times \dfrac{V}{R}$ 〔A〕である。また，S_1 を閉じてからじゅうぶん時間が経過した後，C_1 にたくわえられている電荷の電気量は □ **5** □ $\times CV$ 〔C〕であり，C_1 と C_2 にたくわえられている静電エネルギーの和は □ **6** □ $\times CV^2$ 〔J〕である。

解答群

① $\dfrac{1}{4}$ ② $\dfrac{1}{3}$ ③ $\dfrac{5}{11}$ ④ $\dfrac{1}{2}$ ⑤ $\dfrac{6}{11}$ ⑥ $\dfrac{2}{3}$ ⑦ $\dfrac{5}{6}$ ⑧ 1 ⑨ $\dfrac{6}{5}$

⑩ $\dfrac{3}{2}$ ⑪ $\dfrac{5}{3}$ ⑫ $\dfrac{11}{6}$ ⑬ 2 ⑭ $\dfrac{11}{5}$ ⑮ 3 ⑯ 4 ⑰ 5 ⑱ 6

問 4　問 3 の最後の状態で S_1 を開いてから S_2 を閉じたところ，C_1，C_2，および L の間に振動電流が流れた。S_2 を閉じた直後に L を流れる電流の大きさは $\boxed{7} \times V\sqrt{\dfrac{C}{L}}$ 〔A〕であり，S_2 を閉じてから，最初に L を流れる電流の大きさが最大になるまでの時間は $\boxed{8} \times \pi\sqrt{LC}$ 〔s〕である。また，C_1 と C_2 にたくわえられている静電エネルギーの和と L にたくわえられているエネルギーが等しいときに L を流れる電流の大きさは $\boxed{9} \times V\sqrt{\dfrac{C}{L}}$ 〔A〕であり，このとき C_2 にたくわえられている電荷の電気量は $\boxed{10} \times CV$ 〔C〕である。

解答群

① 0　　② $\dfrac{\sqrt{3}}{6}$　　③ $\dfrac{\sqrt{2}}{4}$　　④ $\dfrac{\sqrt{6}}{6}$　　⑤ $\dfrac{\sqrt{6}}{4}$　　⑥ $\dfrac{\sqrt{2}}{2}$　　⑦ $\dfrac{\sqrt{10}}{4}$　　⑧ $\dfrac{\sqrt{6}}{3}$

⑨ $\dfrac{\sqrt{3}}{2}$　　⑩ 1　　⑪ $\dfrac{\sqrt{6}}{2}$　　⑫ $\sqrt{2}$　　⑬ $\dfrac{3}{2}$　　⑭ $\sqrt{3}$　　⑮ 2　　⑯ 3

化 学

問題
（60分）

4年度

前期　2月1日　試験

注意：必要があれば次の値を用いよ。

原子量　H：1.0　C：12.0　N：14.0　O：16.0

0℃：273 K

0℃，1.013×10^5 Pa における気体 1 mol の体積：22.4 L

気体定数：8.31×10^3 Pa・L/(K・mol)

問題文中の気体はすべて理想気体としてふるまうものとする。

Ⅰ　次の問1～問8に答えよ。

問1　次の物質の下線をつけた原子の酸化数を，下記の＜選択肢＞からそれぞれ選べ。ただし，同じものを繰り返し選んでもよい。

(1) $\underline{Cl}_2$　　| 1 |

(2) $H_2\underline{S}$　　| 2 |

(3) $K_2\underline{Cr}_2O_7$　| 3 |

(4) $\underline{N}_2O_5$　　| 4 |

＜選択肢＞

① −2　　　② −1　　　③ 0　　　④ +1　　　⑤ +2

⑥ +3　　　⑦ +4　　　⑧ +5　　　⑨ +6　　　⑩ +7

問2　分子式が C_8H_{10} で表されるベンゼン環をもつ化合物には，異性体がいくつ存在するか。次のうちから選べ。　| 5 |

① 1　　　② 2　　　③ 3　　　④ 4　　　⑤ 5　　　⑥ 6

問3　次のうちから，その水溶液が還元性を示さないものを選べ。　| 6 |

① グルコース　　　② フルクトース　　　③ スクロース

④ セロビオース　　⑤ マルトース　　　　⑥ ラクトース

問4　ケラチンは毛髪や爪などを構成するタンパク質である。ケラチンは，構成元素として硫黄を含むアミノ酸を，他のタンパク質よりも多く含む。このアミノ酸はどれか。次のうちから選べ。　| 7 |

① アルギニン　　　② グリシン　　　　③ グルタミン酸

④ システイン　　　⑤ メチオニン　　　⑥ リシン

問 5　次のうちから，誤っているものをすべて選べ。ただし，硫酸バリウムの溶解度積を 1.0×10⁻¹⁰(mol/L)² とする。　$\boxed{8}$

① 酸性水溶液中では，$Zn(OH)_2$ は塩基として作用する。

② 水溶液中では，H^+ は水分子と配位結合して H_3O^+ として存在する。

③ 0.1 mol/L 硫酸 30 mL に，0.1 mol/L 水酸化バリウム水溶液を加えていくと，30 mL 加えたときに，混合水溶液中の全イオンの物質量の総和は最小になる。

④ 弱塩基を強酸で滴定するときには，フェノールフタレインを指示薬として用いることができる。

⑤ 中和滴定に用いられる指示薬は，水溶液中の H^+ の濃度によって水溶液の色調を変える。

⑥ 水のイオン積は温度が高いほど小さくなる。

問 6　メタンと水素の混合気体が，0℃，1.013×10⁵ Pa で 8.96 L を占めている。その混合気体を完全燃焼させたところ，水 9.0 g が得られた。燃焼前の混合気体中の水素の物質量〔mol〕はいくらか。次のうちから選べ。　$\boxed{9}$

① 0.10　　② 0.20　　③ 0.30　　④ 0.40　　⑤ 0.50　　⑥ 0.60

問 7　0.10 mol/L 酢酸水溶液中の酢酸の電離度は 0.016 である。この酢酸水溶液の pH はいくらか。次のうちから最も近い値を選べ。ただし，$\log_{10}2 = 0.30$ とする。　$\boxed{10}$

① 2.6　　② 2.8　　③ 3.0　　④ 3.2　　⑤ 3.4　　⑥ 3.6

問 8　次の条件 a，b，c を満たす炭化水素がある。この炭化水素 1.0 mol を完全燃焼させたとき，消費される酸素の物質量〔mol〕はいくらか。次のうちから最も適当な値を選べ。　$\boxed{11}$

a．環を一つもつ。

b．二重結合を二つもち，残りはすべて単結合である。

c．水素原子の数は，炭素原子の数よりも四つ多い。

① 3.0　　② 5.5　　③ 6.0　　④ 8.0　　⑤ 11　　⑥ 14

Ⅱ　次の問1，問2に答えよ。

問1　下の図の実線Aはある温度，ある圧力で，窒素と水素に次の化学反応式で表される反応
をさせたときの，時間（反応時間）に伴うアンモニアの生成率（体積百分率）の変化を示した
ものである。

$$N_2(気) + 3H_2(気) \rightleftharpoons 2NH_3(気)$$

ここで，実線Aの反応条件を次の(1)，(2)のように変えるとき，それぞれのグラフは
どのようになると予想されるか。上の図の①〜④のグラフのうちから選べ。ただし，
この反応におけるアンモニアの生成熱は46 kJ/molである。

(1) 圧力一定で温度を上げる。　　| 1 |

(2) 触媒を加える。　　| 2 |

問2　アンモニアは，水素と窒素から工業的にハーバー・ボッシュ法で合成されている。
ハーバー・ボッシュ法に使用される触媒に，主要成分として含まれる金属元素はどれか。
次のうちから選べ。　| 3 |

　　① Fe　　　② Mg　　　③ Mn　　　④ Na　　　⑤ Pt　　　⑥ V

Ⅲ 次の炭酸ナトリウムの工業的製法に関する文章を読み，問1～問3に答えよ。

　アンモニアソーダ法（ソルベー法）は炭酸ナトリウムの工業的な製法である。その第一段階では，$\boxed{1}$ の飽和水溶液にアンモニアを吸収させた後，二酸化炭素を通じて $\boxed{2}$ を沈殿させる。第二段階では，第一段階で得られた沈殿を取り出して熱分解し，目的とする炭酸ナトリウムを粉末として得る。第二段階で生じた二酸化炭素は回収して，再び第一段階の反応に利用するが，不足する分は $\boxed{3}$ を熱分解することにより発生させる。そのとき同時に生成する $\boxed{4}$ を水と反応させて水酸化カルシウムに変え，それを第一段階で生じた塩化アンモニウムと反応させることにより，生成したアンモニアを回収し，同時に副産物として $\boxed{5}$ を得る。

問1　文章中の $\boxed{1}$ ～ $\boxed{5}$ に当てはまる化合物はどれか。次のうちからそれぞれ選べ。

$\boxed{1}$ ～ $\boxed{5}$

① 塩化カルシウム　　　② 塩化ナトリウム　　　③ 酸化カルシウム
④ 炭酸アンモニウム　　⑤ 炭酸カリウム　　　　⑥ 炭酸カルシウム
⑦ 炭酸水素カリウム　　⑧ 炭酸水素ナトリウム　⑨ 尿素
⑩ 硫酸水素ナトリウム

問2　炭酸ナトリウムについて，当てはまるものはどれか。次のうちからすべて選べ。 $\boxed{6}$

① 水溶液は中性である。
② 加熱によって分解し，二酸化炭素を発生する。
③ ソーダ石灰ガラスの原料の一つとして使用される。
④ 重曹とよばれ，胃腸薬（制酸剤）に利用される。
⑤ 水溶液の結晶化によって得られる結晶は，風解性を示す。

問3　文中の下線部のように，塩化アンモニウムと水酸化カルシウムを混合して加熱することによってアンモニアが得られる。このとき，水酸化カルシウムの代わりに用いることができる化合物はどれか。次のうちから選べ。 $\boxed{7}$

① 塩化カルシウム　　　② 塩化ナトリウム　　　③ 水酸化ナトリウム
④ 炭酸カルシウム　　　⑤ 炭酸水素ナトリウム

Ⅳ　次のエステルに関する文章を読み，問1〜問4に答えよ。

　　炭素，水素，酸素を構成元素にもち，分子量が102である三種類のエステルA，B，Cについて，次の(a)〜(e)の結果を得た。

(a) エステルA，B，Cの元素分析をおこなったところ，質量比はいずれも水素9.8％，炭素58.8％であった。

(b) これらのエステルを加水分解したところ，エステルAからカルボン酸DとアルコールG，エステルBからカルボン酸EとアルコールH，エステルCからカルボン酸FとアルコールIが生じた。

(c) アルコールGを酸化して得られた化合物は，クメン法によるフェノール合成時に，フェノールと同時に生成する化合物と同じであった。

(d) アルコールHは酸化反応に対して安定であり，変化しなかった。

(e) アルコールIを酸化したところ，フェーリング液を還元する化合物Jが生成した。また，アルコールIと化合物Jは，ともにヨードホルム反応を示した。この化合物Jをさらに酸化したところ，カルボン酸Dと同じ化合物が生成した。

問1　エステルA〜Cの分子式$C_xH_yO_z$を答えよ。この分子式のx，y，zに当てはまる数字はどれか。下記の＜選択肢＞からそれぞれ選べ。ただし，同じ選択肢を繰り返し選んでもよい。

　　x：| 1 |　　y：| 2 |　　z：| 3 |

　　＜選択肢＞
　　① 1　　　② 2　　　③ 3　　　④ 4　　　⑤ 5　　　⑥ 6
　　⑦ 7　　　⑧ 8　　　⑨ 9　　　⑩ 10　　⑪ 11　　⑫ 12
　　⑬ 13　　⑭ 14　　⑮ 15　　⑯ 16　　⑰ 17　　⑱ 18

問2　エステルA～Cの構造式はどれか。下記の＜選択肢＞からそれぞれ選べ。

エステルA：　4　　　　　エステルB：　5　　　　　エステルC：　6

＜選択肢＞

① H-C-O-CH₂CH₂CH₃
　　‖
　　O

② HO-C-CH₂CH₂CH₃
　　‖
　　O

③ H-C-O-CH-CH₂CH₃
　　‖　　　|
　　O　　CH₃

④ H-C-O-C-CH₃
　　‖　　|
　　O　　CH₃
　　　　 CH₃（上）

⑤ CH₃-C-O-CHCH₃
　　　‖　　　|
　　　O　　CH₃

⑥ CH₃-C-O-CH₂CH₂CH₃
　　　‖
　　　O

⑦ CH₃CH₂-C-O-CH₂CH₃
　　　　　‖
　　　　　O

⑧ CH₃-C-CH-CH₂CH₃
　　　‖　|
　　　O　OH

⑨ CH₃-CH-C-O-CH₂CH₃
　　　　|　‖
　　　CH₃ O

⑩ HO-C-CH₂-C-CH₃
　　　‖　　　|
　　　O　　CH₃
　　　　　　CH₃（上）

問3　カルボン酸D～F，アルコールG～Iのうち，銀鏡反応を示すものはどれか。次のうちから
選べ。　7

① カルボン酸D　　　② カルボン酸E　　　③ カルボン酸F
④ アルコールG　　　⑤ アルコールH　　　⑥ アルコールI

問4　アルコールGを濃硫酸と共に160～170℃に加熱して，得られる化合物を単量体とする
高分子化合物が生成するときの重合の仕方と，生成した高分子化合物の性質について当て
はまる組み合わせはどれか。次のうちから選べ。　8

① 開環重合 ― 熱可塑性　　　② 開環重合 ― 熱硬化性
③ 共重合　 ― 熱可塑性　　　④ 共重合　 ― 熱硬化性
⑤ 縮合重合 ― 熱可塑性　　　⑥ 縮合重合 ― 熱硬化性
⑦ 付加縮合 ― 熱可塑性　　　⑧ 付加縮合 ― 熱硬化性
⑨ 付加重合 ― 熱可塑性　　　⑩ 付加重合 ― 熱硬化性

V　次の卵白を用いた実験に関する 問1〜問5に答えよ。

問1　ビーカーに卵白を取り，その６倍量の水と少量の塩化ナトリウムを加えてかき混ぜ，卵白の水溶液をつくった。この卵白の水溶液に関する正しい記述はどれか。次のうちから選べ。　| 1 |

　　① 卵白の水溶液は，ろ紙を通過できない。
　　② 卵白の水溶液は，分散コロイドである。
　　③ 卵白の水溶液に強い光線を当てると，光を吸収して光の通路が見える。
　　④ 卵白の水溶液に電解質を加えて沈殿が生じる現象を，塩析という。
　　⑤ 卵白の水溶液に少量の電解質を加えると，沈殿が生じる。

問2　卵白の水溶液に水酸化ナトリウム水溶液を加えて塩基性にした後加熱し，酢酸鉛(Ⅱ)水溶液を加えたところ，黒色沈殿が生じた。この黒色沈殿の化合物はどれか。次のうちから選べ。　| 2 |

　　① 塩化鉛(Ⅱ)　　　② クロム酸鉛(Ⅱ)　　　③ 硝酸鉛(Ⅱ)
　　④ 酸化鉛(Ⅱ)　　　⑤ 硫化鉛(Ⅱ)

問3　卵白の水溶液に濃硝酸を少量加えて加熱し，冷却してからアンモニア水を加えると橙黄色になった。この反応を表しているものはどれか。次のうちから選べ。　| 3 |

　　① アミノ基のジアゾ化反応
　　② ベンゼン環のニトロ化反応
　　③ ヒドロキシ基のエステル化反応
　　④ カルボキシ基のエステル化反応
　　⑤ エステルの加水分解反応

問4　卵白中のタンパク質含有量は，次のようにして求めることができる。卵白1.00 gに6.00 mol/L硫酸を十分に加え，触媒とともに加熱して分解した後，濃い水酸化ナトリウム水溶液を加えてアンモニアを発生させ，卵白に含まれているタンパク質中の窒素をすべてアンモニアに変えた。次に，発生したアンモニアを0.100 mol/L硫酸50.0 mLにすべて吸収させた。残った硫酸を中和するのに，0.400 mol/L水酸化ナトリウム水溶液を22.0 mL要した。この卵白中に含まれるタンパク質の質量〔g〕はいくらか。次のうちから最も近い値を選べ。ただし，このタンパク質は成分元素として質量パーセントで16.0 ％の窒素が含まれるものとする。また，アンモニアを硫酸に吸収させた際に，水溶液の体積は変化しないものとする。　| 4 |

　　① 0.053　　　② 0.11　　　③ 0.21　　　④ 0.32　　　⑤ 0.77

問5　卵白に含まれるタンパク質 1.00 g を水に溶解し，2.00 L にした水溶液の 27℃ における浸透圧は 27.7 Pa であった。この実験から求められるタンパク質の分子量はいくらか。次のうちから選べ。ただし，タンパク質の分解や会合が起こらないものとする。　⏢ 5 ⏢

 ① 2.25×10^3 ② 4.50×10^3 ③ 9.00×10^3

 ④ 2.25×10^4 ⑤ 4.50×10^4 ⑥ 9.00×10^4

生　物

問題
（60分）

4年度

前期　2月1日　試験

【注意】1つの設問に対して複数解答する場合には，その設問に該当するマークシートの解答番号欄に
すべての解答をマークしなさい。

Ⅰ　膜タンパク質に関する以下の問いに答えなさい。

問1　細胞膜の構造とイオンの役割についての次の文を読み，以下の問いに答えなさい。

多細胞生物の細胞膜は主に　1　の二重層と_あ膜タンパク質によって構成される。_い　1　の二重層を通過しにくい物質のうち，一部は膜タンパク質の働きによって選択的に細胞膜を通過することができる。膜タンパク質による物質輸送は細胞内外の_うイオン濃度の違いをもたらす。このイオン濃度の違いは膜電位を生む原動力であるとともに，_う体液の浸透圧調節にも働いている。また，一部の膜タンパク質は_え細胞骨格と相互作用して細胞の形や細胞小器官の位置を保つ。

1．文中の　1　に最も適切な物質を1つ答えなさい。

① アデノシン一リン酸　　　② エーテル脂質　　　③ グリセリン

④ コレステロール　　　　　⑤ ペプチドグリカン　　⑥ リン脂質

2．下線部あに当てはまるタンパク質として適切なものを3つ答えなさい。　2

① グルコース輸送体（グルコーストランスポーター）　　② コネクソン

③ コラーゲン　　　　④ トロポニン　　　　⑤ ナトリウムポンプ

⑥ ヒストン

3．下線部いに当てはまる物質として適切なものを3つ答えなさい。　3

① CO_2　　　　　　　② O_2　　　　　　　③ アミノ酸

④ スクロース　　　　⑤ ステロイドホルモン　　⑥ ペプチドホルモン

4．表は，興奮していないときのヒトのニューロンにおける細胞内外のイオン濃度（相対値）を示している。表中の（ア）～（ウ）に当てはまるイオンの組合せとして最も適切なものを1つ答えなさい。なお，細胞膜を介した（ウ）の移動が引き金となって，神経伝達物質が分泌される。　4

表　ヒトのニューロンにおける細胞内外のイオン濃度
（細胞内のMg^{2+}濃度を1としたときの相対値）

イオン	細胞内（細胞質基質）	細胞外
（ア）	155	4
（イ）	12	145
（ウ）	0.0001	1
Cl^-	4	120
H^+	0.00006	0.00004
Mg^{2+}	1	1

① （ア）Ca^{2+} （イ）K^+ （ウ）Na^+　　② （ア）Ca^{2+} （イ）Na^+ （ウ）K^+
③ （ア）K^+ （イ）Ca^{2+} （ウ）Na^+　　④ （ア）K^+ （イ）Na^+ （ウ）Ca^{2+}
⑤ （ア）Na^+ （イ）Ca^{2+} （ウ）K^+　　⑥ （ア）Na^+ （イ）K^+ （ウ）Ca^{2+}

5．ヒトのニューロンにおいて活動電位が発生するときに，膜電位が一定の値を超えると，より多く開口して膜電位を急激に上昇させるチャネルはどのイオンのチャネルか。最も適切なイオンを1つ答えなさい。　5

① 表中の（ア）　　② 表中の（イ）　　③ 表中の（ウ）
④ Cl^-　　⑤ H^+　　⑥ Mg^{2+}

6．下線部うについて，イオン以外の物質も浸透圧調節に関わる。肝臓において合成され，血しょう中に放出される，血液の浸透圧調節に働く主な物質として最も適切なものを1つ答えなさい。　6

① アルブミン　　② イヌリン　　③ グリコーゲン
④ クレアチン　　⑤ ビリルビン　　⑥ ヘモグロビン

7．下線部えについて，動物細胞において以下の記述に当てはまる主な細胞骨格の名称の組合せとして，最も適切なものを1つ答えなさい。　7

（A）細胞分裂において，染色体が両極に分かれるときのレールとして働く。
（B）細胞分裂のときに，細胞膜の伸展・収縮運動に関わる。
（C）繊維状のタンパク質を束ねたような構造をもち，細胞や核などの形を保つ。

① （A）アクチンフィラメント （B）中間径フィラメント （C）微小管
② （A）アクチンフィラメント （B）微小管 （C）中間径フィラメント
③ （A）中間径フィラメント （B）アクチンフィラメント （C）微小管
④ （A）中間径フィラメント （B）微小管 （C）アクチンフィラメント
⑤ （A）微小管 （B）アクチンフィラメント （C）中間径フィラメント
⑥ （A）微小管 （B）中間径フィラメント （C）アクチンフィラメント

問2　浸透圧調節のしくみを調べた実験についての次の文を読み，以下の問いに答えなさい。

　　ヒトの腎臓の集合管の上皮細胞は，基底膜側では周囲の組織の組織液と接しており，反対側（管腔側）では尿と接している。この上皮細胞が_おあるホルモンを受容すると，細胞内においてセカンドメッセンジャーの1つであるcAMPの濃度が変化し，それが引き金となって，タンパク質Xによる細胞膜を介した水分子の輸送が調節される。cAMPがタンパク質Xにどのように作用するのかを調べるために，タンパク質Xをもたないアフリカツメガエルの卵母細胞を用いて以下の実験を行った。なお，アフリカツメガエルの卵母細胞にヒトのタンパク質XのmRNAを注入すると，タンパク質Xが合成され，ヒトの集合管の上皮細胞と同じように，細胞膜を介した水分子の輸送が調節される。また，培養液中に加えたcAMPはタンパク質Xの有無にかかわらず卵母細胞内に浸透するが，タンパク質Xの合成や分解には影響を与えないものとする。

【実験1】卵膜を除去したアフリカツメガエルの卵母細胞（以下，卵母細胞）を複数個用意し，ヒトのタンパク質XのmRNAを一定量含む緩衝液（以下，mRNA），もしくは緩衝液のみを注入した。次に，それぞれの溶液を注入した卵母細胞を2つのグループに分け，片方のグループはcAMPを含まない通常の培養液に，もう一方は一定量のcAMPを加えた培養液に移して3日間培養した。さらに，このようにして得られた4種類の卵母細胞を浸透圧の低い培養液に移し，細胞の体積を30秒ごとに3分間測定したところ，図1に示す結果が得られた。

図1　浸透圧の低い培養液に移した後の卵母細胞の体積変化

【実験 2】 実験 1 において，浸透圧の低い培養液に移してから 3 分後の 4 種類の卵母細胞それぞれについて，
卵母細胞 1 個あたりの細胞膜上の**タンパク質 X** の量を測定したところ，図 2 に示す結果が得られた。

図 2　浸透圧の低い培養液に移してから 3 分後の卵母細胞の細胞膜上のタンパク質 X の量

1．下線部**お**として最も適切なホルモンを 1 つ答えなさい。　| 8 |

① アドレナリン　　② インスリン　　③ グルカゴン　　④ チロキシン

⑤ バソプレシン　　⑥ パラトルモン

2．上記 | 8 | が分泌される部位として最も適切なものを 1 つ答えなさい。　| 9 |

① 視床下部　　② 脳下垂体前葉　　③ 脳下垂体後葉　　④ 甲状腺

⑤ 副甲状腺　　⑥ 副腎髄質

3．タンパク質 X として最も適切なものを 1 つ答えなさい。　| 10 |

① アクアポリン　　② エンドソーム　　③ クレアチニン　　④ ジベレリン

⑤ セクレチン　　⑥ チューブリン

4．**実験1**と**実験2**の結果からわかる卵母細胞についての記述として，適切なものを3つ答えなさい。 11

① 体積が1％増加しても破裂しなかった。

② 体積が増加するほど，細胞膜を介した水分子の移動速度が増加した。

③ **タンパク質X**が存在しない状態では，細胞膜を介した水分子の移動が起きなかった。

④ **タンパク質X**が存在する状態では，すべての**タンパク質X**は細胞膜上に存在していた。

⑤ 浸透圧の低い培養液に移してから一定時間後に比較すると，**タンパク質X**が存在する状態では，cAMP を加えたときの細胞の体積は，加えなかったときの細胞の体積よりも1％以上大きくなった。

⑥ 浸透圧の低い培養液に移してから一定時間後に比較すると，cAMPが存在する状態では，**タンパク質X** を発現させたときの細胞の体積は，発現させなかったときの細胞の体積よりも10％以上大きくなった。

⑦ 浸透圧の低い培養液に移してから3分後に比較すると，**タンパク質X**が存在する状態では，cAMPを 加えたときの細胞膜上に存在する**タンパク質X**の量は，加えなかったときの**タンパク質X**の量よりも 30％以上増加した。

5．**実験1**と**実験2**の結果から考えられる，集合管の上皮細胞における 8 の働きとして最も適切な記 述を1つ答えなさい。なお，ヒトの腎臓の集合管を取り囲む組織の組織液の浸透圧は，集合管内の尿の浸 透圧よりも高いものとする。 12

① cAMPの合成を促進することで，**タンパク質X**の細胞膜への移動を促進し，組織液の浸透圧を上げる。

② cAMPの合成を促進することで，**タンパク質X**の細胞膜への移動を促進し，組織液の浸透圧を下げる。

③ cAMPの合成を促進することで，**タンパク質X**の細胞膜への移動を阻害し，組織液の浸透圧を上げる。

④ cAMPの合成を促進することで，**タンパク質X**の細胞膜への移動を阻害し，組織液の浸透圧を下げる。

⑤ cAMPの分解を促進することで，**タンパク質X**の細胞膜への移動を促進し，組織液の浸透圧を上げる。

⑥ cAMPの分解を促進することで，**タンパク質X**の細胞膜への移動を促進し，組織液の浸透圧を下げる。

⑦ cAMPの分解を促進することで，**タンパク質X**の細胞膜への移動を阻害し，組織液の浸透圧を上げる。

⑧ cAMPの分解を促進することで，**タンパク質X**の細胞膜への移動を阻害し，組織液の浸透圧を下げる。

Ⅱ　動物の生殖・発生・遺伝に関する以下の問いに答えなさい。

問1　ウニの受精と発生についての以下の問いに答えなさい。

　　1．受精についての記述として，適切なものを3つ答えなさい。　1

　　　　① 精子が卵のゼリー層に接触すると，微小管の束が先体突起を形成する。

　　　　② 精子が卵の細胞膜に結合すると，先体から酵素が放出され，細胞膜が溶かされる。

　　　　③ 精子が卵の細胞膜に結合すると，精子によって卵に持ち込まれた中心体から精子星状体が形成される。

　　　　④ 精子が卵の細胞膜に結合すると，表層粒の内容物が細胞内に放出される。

　　　　⑤ 精子が卵の細胞膜に結合すると，細胞膜の膜電位が逆転し，その間は，他の精子は卵内に進入できない。

　　　　⑥ 精子が卵の細胞膜に結合すると，表層反応が起き，卵黄膜は細胞膜から離れ受精膜となる。

　　2．発生についての記述として，適切なものを2つ答えなさい。　2

　　　　① 精子が卵に進入した部域が動物極となり，その後，卵割が進行する。

　　　　② 卵割における細胞周期は，通常の体細胞分裂における細胞周期に比べて短い。

　　　　③ 第4卵割によって，動物極側に8個の中割球が，植物極側に4個の小割球と4個の大割球が生じる。

　　　　④ 胚を構成する細胞群は，胞胚期に外胚葉，内胚葉，中胚葉に分かれる。

　　　　⑤ 赤道面よりやや植物極側に原口が生じ，原腸が形成される。

　　　　⑥ 原腸胚の表面に繊毛が生じ，胚が回転してふ化する。

　　　　⑦ 原腸胚において，原口によって囲まれた部分が卵黄栓となる。

問2　動物の発生におけるタンパク質の役割についての以下の記述が正しい場合は「⑬ 正しい」をマークしなさい。また誤っている場合は，正しい記述になるように下線部と入れ替える最も適切な語をそれぞれ1つずつ答えなさい。

　　1．キイロショウジョウバエの卵の後端にはビコイドが局在し，尾部側の体節形成を促す遺伝子を発現させる。　3

　　2．キイロショウジョウバエのアンテナペディア遺伝子（遺伝子複合体）は，後胸から尾部の構造を決定する。　4

　　3．カエルの外胚葉において，ノギンはヒストンと結合することで，その働きを阻害する。　5

　　4．カエルの卵が受精すると，βカテニンが灰色三日月の部分に移動し，それが引き金となって，背側に特徴的な遺伝子が発現する。　6

　　5．ヒトの胚において，ダイニンは，生殖腺を精巣に分化させる。　7

　　　　① カロテン　　　　② クリスタリン　　　　③ コーディン
　　　　④ チューブリン　　⑤ ディシェベルド　　　⑥ トロンビン
　　　　⑦ ナノス　　　　　⑧ バイソラックス（ウルトラバイソラックス）
　　　　⑨ ミオシン　　　　⑩ BMP　　　　　　　⑪ MHC
　　　　⑫ SRY　　　　　　⑬ 正しい

問3　キイロショウジョウバエの胚発生において，以下の遺伝子群を，初めて発現する時期が早い順に並べたときに， 8 ～ 11 に最も適切なものをそれぞれ1つずつ答えなさい。

8 → 9 → 10 → 11

① ギャップ遺伝子群　　　② セグメントポラリティー遺伝子群
③ ペアルール遺伝子群　　④ ホメオティック遺伝子群

問4　ヒトにおける遺伝子発現の調節についての記述として，適切なものを2つ答えなさい。 12

① 機能的に関連するタンパク質をコードする複数の遺伝子が隣り合って存在し，同時に転写される。
② オペロンという転写単位に含まれる，1つのオペレーターによって転写が調節される。
③ プロモーターとは別の位置に転写調節領域があり，そこに結合した調節タンパク質が転写を調節する。
④ タンパク質をコードする遺伝子とは別の位置にオペレーターがあり，そこに結合した調節タンパク質が転写を調節する。
⑤ 複数の基本転写因子がRNAポリメラーゼとともにプロモーターに結合する。
⑥ DNAの鋳型鎖に相補的なプライマーが合成され，それが開始点となってmRNA前駆体が合成される。
⑦ リーディング鎖と呼ばれるDNAの鋳型鎖からmRNA前駆体が合成される。

問5　減数分裂と配偶子形成についての次の文を読み，以下の問いに答えなさい。

　　動物によって，a 染色体数や b ゲノムサイズはさまざまである。母細胞に含まれる相同染色体は，減数分裂によって別々の生殖細胞に分配される。このとき，c さまざまな組合せの染色体をもつ配偶子が形成される。さらに，相同染色体間で乗換えが生じることで，より多様な配偶子が生み出される。

1．下線部aについて，キイロショウジョウバエの配偶子とヒトの配偶子に含まれる染色体数として最も適切なものをそれぞれ1つずつ答えなさい。

（1）キイロショウジョウバエ 13 本
（2）ヒト 14 本

①4　　　　②5　　　　③6　　　　④8　　　　⑤10　　　　⑥12
⑦22　　　⑧23　　　⑨24　　　⑩44　　　⑪46　　　⑫48

2．下線部bについて，ある動物のゲノムサイズは1億2000万塩基対である。DNAの長さを10塩基対当たり3.4 nmとしたとき，G₁期の体細胞1個に含まれるDNAの長さは何cmになるか計算し，答えの数値の小数点以下第2位を四捨五入して最も適切な値を答えなさい。ただし， 15 は10の位の数字， 16 は1の位の数字， 17 は小数点以下第1位の数字をそれぞれ表す。該当する位がない場合は「⑩ 0」を答えなさい。なお，同じ選択肢を複数回答えてもよい。

15 16 . 17 cm

①1　　②2　　③3　　④4　　⑤5　　⑥6　　⑦7　　⑧8　　⑨9　　⑩0

3．動物の卵形成過程の細胞において，以下の2種類の細胞のDNA量もしくは染色体数が等しい組合せとして，適切なものを3つ答えなさい。なお，複製されてできた染色体どうしが結合している間は1本の染色体とみなす。　18

① 卵に含まれるDNA量と，G_1期の卵原細胞に含まれるDNA量
② 卵に含まれるDNA量と，第二極体に含まれるDNA量
③ 第一極体に含まれるDNA量と，第二極体に含まれるDNA量
④ 一次卵母細胞に含まれる染色体数と，二次卵母細胞に含まれる染色体数
⑤ 二次卵母細胞に含まれる染色体数と，卵に含まれる染色体数
⑥ 卵に含まれる染色体数と，第一極体に含まれる染色体数

4．下線部cについて，配偶子に含まれる染色体数が5本の動物において，染色体の乗換えを考えないとき，以下の問いに答えなさい。

（1）ある1個の一次精母細胞から形成された精子4個を比べたとき，染色体の組合せは何通りになっているか。【選択肢】から最も適切なものを1つ答えなさい。　19　通り

（2）ある1個体の雄の精子がもつ可能性のある染色体の組合せは理論上何通りあるか。【選択肢】から最も適切なものを1つ答えなさい。　20　通り

【選択肢】
①1　　②2　　③3　　④4　　⑤6　　⑥8　　⑦10　　⑧16　　⑨32　　⑩64

問 6 キイロショウジョウバエの交配実験についての次の文を読み，以下の問いに答えなさい。

　　キイロショウジョウバエの体色，翅の形，眼の色を決める 3 つの遺伝子座（順に，遺伝子座 B，遺伝子座 C，遺伝子座 S）について，組換え頻度を調べる実験を行った。それぞれの遺伝子座には対立遺伝子があり，優性の野生型遺伝子（B，C，S）と，これらと対をなす劣性の変異型遺伝子（b，c，s）がある。野生型の表現型は，体色が茶色（正常体色）であり，翅が正常に伸び（正常翅），眼が赤色（正常眼）であるのに対し，劣性ホモ接合体の表現型はそれぞれ，bb が黒体色，cc が反り翅，ss が辰砂色（辰砂眼）である。

　　これらの 3 つの遺伝子座について，それぞれの遺伝子がホモ接合体である 2 つの系統（系統 X と系統 Y）を用いて交配実験を行った。系統 X の個体と系統 Y の個体を交配すると，F_1 の表現型はすべて野生型となった。次に，F_1 の雌を三重劣性ホモ接合体（$bbccss$）の雄と交配すると，次世代における表現型の分離比は以下の表のようになった。なお，これらの遺伝子座は常染色体上にあり，染色体の二重乗換えは生じないものとする。

表

表現型	個体数
正常体色・正常翅・正常眼	220
正常体色・正常翅・辰砂眼	22
正常体色・反り翅・正常眼	226
正常体色・反り翅・辰砂眼	22
黒体色・正常翅・正常眼	23
黒体色・正常翅・辰砂眼	229
黒体色・反り翅・正常眼	23
黒体色・反り翅・辰砂眼	229
合計	1000

1．卵形成過程における遺伝子座 B と遺伝子座 S の間の組換え価（％）を計算し，答えの数値の小数点以下第 1 位を四捨五入して最も適切な値を答えなさい。ただし，　**21**　は 10 の位の数字，　**22**　は 1 の位の数字をそれぞれ表す。該当する位がない場合は，「⑩ 0」を答えなさい。なお，同じ選択肢を複数回答えてもよい。

　　21　**22**　％

　　① 1　　② 2　　③ 3　　④ 4　　⑤ 5　　⑥ 6　　⑦ 7　　⑧ 8　　⑨ 9　　⑩ 0

2．遺伝子座 B，遺伝子座 C，遺伝子座 S の染色体上の相対的な位置関係を示した模式図として，最も適切なものを 1 つ答えなさい。なお，連続する下線は 1 本の染色体を表し，記号の間隔が広いほど遺伝子座間の距離が離れていることを表す。　**23**

　　① B C S　　② B S　 C　　③ S B　 C

　　④ B　 C S　　⑤ B　 S C　　⑥ S　 B C

　　⑦ B　 C　 S　　⑧ B S　 C　　⑨ S　 C B

3．この交配実験で用いた系統Xと系統Yの遺伝子型として，可能性のある組合せとして適切なものをすべて答えなさい。　24

  ① *BBCCSS* と *bbccss* ② *BBCCss* と *bbccSS* ③ *bbCCSS* と *BBccss* ④ *BBccSS* と *bbCCss*

4．F_1 の雄を三重劣性ホモ接合体 (*bbccss*) の雌と交配すると，次世代における表現型の分離比は，[正常体色・正常翅・正常眼]：[正常体色・反り翅・正常眼]：[黒体色・正常翅・辰砂眼]：[黒体色・反り翅・辰砂眼] が，1：1：1：1となった。精子形成過程における，遺伝子座B，遺伝子座C，遺伝子座Sについての記述として，最も適切なものを1つ答えなさい。　25

  ① 遺伝子座Bと遺伝子座Sは同一の染色体上にあり，組換えが起きた。
  ② 遺伝子座Bと遺伝子座Cは同一の染色体上にあり，組換えが起きた。
  ③ 遺伝子座Cと遺伝子座Sは同一の染色体上にあり，組換えが起きた。
  ④ 遺伝子座Bと遺伝子座Sは同一の染色体上にあるが，組換えは起きなかった。
  ⑤ 遺伝子座Bと遺伝子座Cは同一の染色体上にあるが，組換えは起きなかった。
  ⑥ 遺伝子座Cと遺伝子座Sは同一の染色体上にあるが，組換えは起きなかった。

5．F_1 個体どうしを交配したときに，三重劣性ホモ接合体 (*bbccss*) が生じる割合は理論上何％になるか計算し，答えの数値の小数点以下第2位を四捨五入して最も適切な値を答えなさい。ただし，　26　は10の位の数字，　27　は1の位の数字，　28　は小数点以下第1位の数字をそれぞれ表す。該当する位がない場合は，「⑩ 0」を答えなさい。なお，同じ選択肢を複数回答えてもよい。

  26   27 . 28 %

  ①1 ②2 ③3 ④4 ⑤5 ⑥6 ⑦7 ⑧8 ⑨9 ⑩0

Ⅲ　地球環境の変化と生物界の変遷に関する次の文を読み，以下の問いに答えなさい。

　　原始の海に最初に現れた独立栄養生物は，化学合成細菌や光合成細菌だったと考えられている。　1　の登場によって生じた酸素は，まず海中に溶けていた　2　と反応して海底に堆積した。その後，水中と大気中の酸素が増加し，好気性の生物が繁栄した。やがて，細胞内に膜で区切られた ア 細胞小器官をもつ真核生物が誕生し，その中から イ 多細胞生物が誕生した。カンブリア紀に藻類が繁栄したことにより，大気中の酸素濃度はさらに上昇し， ウ オルドビス紀には成層圏にオゾン層が形成されていたと考えられている。

問1　文中の　1　に最も適切な生物を1つ答えなさい。

　　① アーキア　　　　　　② 亜硝酸菌　　　　　　③ アゾトバクター　　　　④ クックソニア
　　⑤ クロストリジウム　　⑥ シアノバクテリア　　⑦ 緑色硫黄細菌

問2　文中の　2　に最も適切な物質を1つ答えなさい。

　　① アンモニア　　　　　② イリジウム　　　　　③ カルシウム
　　④ 鉄　　　　　　　　　⑤ メタン　　　　　　　⑥ リン

問3　現在生息する化学合成細菌は，エネルギーを得るときに，種によってさまざまな物質を酸化する。酸化される物質として，適切なものを4つ答えなさい。　3

　　① アンモニウムイオン　　② 硫黄　　　　　　　　③ 硝酸イオン
　　④ 水素　　　　　　　　　⑤ 水　　　　　　　　　⑥ 硫化水素

問4　下線部アのうち，細胞内共生によって生じたと考えられている細胞小器官として，適切なものをすべて答えなさい。　4

　　① 滑面小胞体　　　　　② ゴルジ体　　　　　　③ 粗面小胞体
　　④ ミトコンドリア　　　⑤ 葉緑体　　　　　　　⑥ リソソーム

問5　下線部イについて，多細胞生物では，細胞が，隣接する細胞や細胞外基質と連結している。細胞接着に関わるタンパク質として適切なものを2つ答えなさい。　5

　　① インテグリン　　　　② オプシン　　　　　　③ カタラーゼ
　　④ カドヘリン　　　　　⑤ サイトカイニン　　　⑥ ジベレリン

問6　植物の光合成において，二酸化炭素が固定される過程として最も適切なものを1つ答えなさい。　6

　　① カルビン・ベンソン回路において，ホスホグリセリン酸(PGA)からグリセルアルデヒドリン酸(GAP)
　　　が生成される過程

　　② カルビン・ベンソン回路において，リブロースビスリン酸(RuBP)からホスホグリセリン酸(PGA)が
　　　生成される過程

　　③ 光化学系Ⅰにおいて，クロロフィルが還元される過程

　　④ 光化学系Ⅰにおいて，クロロフィルが酸化される過程

　　⑤ 光化学系Ⅱにおいて，クロロフィルが還元される過程

　　⑥ 光化学系Ⅱにおいて，クロロフィルが酸化される過程

問7　真核生物の光合成と呼吸の過程において，共通して起こることとして適切なものを3つ答えなさい。　7

　　① ATPが合成される。

　　② 生体膜を境界としてH^+の濃度勾配が形成される。

　　③ 電子伝達系によって電子が受け渡される。

　　④ FADが還元され，$FADH_2$が酸化される。

　　⑤ $NADP^+$が還元され，NADPHが酸化される。

問8　下線部ウについて，オゾン層の形成によって，オルドビス紀までに促進されたこととして，最も適切な
　　ものを1つ答えなさい。　8

　　① 植物の陸上への進出　　　② 裸子植物の繁栄　　　③ 被子植物の繁栄

　　④ 脊椎動物の陸上への進出　⑤ 爬虫類の繁栄　　　　⑥ 昆虫類の繁栄

英　語

問題
(60分)

後期　3月5日　試験

4年度

Ⅰ　次の英文を読み，下記の設問に答えなさい。

Mosquito-borne diseases kill about 700,000 people every year. Lives can be spared[*1] by using insect repellents[*2], including a chrysanthemum flower extract[*3] called pyrethrum[*4] that humans have used for thousands of years. A new study in *Nature Communications* finally shows how pyrethrum works, with two components acting synergistically[*5] to (6) deter the pesky[*6] bloodsuckers[*7].

Mosquitoes tend to develop resistance to a specific repellent over time, notes the study's senior author Ke Dong, a Duke University neurotoxicologist[*8]. So "new, alternative (ア) ones need to be continuously developed to eventually replace current (ア) ones," she says. Understanding repellent mechanisms could help. "We're very excited (　1　) we are finally beginning to understand how a popular natural insect repellent, used worldwide, (　2　) mosquitoes from biting people."

To observe pyrethrum's effects, Dong and her colleagues attached tiny electrodes[*9] to hairs on mosquitoes' antennae. This (　3　) them measure the insects' responses to repellents at the level of individual odorant receptors[*10] in nerve cells. Many disease-carrying mosquito species have more than 100 such receptors, but the researchers found pyrethrum activates one in particular called Or31 — and they confirmed that mosquitoes would not flinch[*11] from the substance if they were genetically modified to lack that receptor.

Unlike many other odorant receptors, Dong says, Or31 just happens to appear in all known disease-carrying mosquito species. Plus, many other natural repellents — unlike pyrethrum — work by activating multiple odorant receptors, and researchers still know very little about how those other receptors work. (　4　) these factors, the scientists suggest, Or31 could serve as a clear, universal target for developing better repellents.

The team also used chemical analysis to (7) determine how two of pyrethrum's molecular components — EBF and pyrethrin[*12] — elicit[*13] the repellent response. Mosquito experiments showed the chemicals work best when combined: EBF activates Or31, and pyrethrins enhance repellency by (8) strengthening nerve signaling.

Dong and her colleagues next plan to investigate the neural circuits behind the repellency induced by pyrethrum and similar natural substances. They will also continue testing other potential repellent molecules, including the main component in citronella oil[*14], which they found also activates Or31.

Johns Hopkins University neuroscientist Christopher Potter, who specializes in insect olfaction[*15] and was not involved in the research, says the findings could eventually help create "super mosquito repellents." In particular, Potter says, untangling[*16] exactly which neurons determine mosquitoes' responses to certain odors could reveal (9) novel ways to manipulate their behavior.　"Perhaps one day," he observes, "we could identify how to (10)turn this dial up even further or how to trick mosquitoes (　5　) being repelled by other odors — such as (イ)those that normally attract them to humans."

注：*1 spare「救う」

*2 insect repellent「防虫剤，虫よけ」蚊などの害虫を寄せつけないようにするための装置・薬品。

*3 chrysanthemum flower extract「菊の花の抽出物」

*4 pyrethrum「除虫菊」　　　　　　　　*5 synergistically「相乗的に」

*6 pesky「煩わしい」　　　　　　　　　*7 bloodsucker「血を吸う生物」

*8 neurotoxicologist「神経毒物学者」　　*9 electrode「電極」

*10 odorant receptor「嗅覚受容体」　　　*11 flinch「たじろぐ」

*12 pyrethrin「ピレトリン」除虫菊から抽出された物質。　*13 elicit「引き出す」

*14 citronella oil「シトロネラ油」　　　*15 olfaction「嗅覚」

*16 untangle「解決する」

問1　本文中の(1)〜(5)の空欄に入る最も適切なものを，それぞれ①〜④の中から一つずつ選びなさい。

（1）① because　　② but　　③ therefore　　④ however

（2）① kills　　② remains　　③ keeps　　④ flies

（3）① got　　② forced　　③ allowed　　④ let

（4）① Apart from　　② Considering　　③ Without　　④ Like

（5）① of　　② with　　③ into　　④ on

問2　本文中の下線部(6)〜(10)の語(句)に意味(内容)が最も近いものを，それぞれ①〜④の中から一つずつ選びなさい。

（6）deter

① press　　② invite　　③ like　　④ stop

（7）determine

① find out　　② make up　　③ set out　　④ end up

（8）strengthening

① controlling　　② breaking　　③ lighting　　④ reinforcing

(9) <u>novel</u>

   ① wonderful   ② new   ③ fictional   ④ specific

(10) <u>turn this dial up</u>

   ① provide a dial to attach more tiny electrodes to hairs on mosquitoes' antennae

   ② make opportunities for him to join the experiment

   ③ increase mosquitoes' sensitivity to certain odors

   ④ clarify the noise of the mosquitoes used in their experiments

問3 本文中の下線部 (ア)<u>ones</u> と (イ)<u>those</u> が指すものを，それぞれ①～④の中から一つずつ選びなさい。

(11) (ア)<u>ones</u>

   ① diseases   ② components   ③ bloodsuckers   ④ repellents

(12) (イ)<u>those</u>

   ① odors   ② mosquitoes   ③ humans   ④ neurons

問4 以下の (13) と (14) の各英文の問いの答えとして最も適切なものを，それぞれ①～④の中から一つずつ選びなさい。

(13) Which of the following is NOT true about Or31?

   ① It can be used for developing better repellents.

   ② It is the 31st odorant receptor in more than 100 receptors that disease-carrying mosquito species have.

   ③ It is activated by both EBF and citronella oil.

   ④ It is one type of odorant receptor which is necessary for mosquitoes to respond to pyrethrum.

(14) Which of the following statements is true based on the passage?

   ① EBF and pyrethrin work best independently of each other.

   ② Disease-carrying mosquito species have multiple odorant receptors in common and the scientists know very well about how they work with each other.

   ③ The discovery described has significant implications in understanding the mechanisms and development of mosquito repellents.

   ④ Dong and her colleagues investigated the visual signals behind the repellency.

Ⅱ 次の (15)〜(24) の各英文の空欄に入る最も適切なものを，それぞれ ①〜④ の中から一つずつ選びなさい。

(15) (   ) of their hard work, the project was a great success.

① Owing   ② Thanks   ③ Because   ④ Account

(16) Those (   ) tomorrow's test should come here at 7 AM.

① monitors   ② monitored   ③ monitor   ④ monitoring

(17) He said the test was very difficult. He (   ) harder for it.

① study   ② should have studied
③ have studied   ④ have been studying

(18) We stayed there (   ) one week.

① on   ② for   ③ to   ④ with

(19) One of the greatest and most (   ) resources in the ocean is the seawater itself.

① overlooked   ② overlooking   ③ to overlook   ④ overlook

(20) Which type of battery (   ) longest?

① is lasted   ② lasting   ③ lasts   ④ has lasting

(21) I don't remember him (   ).

① all   ② very   ③ very good   ④ very well

(22) How long (   ) English?

① do you learn   ② have you been learning
③ have you been learned   ④ are you learned

(23) He can walk (   ) than I can.

① three times faster   ② three time faster
③ third times faster   ④ third time fastest

(24) I'll call you when I (   ) back.

① will come   ② came   ③ come   ④ coming

Ⅲ 互いに関連した次の英文（〔A〕友人同士の会話,〔B〕ある都市のイベントカレンダー）を
読んで，下記の設問に答えなさい。

〔A〕

Sammy: I'd like to visit the city of Ludmain. When is the best season to go there?

Beth: You can enjoy the city at any season because there is almost always something special going on there. The city is full of festivals all year round. (25) depends on what you are interested in.

Sammy: Well, I like Ed Martin. He is from Ludmain and I know he takes part in one of the city events every year. When will that be?

Beth: Unfortunately, he just finished his event last month. You'll have to wait until (26). That is the only annual event he comes to the city for.

Sammy: Oh, that's a pity. How about Sue Putney? I heard she is going to participate in one of the events this year. I want to see her in real life. I've seen her only on the Internet video or on TV.

Beth: That will be next month. She will read some passages from her latest publication and share some ideas about her next work.

Sammy: OK. I think I'm going to join her event then. Is there any event you recommend?

Beth: I definitely recommend the (27). It showcases local food and drink producers from the area. Stalls include various local produce. You can enjoy hot food and cafe as well.

Sammy: Sounds like fun! I'm very interested in it.

Beth: So, you should come here (28) for it.

Sammy: All right. Oh, I forgot Music Festival. It's a big event, isn't it?

Beth: Sure is. You can't miss it. You should go and join even if you miss everything else.

Sammy: Yes, indeed. I will certainly go there (29), too. Thanks for the information.

Beth: No problem. Enjoy your visit!

Sammy: I sure will. Thanks a lot.

〔B〕

Annual Event Calendar of Ludmain

Month	Event	What Will Happen
January	Horserace	A great day out for all race fans.
February	Horserace	A great day out for all race fans.
March	Fabulous Auction	We shall display the exhibition at Smudge Square and you will be able to view it via video links and images online. You can purchase works online or email us if you see something in the window that you like.
April	Spring Lunchtime Opera Recital	Held in the historic chapel of St. Augustus church. Entry free. Donations welcomed.
May	Juggling Time	Jugglers from local areas show their miraculous performances.
June	Literary Festival	Award-winning writers read excerpts from their works and give opportunities to talk with audience.
July	Firework Nights	Hundreds of fireworks will be out into the beautiful night sky of Ludmain.
August	Music Festival	You can enjoy a world-famous music event with a lot of artists from around the world.
September	Jazz Night	Join us on our Jazz Night – enjoy drinks, light bites or dinner accompanied by the smooth sounds of jazz and Latin from JazzyMe, a world-famous quartet.
October	*Little Red Riding Hood* at Ralph Gardens	Free performance for garden visitors (gardens entry prices apply). Performances at 11:00 am and 2:30 pm on the 3rd and 4th in the gardens.
November	Farmers Market	Every Thursday. Stalls include fresh meat, vegetables, bread, cheese, fruit, cider, apple juice, gin, preserves, baked pies and lots more besides! Hot food and cafe on site.
December	Holy Christmas Eve Concert	A silent night with a local chorus group singing lots of Christmas carols.

問1　〔A〕の (25) ～ (29) の各空欄に入るものを，①～⑤の中から一つずつ選びなさい。
選択肢は一度しか使えません。また，文頭の文字も小文字になっています。

(25) ～ (29)

　　① when to visit　　　　② on Thursday　　　　③ this summer

　　④ next year　　　　　 ⑤ Farmers Market

問2　以下の (30) ～ (32) の各英文の問いの答えとして最も適切なものを，それぞれ①～④の
　　　中から一つずつ選びなさい。

(30)　When is the conversation taking place?

　　　① In May　　　　　　② In June　　　　　③ In July　　　　　④ In August

(31)　In which month will you be able to enjoy small meals along with jazz music?

　　　① April　　　　　　　② August　　　　　③ September　　　④ November

(32)　According to the passages 〔A〕 and 〔B〕, which of the following statements is true?

　　　① You can see a performance of *Little Red Riding Hood* without paying for the
　　　　admission to the gardens.
　　　② Jugglers come from around the world to show their performances at Juggling Time.
　　　③ Donations are necessary for Spring Lunchtime Opera Recital.
　　　④ You don't have to go to Ludmain to purchase an item from Fabulous Auction.

IV　次の英文が論理的な内容になるように空欄にそれぞれ①～⑧の語を一つずつ入れ，
　　(33)～(40)の空欄に入るものの番号を選びなさい。選択肢は一度しか使えません。
　　また，文頭の文字も小文字になっています。

　　As the country*¹ cautiously reopens, we are seeing more and more unmasked faces. In some cases, the face we see when the mask comes off is not what we (　33　). In fact, the phenomenon of seeing someone's unmasked face for the first time (after having (　34　) their face with a mask on) presents a new opportunity for face perception researchers.

　　Recently, watching the local news, I saw a reporter appear on-air for the first time without her face mask. Upon seeing her full face, I felt something seemed off. Her nose and her lips were a little stranger than I expected, and the entire shape of the face didn't look quite right. It was as if the reporter's actual face did not match my assumptions of what her face would look like. But what was the nature of the face I had conjured*²? What were my assumptions about the face beneath the mask?

　　When we encounter a masked face, our brain automatically (　35　) a model of the full face. Decades of research in face perception suggest we process faces holistically; that is, we automatically integrate all the parts of a face, rather than (　36　) individual features on their own. In that case, when we see a face with the lower half (　37　), our face perception system may automatically fill in the missing part of the face based on what it already knows. (　38　) the appearance of the upper part of the face, the brain may determine the "most likely" scenario of what the (　39　) features look like. With repeated exposures to the masked face, this mental model may become sharper and sharper, eventually (　40　) a fully detailed face. The problem is that this imagined face may not match reality at all.

注：*¹ the country ここではアメリカを指す。　　　*² conjure「作り出す」

　(33)～(40)
　　　① remaining　　　② perceiving　　　③ constructs　　　④ providing
　　　⑤ given　　　　　⑥ covered　　　　　⑦ learned　　　　　⑧ expected

数　学

問題
（60分）

4年度

後期　3月5日　試験

問題 I. 次の各文の □ にあてはまる答えを求めよ。

(1) 実数 α, β は

$$\alpha + \beta = 1, \quad \frac{1}{\alpha} + \frac{1}{\beta} = -1, \quad \alpha < \beta$$

を満たすとする。このとき，$\alpha\beta$ の値は ア ，$\alpha^2 + \beta^2$ の値は イ である。
また，α の値は ウ である。

(2) 7個の文字 A, B, C, D, E, F, G の全てを重複なく使って作ることのできる文字列を考える。

　(i) A と B が両端にある文字列は全部で エ 個ある。

　(ii) B が A と C の両方と隣り合う文字列は全部で オ 個ある。

　(iii) 作ることのできる全ての文字列を英和辞典の単語の順序に従って並べる。
　　　このとき，2022番目にくる文字列は カ である。

(3) AB = AC = 5 である二等辺三角形 ABC が半径 $2\sqrt{2}$ の円に内接している。辺 BC 上に
AD ⊥ BC となる点 D をとり，直線 AD と円の2つの交点のうち A でない点を E とする。∠BAE = θ とするとき，$\sin\theta$ の値は キ である。また，線分 BD の長さは ク
であり，三角形 ABC の面積は ケ である。

(4) $a_1 = 1$, $a_{n+1} = 2a_n + 3^n$ $(n = 1, 2, 3, \cdots)$ によって定められる数列 $\{a_n\}$ を考える。
$b_n = \dfrac{a_n}{3^n}$ とおくとき，b_{n+1} を b_n で表すと $b_{n+1} =$ コ であり，数列 $\{b_n\}$ の一般項は
$b_n =$ サ である。また，数列 $\{a_n\}$ の一般項は $a_n =$ シ である。

問題Ⅱ. a は正の定数とし，曲線 $C : y = x^3 - 3x^2 + ax$ を考える。原点における C の接線を l とし，C と l の共有点のうち，原点でない点を A とする。また，原点を通る C の接線で，l と異なるものを m とし，C と m の共有点のうち，原点でない点を B とする。

(1) 直線 l の方程式および点 A の座標を a を用いて表せ。

(2) 直線 m の方程式および点 B の座標を a を用いて表せ。

(3) 曲線 C と直線 m で囲まれた図形の面積を求めよ。

(4) 曲線 C と線分 AB で囲まれた図形の面積を求めよ。

物　理

問題
(60分)

4年度

後期　3月5日 試験

Ⅰ　次の問い（問1〜問5）の空所 ☐ に入る適語を解答群から選択せよ。（解答番号 1 〜 13 ）

問1　図1のように，一端を天井に固定した軽いひもを，動滑車Aと天井に固定された定滑車Bに通し，ひもの他端にばね定数 k 〔N/m〕の軽いばねKの一端を取り付け，Kの他端に質量 m 〔kg〕のおもりWを静かにつり下げたところ，A，B，K，Wは静止した。このとき，重力加速度の大きさを g 〔m/s²〕とすると，Kが伸びた長さは 1 $\times \dfrac{mg}{k}$ 〔m〕であり，Aの質量は 2 $\times m$ 〔kg〕である。ただし，AおよびBと接していない部分のひもは鉛直になっているものとする。

図1

解答群

① $\dfrac{1}{3}$　　② $\dfrac{1}{2}$　　③ $\dfrac{2}{3}$　　④ 1　　⑤ $\dfrac{4}{3}$　　⑥ $\dfrac{3}{2}$　　⑦ $\dfrac{5}{3}$　　⑧ 2　　⑨ $\dfrac{7}{3}$　　⑩ $\dfrac{5}{2}$

⑪ $\dfrac{8}{3}$　　⑫ 3

問2　図2のように，なめらかな水平面上に固定された壁に，ばね定数 k〔N/m〕の軽いばね K の一端を固定し，K の他端に質量 m〔kg〕の薄い板 A を取り付け，水平面上で静止させた。つぎに，水平面上で質量 M〔kg〕の小物体 B を A に接するように置き，B に力を加え K を長さ L〔m〕だけ縮めてから B を静かに放したところ，A と B は一体となって動き出した。その後，B は A から離れ，B が A と離れた後 A は単振動した。B が A から離れる直前の A と B の速さは ☐ 3 ☐ 〔m/s〕であり，B が離れた後の A の単振動の振幅は ☐ 4 ☐ ×L〔m〕である。

図2

☐ 3 ☐ の解答群

① $L\sqrt{\dfrac{k}{m}}$　　② $L\sqrt{\dfrac{k}{M}}$　　③ $L\sqrt{\dfrac{k}{m+M}}$　　④ $\dfrac{kL}{\sqrt{m}}$　　⑤ $\dfrac{kL}{\sqrt{M}}$

⑥ $\dfrac{kL}{\sqrt{m+M}}$　　⑦ $L\sqrt{\dfrac{m}{k}}$　　⑧ $L\sqrt{\dfrac{M}{k}}$　　⑨ $L\sqrt{\dfrac{m+M}{k}}$　　⑩ $\dfrac{mL}{\sqrt{k}}$

⑪ $\dfrac{ML}{\sqrt{k}}$　　⑫ $\dfrac{(m+M)L}{\sqrt{k}}$

☐ 4 ☐ の解答群

① 1　　② $\dfrac{m}{M}$　　③ $\dfrac{M}{m}$　　④ $\dfrac{m}{m+M}$　　⑤ $\dfrac{M}{m+M}$　　⑥ $\dfrac{m+M}{m}$

⑦ $\dfrac{m+M}{M}$　　⑧ $\sqrt{\dfrac{m}{M}}$　　⑨ $\sqrt{\dfrac{M}{m}}$　　⑩ $\sqrt{\dfrac{m}{m+M}}$　　⑪ $\sqrt{\dfrac{M}{m+M}}$

⑫ $\sqrt{\dfrac{m+M}{m}}$　　⑬ $\sqrt{\dfrac{m+M}{M}}$

問3 図3のように，真空中で，一辺の長さが a〔m〕の正方形 ABCD の頂点 A，B，C に，電気量 Q〔C〕の正の点電荷，電気量 $-2Q$〔C〕の負の点電荷，電気量 Q〔C〕の正の点電荷をそれぞれ固定した。このとき，頂点 D での電場の強さは ┃ 5 ┃ × ┃ 6 ┃ 〔N/C〕であり，点 D での電位は ┃ 7 ┃ × ┃ 8 ┃ 〔V〕である。つぎに，正方形 ABCD の重心 O に正の電気量 Q〔C〕の点電荷を置き，これに外力を加えて点 D までゆっくり移動させた。このとき，外力が行った仕事は ┃ 9 ┃ × ┃ 10 ┃ 〔J〕である。ただし，真空中のクーロンの法則の比例定数を k_0〔N·m²/C²〕とし，電位の基準は無限遠とする。

図3

┃ 5 ┃ と ┃ 7 ┃ と ┃ 9 ┃ の解答群

① $\dfrac{\sqrt{2}-1}{4}$ ② $\dfrac{2-\sqrt{2}}{4}$ ③ $\dfrac{\sqrt{2}-1}{2}$ ④ $\dfrac{1}{4}$ ⑤ $\dfrac{2-\sqrt{2}}{2}$ ⑥ $\dfrac{\sqrt{2}}{4}$ ⑦ $(\sqrt{2}-1)$

⑧ $\dfrac{1}{2}$ ⑨ $(2-\sqrt{2})$ ⑩ $\dfrac{\sqrt{2}}{2}$ ⑪ $(2\sqrt{2}-2)$ ⑫ 1 ⑬ $\sqrt{2}$ ⑭ $(2\sqrt{2}-1)$ ⑮ $2\sqrt{2}$

┃ 6 ┃ と ┃ 8 ┃ と ┃ 10 ┃ の解答群

① k_0aQ ② k_0a^2Q ③ k_0aQ^2 ④ $k_0a^2Q^2$ ⑤ $\dfrac{k_0Q}{a}$ ⑥ $\dfrac{k_0Q}{a^2}$ ⑦ $\dfrac{k_0Q^2}{a}$

⑧ $\dfrac{k_0Q^2}{a^2}$ ⑨ $\dfrac{k_0a}{Q}$ ⑩ $\dfrac{k_0a^2}{Q}$ ⑪ $\dfrac{k_0a}{Q^2}$ ⑫ $\dfrac{k_0a^2}{Q^2}$

問4　図4のように，真空中で水平に置かれた等しい大きさの平面ガラス板 A と B の一辺を接触させ，A と B の間に厚さの等しい薄い板を N 枚重ねてはさんだ。つぎに，B の鉛直上方から波長 λ 〔m〕の単色光を一様に当て，鉛直上方から観察すると，平行で等間隔の明暗のしま模様が見え，となり合う明線の間隔は Δx 〔m〕であった。このとき，明線の位置における A の上面と B の下面との距離 d 〔m〕と λ との間には，m を正の整数として，　11　の関係式が成り立つ。さらに，はさむ板の枚数を N から $N+1$ にすると，明線の間隔は　12　$\times \Delta x$〔m〕となる。ただし，A の上面で反射する光と B の下面で反射する光との干渉のみを考えるものとする。

図4

11　の解答群

① $d = \dfrac{\lambda}{4}(m-1)$　　② $d = \dfrac{\lambda}{2}(m-1)$　　③ $d = \lambda(m-1)$　　④ $d = 2\lambda(m-1)$

⑤ $d = \dfrac{\lambda}{4}\left(m-\dfrac{1}{2}\right)$　　⑥ $d = \dfrac{\lambda}{2}\left(m-\dfrac{1}{2}\right)$　　⑦ $d = \lambda\left(m-\dfrac{1}{2}\right)$　　⑧ $d = 2\lambda\left(m-\dfrac{1}{2}\right)$

12　の解答群

① $\sqrt{N}$　　② $\sqrt{N+1}$　　③ $\dfrac{1}{\sqrt{N}}$　　④ $\dfrac{1}{\sqrt{N+1}}$　　⑤ $\sqrt{\dfrac{N+1}{N}}$　　⑥ $\sqrt{\dfrac{N}{N+1}}$

⑦ N　　⑧ $N+1$　　⑨ $\dfrac{1}{N}$　　⑩ $\dfrac{1}{N+1}$　　⑪ $\dfrac{N+1}{N}$　　⑫ $\dfrac{N}{N+1}$

問5　温度 T_0〔℃〕で長さ L_0〔m〕の一様な棒 A の温度を T_1〔℃〕$(T_1 > T_0)$ にしたところ，A の長さが L_1〔m〕になった。このとき，A の材質の線膨張率は　13　〔1/K〕である。ただし，温度 t〔℃〕のときの棒の長さ ℓ〔m〕は，棒の材質の線膨張率 α〔1/K〕，温度 0℃ のときの棒の長さ ℓ_0〔m〕を用いて，$\ell = \ell_0(1+\alpha t)$ と表される。また，線膨張率は温度によらず一定であるものとする。

解答群

① $\dfrac{L_1+L_0}{T_1+T_0}$　　② $\dfrac{L_1-L_0}{T_1+T_0}$　　③ $\dfrac{L_1+L_0}{T_1-T_0}$　　④ $\dfrac{L_1-L_0}{T_1-T_0}$　　⑤ $\dfrac{L_1+L_0}{L_1T_1+L_0T_0}$

⑥ $\dfrac{L_1+L_0}{L_1T_1-L_0T_0}$　　⑦ $\dfrac{L_1-L_0}{L_1T_1+L_0T_0}$　　⑧ $\dfrac{L_1-L_0}{L_1T_1-L_0T_0}$　　⑨ $\dfrac{L_1+L_0}{L_1T_0+L_0T_1}$

⑩ $\dfrac{L_1+L_0}{L_1T_0-L_0T_1}$　　⑪ $\dfrac{L_1-L_0}{L_1T_0+L_0T_1}$　　⑫ $\dfrac{L_1-L_0}{L_1T_0-L_0T_1}$　　⑬ $\dfrac{L_1+L_0}{L_0T_1-L_1T_0}$

⑭ $\dfrac{L_1-L_0}{L_0T_1-L_1T_0}$

II 次の問い（問1〜問8）の空所 ☐ に入る適語を解答群から選択せよ。（解答番号 1 〜 9 ）

図5のように，天井の点Oに長さ $3L$〔m〕の軽い糸の一端を固定し，他端に質量 m〔kg〕の小球Aを取り付けた。点Oの鉛直下方にある点pには，細い釘が固定されている。糸がたるまないように，Aを糸と鉛直とのなす角が60°となる点qまで引きあげてから静かに放したところ，Aは点Oを中心とする円運動を始めた。Aが最下点rを通過する瞬間に糸は釘にふれ，その後糸はたるまずに，Aは点pを中心とする円運動を続けた。ただし，pr間の距離を r〔m〕とし，Aが点rを通過したあとに到達する最高点を点sとする。また，重力加速度の大きさを g〔m/s²〕とし，Aは同じ鉛直面内を運動するものとする。

図5

問1　Aが点qにあるとき，Aの重力による位置エネルギーは 1 $\times mgL$〔J〕である。ただし，点rを重力による位置エネルギーの基準とする。

解答群

① $\dfrac{1}{3}$　② $\dfrac{1}{2}$　③ $\dfrac{\sqrt{3}}{3}$　④ $\dfrac{2}{3}$　⑤ $\dfrac{\sqrt{3}}{2}$　⑥ 1　⑦ $\dfrac{2\sqrt{3}}{3}$　⑧ $\dfrac{3}{2}$

⑨ $\sqrt{3}$　⑩ $2\sqrt{3}$

問2　Aを点qで放した直後の糸の張力の大きさは 2 $\times mg$〔N〕である。

解答群

① $\dfrac{1}{3}$　② $\dfrac{1}{2}$　③ $\dfrac{\sqrt{3}}{3}$　④ $\dfrac{2}{3}$　⑤ $\dfrac{\sqrt{3}}{2}$　⑥ 1　⑦ $\dfrac{2\sqrt{3}}{3}$　⑧ $\dfrac{3}{2}$

⑨ $\sqrt{3}$　⑩ $2\sqrt{3}$

問3　Aが点rを通過する直前のAの速さは 3 〔m/s〕である。

解答群

① $\dfrac{\sqrt{gL}}{3}$　② $\dfrac{\sqrt{gL}}{2}$　③ $\dfrac{\sqrt{3gL}}{3}$　④ $\dfrac{2\sqrt{gL}}{3}$　⑤ $\dfrac{\sqrt{3gL}}{2}$　⑥ $\sqrt{gL}$　⑦ $\dfrac{2\sqrt{3gL}}{3}$

⑧ $\dfrac{3\sqrt{gL}}{2}$　⑨ $\sqrt{3gL}$　⑩ $2\sqrt{3gL}$

問4　A が点 s を通過する直前の A の速さは　　4　　〔m/s〕である。

解答群

問5　A が点 s を通過する直前の糸の張力の大きさは　　5　　× mg〔N〕である。

解答群

① $\dfrac{L-r}{r}$　　② $\dfrac{L-2r}{r}$　　③ $\dfrac{L-3r}{r}$　　④ $\dfrac{L-4r}{r}$　　⑤ $\dfrac{L-5r}{r}$　　⑥ $\dfrac{2L-r}{r}$

⑦ $\dfrac{2(L-r)}{r}$　　⑧ $\dfrac{2L-3r}{r}$　　⑨ $\dfrac{2(L-2r)}{r}$　　⑩ $\dfrac{2L-5r}{r}$　　⑪ $\dfrac{3L-r}{r}$

⑫ $\dfrac{3L-2r}{r}$　　⑬ $\dfrac{3(L-r)}{r}$　　⑭ $\dfrac{3L-4r}{r}$　　⑮ $\dfrac{3L-5r}{r}$

問6　A が点 s を通過したことから，r は最も大きくても　　6　　× L〔m〕以下である。

解答群

① $\dfrac{1}{6}$　　② $\dfrac{1}{5}$　　③ $\dfrac{1}{4}$　　④ $\dfrac{1}{3}$　　⑤ $\dfrac{2}{5}$　　⑥ $\dfrac{1}{2}$　　⑦ $\dfrac{3}{5}$　　⑧ $\dfrac{2}{3}$　　⑨ $\dfrac{3}{4}$

⑩ $\dfrac{4}{5}$　　⑪ $\dfrac{5}{6}$

つぎに，図6のように，釘の位置を点Oから鉛直下方に距離$2L$〔m〕だけ離れた点p′に移動して固定した。再び糸がたるまないように，Aを糸と鉛直とのなす角が$60°$となる点qまで引きあげてから静かに放したところ，Aは点Oを中心とする円運動を始め，Aが最下点rを通過する瞬間に糸は釘にふれた。その後糸はたるまずに，Aは点p′を中心とする円運動を始め，糸と水平とのなす角がθ〔rad〕となる点s′を通過した直後に糸がたるんだ。ただし，Aは同じ鉛直面内を運動するものとする。

図6

問7　Aが点rを通過する直前の糸の張力の大きさは　7　$\times mg$〔N〕であり，Aが点rを通過した直後の糸の張力の大きさは　8　$\times mg$〔N〕である。

解答群

①　1　　②　$\dfrac{3}{2}$　　③　$\dfrac{5}{3}$　　④　$\sqrt{3}$　　⑤　2　　⑥　3　　⑦　$2\sqrt{3}$　　⑧　4　　⑨　5　　⑩　$3\sqrt{3}$

問8　$\sin\theta$の値は　9　である。

解答群

①　$\dfrac{1}{6}$　　②　$\dfrac{1}{5}$　　③　$\dfrac{1}{4}$　　④　$\dfrac{1}{3}$　　⑤　$\dfrac{2}{5}$　　⑥　$\dfrac{1}{2}$　　⑦　$\dfrac{3}{5}$　　⑧　$\dfrac{2}{3}$　　⑨　$\dfrac{3}{4}$

⑩　$\dfrac{4}{5}$　　⑪　$\dfrac{5}{6}$

III　次の問い（問1～問4）の空所 ___ に入る適語を解答群から選択せよ。（解答番号 $\boxed{1}$ ～ $\boxed{8}$ ）

図7のように，抵抗値がそれぞれ R〔Ω〕，$2R$〔Ω〕，$2R$〔Ω〕の電気抵抗 R_1，R_2，R_3，電気容量がそれぞれ C〔F〕，$4C$〔F〕のコンデンサー C_1，C_2，電気容量がわからないコンデンサー C_3，内部抵抗の無視できる起電力 V〔V〕の直流電源 E，スイッチ S_1，S_2，および接点 a，b をもつスイッチ S_{ab} からなる回路がある。はじめ，S_1 は開いており，S_2 は閉じていて，S_{ab} はどの接点にも接していない。また，はじめ C_1，C_2，C_3 に電荷はたくわえられていないものとする。

図7

問1　S_1 を閉じた。S_1 を閉じた直後に R_1 を流れる電流の大きさは $\boxed{1}$ $\times \dfrac{V}{R}$〔A〕であり，R_3 の両端に加わる電圧は $\boxed{2}$ $\times V$〔V〕である。

解答群

① $\dfrac{1}{5}$ 　② $\dfrac{4}{15}$ 　③ $\dfrac{1}{3}$ 　④ $\dfrac{2}{5}$ 　⑤ $\dfrac{1}{2}$ 　⑥ $\dfrac{8}{15}$ 　⑦ $\dfrac{3}{5}$ 　⑧ $\dfrac{2}{3}$ 　⑨ $\dfrac{4}{5}$

⑩ 1 　⑪ $\dfrac{6}{5}$ 　⑫ $\dfrac{4}{3}$

問2　S_1 を閉じてからじゅうぶん時間が経過した後，C_1 にたくわえられている電荷の電気量は $\boxed{3}$ $\times CV$〔C〕であり，C_1 にたくわえられている静電エネルギーは $\boxed{4}$ $\times CV^2$〔J〕である。

解答群

① $\dfrac{1}{5}$ 　② $\dfrac{4}{15}$ 　③ $\dfrac{1}{3}$ 　④ $\dfrac{2}{5}$ 　⑤ $\dfrac{1}{2}$ 　⑥ $\dfrac{8}{15}$ 　⑦ $\dfrac{3}{5}$ 　⑧ $\dfrac{2}{3}$ 　⑨ $\dfrac{4}{5}$

⑩ 1 　⑪ $\dfrac{6}{5}$ 　⑫ $\dfrac{4}{3}$

問3　問2の最後の状態で S_1 を開いてから S_{ab} を接点 a に接続した。S_{ab} を接点 a に接続してからじゅうぶん時間が経過した後，C_2 にたくわえられている電荷の電気量は $\boxed{5}$ $\times CV$〔C〕である。また，S_{ab} を接点 a に接続してから電荷の移動が終わるまでに R_2 で発生するジュール熱は $\boxed{6}$ $\times CV^2$〔J〕である。

解答群

① $\dfrac{1}{15}$ 　② $\dfrac{2}{15}$ 　③ $\dfrac{1}{5}$ 　④ $\dfrac{4}{15}$ 　⑤ $\dfrac{1}{3}$ 　⑥ $\dfrac{2}{5}$ 　⑦ $\dfrac{1}{2}$ 　⑧ $\dfrac{8}{15}$

⑨ $\dfrac{3}{5}$ 　⑩ $\dfrac{2}{3}$ 　⑪ $\dfrac{4}{5}$ 　⑫ 1 　⑬ $\dfrac{6}{5}$

問4　問3で電荷の移動が終わった後，S_2 を開き，S_{ab} を接点 b に切り替えた後に S_1 を閉じた。S_1 を閉じてからじゅうぶん時間が経過した後，C_3 にたくわえられている電荷の電気量が $\boxed{5} \times CV$〔C〕の $\dfrac{5}{8}$ 倍であったとすると，C_3 の電気容量は $\boxed{7} \times C$〔F〕であり，C_3 にたくわえられている静電エネルギーは $\boxed{8} \times CV^2$〔J〕である。

$\boxed{7}$ の解答群

① $\dfrac{1}{7}$　② $\dfrac{1}{5}$　③ $\dfrac{2}{7}$　④ $\dfrac{1}{3}$　⑤ $\dfrac{2}{5}$　⑥ $\dfrac{3}{7}$　⑦ $\dfrac{1}{2}$　⑧ $\dfrac{3}{5}$

⑨ $\dfrac{2}{3}$　⑩ $\dfrac{5}{7}$　⑪ $\dfrac{4}{5}$　⑫ 1　⑬ $\dfrac{6}{5}$　⑭ $\dfrac{4}{3}$　⑮ $\dfrac{5}{3}$

$\boxed{8}$ の解答群

① $\dfrac{1}{40}$　② $\dfrac{1}{20}$　③ $\dfrac{3}{40}$　④ $\dfrac{1}{10}$　⑤ $\dfrac{1}{8}$　⑥ $\dfrac{3}{20}$　⑦ $\dfrac{7}{40}$　⑧ $\dfrac{1}{5}$　⑨ $\dfrac{9}{40}$

⑩ $\dfrac{1}{4}$　⑪ $\dfrac{3}{10}$　⑫ $\dfrac{3}{8}$　⑬ $\dfrac{2}{5}$　⑭ $\dfrac{1}{2}$　⑮ $\dfrac{3}{5}$　⑯ $\dfrac{3}{4}$　⑰ $\dfrac{7}{8}$　⑱ 1

化　学

問題
(60分)

4年度

$$\boxed{\text{後期　3月5日 試験}}$$

注意：必要があれば次の値を用いよ。

　　　原子量　H：1.0　C：12.0　N：14.0　O：16.0　Cl：35.5

　　　ファラデー定数： 9.65×10^4 C/mol

　　問題文中の気体はすべて理想気体としてふるまうものとする。

I　次の問1〜問10に答えよ。

問1　次のうちから，下線部の原子の酸化数が +5 である物質を<u>すべて</u>選べ。　　$\boxed{1}$

　　① K$\underline{\text{N}}$O$_3$　　　② H$_2$$\underline{\text{S}}O_3$　　　③ H$\underline{\text{N}}$O$_2$　　　④ Na$\underline{\text{Cl}}$O$_3$　　　⑤ K$\underline{\text{Mn}}$O$_4$　　　⑥ H$_2$$\underline{\text{S}}O_4$

問2　次のうちから，貴ガス（He, Ne, Ar, Kr, Xe）の記述として，<u>誤っているもの</u>を<u>すべて</u>選べ。　$\boxed{2}$

　　① いずれの原子も最外殻電子の数は8個である。
　　② 単体はいずれも常温・常圧で無色・無臭の気体である。
　　③ 単体の沸点は原子量の増加とともに高くなる。
　　④ 単体はいずれも単原子分子として存在する。
　　⑤ 空気中に一番多く（体積パーセント）含まれる貴ガスは Ne である。
　　⑥ いずれの原子も価電子の数を0とみなす。

問3　次のうちから，イオン半径が<u>最も大きい</u>ものを選べ。　　$\boxed{3}$

　　① Al^{3+}　　　② Mg^{2+}　　　③ Na$^+$　　　④ F$^-$　　　⑤ O^{2-}

問4　次のうちから，0℃，1.013×10^5 Pa における密度〔g/L〕の値が，空気よりも大きい気体を<u>すべて選べ</u>。ただし，空気の組成は体積比で窒素：酸素＝4：1とする。　$\boxed{4}$

　　① アンモニア　　　　　② メタン　　　　　　③ 塩化水素
　　④ 塩素　　　　　　　　⑤ 二酸化炭素　　　　⑥ 一酸化炭素

問5　次のうちから，<u>誤っているもの</u>を<u>すべて</u>選べ。　　$\boxed{5}$

　　① 酸化カルシウムは吸湿性があり，乾燥剤として利用される。
　　② 炭酸カルシウムを加熱すると，分解して二酸化炭素を発生し，酸化カルシウムが生じる。
　　③ 酸化カルシウムは，消石灰とよばれる。
　　④ 炭酸カルシウムは，炭酸ナトリウムの工業的製法であるアンモニアソーダ法の原料である。
　　⑤ 石灰水は，水酸化カルシウムの飽和水溶液である。
　　⑥ 酸化カルシウムは，酸性酸化物である。

問6　次のうちから，炎色反応を示さない元素をすべて選べ。　6

① カリウム　　　　　② カルシウム　　　　③ ナトリウム
④ ベリリウム　　　　⑤ マグネシウム　　　⑥ リチウム

問7　金属 A のイオンを含む水溶液に金属 B の金属板を入れると，金属 B の表面に金属 A が析出した。また，金属 C のイオンを含む水溶液に金属 A の金属板を入れると，金属 A の表面に金属 C が析出した。次のうちから，金属 A，B，C の順に並んでいる組み合わせをすべて選べ。　7

① Al，Ni，Cu　　　② Ni，Al，Cu　　　③ Pb，Cu，Ag
④ Cu，Ag，Pb　　　⑤ Cu，Zn，Ag　　　⑥ Ag，Zn，Cu

問8　次のうちから，臭素水に通じると臭素水の赤褐色が脱色される気体をすべて選べ。　8

① エチン（アセチレン）　② エタン　　　　　③ エテン（エチレン）
④ プロパン　　　　　　　⑤ プロペン（プロピレン）　⑥ メタン

問9　次のうちから，分子内にベンゼン環をもたないものをすべて選べ。　9

① 安息香酸　　　　② サリチル酸　　　③ アセトアニリド
④ フタル酸　　　　⑤ フマル酸　　　　⑥ マレイン酸

問10　温度一定の条件下で，$1.0×10^5$ Pa のアンモニア 6.0 L と，$2.0×10^5$ Pa の空気 4.0 L を内容積 10.0 L の容器に封入した。次のうちから，この容器内の全圧〔Pa〕を選べ。　10

① $9.0×10^4$　　　② $1.0×10^5$　　　③ $1.1×10^5$
④ $1.2×10^5$　　　⑤ $1.3×10^5$　　　⑥ $1.4×10^5$

Ⅱ　次の問1〜問3に答えよ。

問1　ある実験で発生させたアンモニアの気体を，1.00 mol/L 硫酸 10.0 mL に完全に吸収させた。反応後の溶液をメスフラスコで正確に 100 mL にうすめ，その水溶液 10.0 mL を 1.00×10⁻¹ mol/L 水酸化ナトリウム水溶液で滴定したところ，9.00 mL を要した。希硫酸に吸収させたアンモニアの物質量 [mol] はいくらか。次のうちから選べ。ただし，アンモニアの吸収によって，水溶液の体積は変化しないものとする。　| 1 |

　　① 1.10×10^{-4}　　　　② 9.00×10^{-4}　　　　③ 1.10×10^{-3}

　　④ 9.00×10^{-3}　　　　⑤ 1.10×10^{-2}　　　　⑥ 9.00×10^{-2}

問2　濃度未知の水酸化ナトリウム水溶液 50.0 mL に，1.00×10^{-1} mol/L 塩酸 100 mL を加えた混合溶液の pH は 2.00 であった。濃度未知の水酸化ナトリウム水溶液のモル濃度 [mol/L] はいくらか。次のうちから，最も近い値を選べ。ただし，混合する前後で水溶液の体積は変化しないものとする。　| 2 |

　　① 0.10　　　② 0.15　　　③ 0.17　　　④ 0.37　　　⑤ 0.45　　　⑥ 0.85

問3　次の(ア)〜(エ)の水溶液を pH の値が小さい順に左から並べたものを，下記の＜選択肢＞から選べ。　| 3 |

(ア) 1×10^{-1} mol/L 塩化アンモニウム水溶液
(イ) 1×10^{-1} mol/L 酢酸ナトリウム水溶液
(ウ) 1×10^{-1} mol/L 酢酸アンモニウム水溶液
(エ) 1×10^{-1} mol/L 水酸化ナトリウム水溶液

　　＜選択肢＞
　　① (ア) ＜ (イ) ＜ (ウ) ＜ (エ)　　　② (ア) ＜ (ウ) ＜ (イ) ＜ (エ)
　　③ (ア) ＜ (ウ) ＜ (エ) ＜ (イ)　　　④ (ウ) ＜ (ア) ＜ (イ) ＜ (エ)
　　⑤ (ウ) ＜ (イ) ＜ (ア) ＜ (エ)　　　⑥ (イ) ＜ (ウ) ＜ (ア) ＜ (エ)

Ⅲ　次のハロゲンに関する文章を読み，問1〜問5に答えよ。

　元素の周期表の17族元素をハロゲン元素という。ハロゲン元素の原子の価電子の数は $\boxed{1}$ 個であり，一価の $\boxed{2}$ イオンになりやすい。ハロゲン元素の単体は，すべて $\boxed{3}$ からなり，沸点は，分子量が $\boxed{4}$ ほど高くなる。また，その単体は他の物質から $\boxed{5}$ を奪う力（酸化力）をもち，その酸化力は原子番号が $\boxed{6}$ ほど強い。

問1　文中の $\boxed{1}$ 〜 $\boxed{6}$ に入る語句として適切なものはどれか。次のうちからそれぞれ選べ。$\boxed{1}$ 〜 $\boxed{6}$

① 1　　　　　　② 2　　　　　　③ 7　　　　　　④ 8
⑤ 陽　　　　　⑥ 陰　　　　　⑦ 単原子分子　　⑧ 二原子分子
⑨ 大きい　　　⑩ 小さい　　　⑪ 陽子　　　　　⑫ 電子

問2　次のハロゲン化水素のうち，その水溶液が弱酸性を示すものを選べ。$\boxed{7}$

① HF　　　　　　② HCl　　　　　　③ HBr　　　　　　④ HI

問3　次のうちから，常温・常圧で液体であるものを選べ。$\boxed{8}$

① F_2　　　　　　② Cl_2　　　　　　③ Br_2　　　　　　④ I_2

問4　常温・常圧で，白金電極を用いて1.0 mol/Lの塩化ナトリウム水溶液500 mLを10.0 Aの電流で32分10秒間電気分解した。陽極で発生した塩素の物質量〔mol〕はいくらか。次のうちから，最も近い値を選べ。ただし，陽極で生じた塩素は電解液とは反応せずに発生したものとする。$\boxed{9}$

① 1.0×10^{-3}　　② 2.0×10^{-3}　　③ 1.0×10^{-2}　　④ 2.0×10^{-2}
⑤ 1.0×10^{-1}　　⑥ 2.0×10^{-1}

問5　内容積3.0 Lの容器に，ヨウ素と水素を2.0 molずつ入れて密閉し，ある温度に保つと，$H_2(気) + I_2(気) \rightleftarrows 2HI(気)$ の式で表される可逆反応が平衡状態に達した。生成したヨウ化水素の物質量〔mol〕はいくらか。次のうちから選べ。ただし，この温度における平衡定数は64とする。$\boxed{10}$

① 0.8　　　　　② 1.0　　　　　③ 1.3　　　　　④ 1.6
⑤ 2.0　　　　　⑥ 3.0　　　　　⑦ 3.2　　　　　⑧ 4.0

Ⅳ　次のエステルに関する文章を読み，問1〜問4に答えよ。

　　カルボン酸とアルコールを混合し，触媒として　1　を加えて加熱すると，カルボン酸とアルコールが　2　し，エステルが生じる。この反応をエステル化という。

　　エステルは多量の水を加えて放置すると，徐々に加水分解してカルボン酸とアルコールが生じる。この反応は水溶液中に少量の酸があると，水素イオンが触媒として働き，速く進行する。また，エステルに　3　を加えて加熱しても，エステル結合が加水分解して，カルボン酸の塩とアルコールが生じる。　3　を加えた加水分解は　4　反応であり，希硫酸を加えた加水分解は　5　反応である。

問1　文中の　1　〜　5　に入る語句として適切なものを，次のうちからそれぞれ選べ。

　　　　　　　　　　　　　　　　　　　　　　　　　　　　1　〜　5

　　① 濃硫酸　　　　　　　② 希硫酸　　　　　　　③ 水酸化ナトリウム水溶液
　　④ 塩化ナトリウム水溶液　⑤ アセトン　　　　　　⑥ 置換
　　⑦ 縮合　　　　　　　　⑧ 付加　　　　　　　　⑨ 可逆
　　⑩ 不可逆

問2　下線部の反応は，一般に何とよばれているか。次のうちから選べ。　6

　　　① アセチル化　　　　　② メチル化　　　　　　③ けん化
　　　④ 臭素化　　　　　　　⑤ ジアゾ化　　　　　　⑥ 塩素化

問3　下線部の反応において，酢酸エチルに　3　を加えて加熱したときに生じるアルコールは何か。次のうちから選べ。　7

　　　① エタノール　　　　　② ドデカノール　　　　③ プロパノール
　　　④ ペンタノール　　　　⑤ ブタノール　　　　　⑥ メタノール

問4 炭素,水素,酸素だけからなるエステル($C_xH_yO_z$) 76 mg を完全燃焼させたところ,二酸化炭素 176 mg と水 36 mg を得た。

(1) このエステルの分子量は152であった。このエステルの分子式 $C_xH_yO_z$ の x,y,z に当てはまる数字を,次のうちから選べ。ただし,同じ数字を繰り返し選んでもよい。

①1   ②2   ③3   ④4   ⑤5
⑥6   ⑦7   ⑧8   ⑨9

(2) このエステルを加水分解するとカルボン酸とアルコールが生成した。このカルボン酸は,塩化鉄(Ⅲ)水溶液による呈色反応で検出できた。このカルボン酸の名称を次のうちから選べ。 11

① 酢酸   ② オレイン酸   ③ 安息香酸
④ フタル酸   ⑤ サリチル酸

V 次の文章を読み，問1～問4に答えよ。

　　天然ゴムは， 1 が（ A ）した構造をもち，天然ゴムを 2 すると， 1 を生じる。一般的な天然ゴムでは， 1 単位ごとに 3 形の二重結合が1個存在するため，弱い弾性をもつ。

　　天然ゴムに 4 を数％加えて加熱すると，鎖状の高分子間に 5 構造が生じる。また，天然ゴムに 4 を30～50％加えて長時間加熱すると， 6 とよばれる黒色の硬いプラスチック状の物質が得られる。

　　合成ゴムには，1,3-ブタジエンを（ A ）したブタジエンゴム（BR）や，（ A ）の際にスチレンと1,3-ブタジエンとを共重合したスチレン－ブタジエンゴム（SBR）などがある。

問1 文中の 1 ～ 6 に入る語句として適切なものを，それぞれ選べ。

1 ～ 6

① シス　　　② トランス　　　③ 乾留　　　④ 乳化　　　⑤ 鉛
⑥ 炭素　　　⑦ 硫黄　　　⑧ 架橋　　　⑨ らせん　　　⑩ エボナイト
⑪ ノボラック　　　⑫ イソプレン　　　⑬ フェノール

問2 下線部の操作を次のうちから選べ。 7

① 塩析　　　② 加硫　　　③ 再生　　　④ 透析　　　⑤ 置換

問3 文中の（ A ）に当てはまる反応を，次のうちから選べ。 8

① 付加重合　　　② 縮合重合　　　③ 付加縮合　　　④ 開環重合

問4 1,3-ブタジエン 1.0 mol に付加する H_2 の物質量 [mol] は，理論上いくらか。次のうちから選べ。 9

① 0.5　　② 1.0　　③ 1.5　　④ 2.0　　⑤ 2.5　　⑥ 3.0　　⑦ 3.5　　⑧ 4.0

生　物

問題
(60分)

4年度

後期　3月5日　試験

【注意】1つの設問に対して複数解答する場合には，その設問に該当するマークシートの解答欄に
すべての解答をマークしなさい。

Ⅰ　リゾチームに関する以下の問いに答えなさい。

問1　ヒトのリゾチームについての次の文を読み，以下の問いに答えなさい。

細胞外で働くリゾチームなどのタンパク質は，　[1]　に付着した（ あ ）で合成されながら　[1]　に
取込まれ，その後　[2]　に輸送されて修飾を受け，　[3]　によって細胞外へ放出される。リゾチーム
の機能としては，　[4]　に関与して　[5]　などの　[6]　に含まれる　[7]　を切断することが
知られている。

1．文中の　[1]　～　[7]　に最も適切な語を，指定された選択肢からそれぞれ1つずつ答えなさい。

【　[1]　と　[2]　の選択肢】

① 核　　　　　　　　　　② ゴルジ体　　　　　　　③ 細胞質基質
④ 小胞体　　　　　　　　⑤ ミトコンドリア　　　　⑥ リソソーム

【　[3]　の選択肢】

① イオンチャネル　　　　　② 運搬体タンパク質（担体・輸送体）
③ エキソサイトーシス　　　④ エンドサイトーシス　　　⑤ ポンプ

【　[4]　の選択肢】

① 細胞性免疫　　② 自然免疫　　③ 食物の消化　　④ 浸透圧の調節　　⑤ 体液性免疫

【　[5]　の選択肢】

① HIV　　　　　　　　　② サルモネラ菌　　　　　③ ダニ
④ トウモロコシ　　　　　⑤ ブタ　　　　　　　　　⑥ ユスリカ

【　[6]　の選択肢】

① DNA　　② RNA　　③ 外殻　　④ 核　　⑤ 筋肉　　⑥ 細胞壁
⑦ 細胞膜　　⑧ 種子

【　[7]　の選択肢】

① 塩基　　② 脂質　　③ 多糖　　④ 尿素　　⑤ リボース　　⑥ リン酸

2．文中の（ あ ）についての記述として適切なものをすべて答えなさい。　[8]

① DNAを含む。　　② RNAを含む。　　③ 脂質を含む。　　④ 多糖を含む。
⑤ タンパク質を含む。　　⑥ 一重膜からなる。　　⑦ 二重膜からなる。

3．文中の　[4]　において働く，リゾチーム以外のタンパク質として適切なものを3つ答えなさい。

[9]

① TLR（Toll様受容体）　　② アミラーゼ　　③ インターロイキン　　④ オプシン
⑤ クリスタリン　　⑥ スクラーゼ　　⑦ ディフェンシン　　⑧ マルトース

問2　ニワトリのリゾチームについての次の文を読み，以下の問いに答えなさい。

　　　　リゾチーム遺伝子は，複数の種類の細胞で発現しており，そのうち卵管の細胞では ア ステロイドホルモン により発現が誘導されることが知られている。転写直後の イ リゾチーム mRNA 前駆体は　10　を経て，　11　において完成した mRNA となる。リゾチームのポリペプチドは合成途中で N 末端（アミノ末端）側の18個のアミノ酸が切断により除去されてから合成が完了し，完成したタンパク質となる。図1は切断後のリゾチームの構造を示した模式図である。

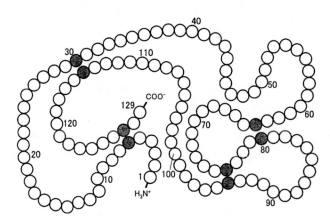

図1　切断後のリゾチームの構造：
それぞれの丸は各アミノ酸を表し，灰色の丸はジスルフィド結合を形成するアミノ酸を示す。数字は，N 末端から数えたアミノ酸の位置を示す。

1．文中の　10　と　11　に，最も適切な語をそれぞれ1つずつ答えなさい。

　　① 逆転写　　　　　② 修復　　　　　③ スプライシング　　　④ 複製
　　⑤ 翻訳　　　　　　⑥ 核　　　　　　⑦ ゴルジ体　　　　　　⑧ 細胞質基質
　　⑨ 小胞体　　　　　⑩ ミトコンドリア　⑪ リソソーム

2．タンパク質の一次構造についての記述として適切なものを2つ答えなさい。　12

　　① イオン結合によって安定化する。
　　② ジスルフィド結合によって安定化する。
　　③ 水素結合によって安定化する。
　　④ 遺伝情報によって決まる。
　　⑤ シャペロンによって修復される。
　　⑥ どの遺伝子についても，1つの遺伝子からつくられるものはすべて，同一である。
　　⑦ αヘリックスやβシートが見られることがある。
　　⑧ アミノ酸配列の情報をもつエキソンにおいて1つの塩基が置換しても，変化しないことがある。

3．図1中の灰色の丸で示されているアミノ酸として最も適切なものを1つ答えなさい。　13

　　① アルギニン　　　② グルタミン　　　③ システイン　　　　④ チロシン
　　⑤ トリプトファン　⑥ バリン　　　　　⑦ フェニルアラニン　⑧ メチオニン

4．文中の下線部アのときに起こることとして適切な記述を2つ答えなさい。 | 14 |

　　① ホルモンが運搬体タンパク質により細胞内に運ばれる。

　　② ホルモンが細胞内にある受容体に結合する。

　　③ ホルモンと受容体の複合体が染色体を凝縮させる。

　　④ ホルモンと受容体の複合体がDNAに結合する。

　　⑤ ホルモンと受容体の複合体がヌクレオチドを連結する。

　　⑥ ホルモンと受容体の複合体がエキソンを連結する。

5．文中の下線部イがDNAから転写される直前に起こることとして適切な記述を2つ答えなさい。 | 15 |

　　① RNAポリメラーゼがプロモーターに結合する。

　　② 5′側の末端に5′キャップ構造が付加される。

　　③ 3′側の末端にポリA尾部（ポリA鎖）が付加される。

　　④ 基本転写因子がプロモーターに結合する。

　　⑤ プライマーが転写開始点につくられる。

6．完成したリゾチームmRNAのうち，開始コドンの始めの塩基から終止コドンの終わりの塩基までの塩基数を計算し，最も適切な値を答えなさい。ただし，リゾチームのポリペプチドは文中の記述以外の加工はされないものとする。なお， | 16 | は100の位の数字， | 17 | は10の位の数字， | 18 | は1の位の数字をそれぞれ表す。該当する位がない場合は，「⑩ 0」を答えなさい。同じ選択肢を複数回答えてもよい。

| 16 | | 17 | | 18 |

　　①1　　　　　②2　　　　　③3　　　　　④4　　　　　⑤5

　　⑥6　　　　　⑦7　　　　　⑧8　　　　　⑨9　　　　　⑩0

7．リゾチームタンパク質は，鶏卵に多く存在し，鶏卵1個の卵白に約100 mg含まれている。鶏卵1個の卵白に含まれるリゾチーム分子の数を計算により推定し，最も近い数値を1つ答えなさい。ただし，アミノ酸1個の平均分子量を110とし，1 mol（モル）に含まれる分子数は 6.02×10^{23} 個とする。なお，ペプチド結合の形成による分子量の変化は考えなくてよい。 | 19 | 個

　　① 7.0×10^{17}　　　② 4.2×10^{18}　　　③ 4.7×10^{20}　　　④ 5.5×10^{20}　　　⑤ 7.0×10^{20}

　　⑥ 4.2×10^{21}　　　⑦ 6.0×10^{22}　　　⑧ 4.7×10^{23}　　　⑨ 5.5×10^{23}　　　⑩ 6.0×10^{25}

8．リゾチーム遺伝子の発現と，リゾチームRNAの加工の過程について調べた実験について，以下の問いに答えなさい。なお，リゾチーム遺伝子はゲノムに1種類のみ存在し，その転写される領域は，図2で示すように4個のエキソンと3個のイントロンを含む。なお，完成したすべてのmRNAはエキソン1からエキソン4の4つのエキソンを含む。

実験1 マクロファージと繊維芽細胞からそれぞれmRNAを抽出し, _ウ相補的な配列をもつDNA(cDNA)の合成を行った。この2種類の細胞由来のcDNAをそれぞれ鋳型としてPCRを行った。このPCRでは, 図2で示すエキソン1のAとBの領域の塩基配列に対応する_エ2つのプライマーを用いた。電気泳動後, 染色によりDNA断片を検出した。その結果, _オマクロファージから得られた試料では予想された塩基対数のDNAのバンドが検出されたが, 繊維芽細胞から得られた試料ではこのDNAのバンドは検出されなかった。また, すべての細胞で発現しているグリセルアルデヒド3リン酸脱水素酵素の遺伝子に対するプライマーを用いてPCRを行い同様に調べたところ, どちらの細胞から得られた試料からもDNAのバンドが検出された。

実験2 前記の ▢6▢ の ▢7▢ を含む培養液中で培養したマクロファージからは, RNA(完成したリゾチームmRNA, および完成したmRNAとなる前の段階のさまざまなmRNA前駆体)を抽出することができる。このRNAを抽出して電気泳動を行った後, RNAをナイロン膜に写し取った。また, 図2で示すエキソン4のDNAの一部を放射性物質の^{32}Pで標識したものを合成し, 変性させて1本鎖にした。この合成DNAとナイロン膜上のRNAとを反応させた後に洗浄し, ナイロン膜上に残った^{32}Pの放射線を検出したところ図3aの結果が得られた。イントロン1およびイントロン2についても, それぞれ同様の方法で^{32}Pで標識したDNAをナイロン膜上のRNAと反応させ, それぞれ図3b, 図3cの結果を得た。なお, この実験ではナイロン膜上のRNAと合成DNAの塩基配列が相補的であった場合に, そのRNAに標識DNAが結合し, 放射線によりRNAのバンドが検出された。また, 3つのイントロンの除去は, 同時ではなく1つずつ決まった順番で起こる。なお, 用いたRNAはポリA尾部をもつが, その長さ(塩基数)の違いは考慮しなくてよい。

図2 リゾチーム遺伝子の構造と, その一部の塩基配列:
灰色の領域は4つのエキソン, 白色の領域は3つのイントロンを示す。AとBはそれぞれ, エキソン1の始めと終わりの領域を示す。破線の枠内に, Aの領域のDNAの各鎖の塩基配列A1とA2, およびBの領域のDNAの各鎖の塩基配列B1とB2を示す。

図3 ^{32}Pを用いたRNAの検出:
エキソン4の合成DNA(a), イントロン1の合成DNA(b), イントロン2の合成DNA(c)を用いて検出されたRNA。各バンドの左側の数値は, それぞれのバンドに含まれるRNAの塩基数を示す。

（1）文中の下線部ウの際に用いた酵素として最も適切なものを1つ答えなさい。 20

　①DNAヘリカーゼ　　　②DNAリガーゼ　　　③RNAポリメラーゼ

　④アミノ基転移酵素　　⑤逆転写酵素

（2）図2の破線の枠内に示すA1，A2，B1，B2を参照し，下線部エのプライマーの塩基配列を表す組合
　　せとして最も適切なものを1つ答えなさい。 21

　①A1，A2　　　　　　②A1，B1　　　　　　③A1，B2

　④A2，B1　　　　　　⑤A2，B2　　　　　　⑥B1，B2

（3）文中の下線部オの結果をもたらす原因と考えられる，マクロファージと繊維芽細胞の違いを記述した
　　ものとして，最も適切なものを1つ答えなさい。 22

　①異なる塩基配列のイントロンをもつ。

　②異なる塩基配列のエキソンをもつ。

　③異なる組合せの染色体をもつ。

　④異なる種類のDNAポリメラーゼをもつ。

　⑤異なる種類の調節タンパク質（転写調節因子）をもつ。

（4）実験2の結果をもとに，mRNA前駆体中でイントロン2に相当するRNAの塩基数を計算し，最も
　　適切な値を答えなさい。なお， 23 は1000の位の数字， 24 は100の位の数字をそれぞれ表す。
　　該当する位がない場合は，「⑩ 0」を答えなさい。同じ選択肢を複数回答えてもよい。

　 23 　 24 　0 0

　①1　　　　　　②2　　　　　　③3　　　　　　④4　　　　　　⑤5

　⑥6　　　　　　⑦7　　　　　　⑧8　　　　　　⑨9　　　　　　⑩0

（5）実験2の結果をもとに，イントロン1〜3を，除去される順に並べたものとして最も適切なものを1つ
　　答えなさい。 25

　①イントロン1，イントロン2，イントロン3

　②イントロン1，イントロン3，イントロン2

　③イントロン2，イントロン1，イントロン3

　④イントロン2，イントロン3，イントロン1

　⑤イントロン3，イントロン1，イントロン2

　⑥イントロン3，イントロン2，イントロン1

Ⅱ　体液を循環させる器官系（循環系）に関する以下の問いに答えなさい。

問1　ヒトの循環系について，以下の問いに答えなさい。

1．以下の血管についての主要な性質や機能として，適切な記述をそれぞれ4つずつ答えなさい。同じ選択肢を複数回答えてもよい。

（1）動脈血の流れる動脈　　26

（2）静脈血の流れる静脈　　27

① 横紋筋がある。

② 内皮がある。

③ 平滑筋がある。

④ 弁をもつ。

⑤ 細胞・組織で回収された二酸化炭素を運搬する。

⑥ 酸素を細胞・組織に運搬する。

⑦ 体内で最も血圧が高い血管が含まれる。

2．自律神経による心臓機能や血管機能の調節と血圧についての次の文を読み，以下の問いに答えなさい。

　　昼間の活動時間帯や緊張状態においては　28　の働きが優位で，　28　の終末から放出された神経伝達物質の　29　が心臓の　30　にある受容体に作用すると，心臓の拍動が速くなる。また，　29　は皮膚にある血管の受容体に作用することで血管を　31　させる。血圧は心臓の拍動の速さと血管の収縮の程度で制御されており，　29　の作用によって血圧は　32　状態に維持される。一方，夜間の休息の時間帯では　33　の働きが優位で，　33　の終末から放出された神経伝達物質の　34　が主に心臓に作用する。

（1）文中の　28　～　34　に，最も適切な語をそれぞれ1つずつ答えなさい。

① 運動神経　　　　　　　　② 交感神経　　　　　　　　③ 副交感神経

④ ペースメーカー　　　　　⑤ 弁　　　　　　　　　　　⑥ アセチルコリン

⑦ GABA（γ-アミノ酪酸）　　⑧ 鉱質コルチコイド　　　　⑨ ノルアドレナリン

⑩ バソプレシン　　　　　　⑪ 高い　　　　　　　　　　⑫ 低い

⑬ 収縮　　　　　　　　　　⑭ 弛緩

（2）文中の　33　の働きが優位であるときに循環系以外で起こることとして適切なものをすべて答えなさい。　　35

① 気管支の拡張　　　　　　② 腸の蠕動促進　　　　　　③ 瞳孔の縮小

④ 排尿の促進　　　　　　　⑤ 立毛筋の収縮

問2 ラットを用いて血圧に対するアドレナリン，上記 $\boxed{29}$ ，上記 $\boxed{34}$ の３種類の物質の影響を
調べた実験についての次の文を読み，以下の問いに答えなさい。なお，３種類の物質はそれぞれ十分量
投与したものとする。

次の図は，アドレナリン，$\boxed{29}$ ，$\boxed{34}$ のいずれかをラットの足の付け根の静脈内に注射した
ときのラットの血圧変化の記録である。なお，血圧は頸動脈で測定していて，図中の白抜きの矢印はそ
れぞれの物質を注射した時点を示し，図の上側は血圧が高い状態，下側は低い状態である。アドレナリン
は $\boxed{29}$ とは異なり，血管の収縮と弛緩の両方を起こす。一方，$\boxed{34}$ は，血管に対して $\boxed{29}$
とは反対の作用を及ぼす。

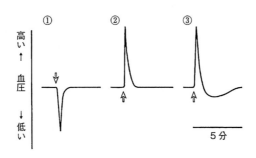

図　３種類の物質のいずれかを投与したときの血圧変化：
白抜きの矢印はそれぞれの物質を注射した時点を示す。

1．アドレナリン，$\boxed{29}$ ，$\boxed{34}$ をそれぞれ注射したときの血圧変化の記録として，最も適切なもの
を図中の①～③からそれぞれ１つずつ答えなさい。

（1）アドレナリンの注射 $\boxed{36}$

（2）$\boxed{29}$ の注射 $\boxed{37}$

（3）$\boxed{34}$ の注射 $\boxed{38}$

2．アドレナリンと $\boxed{29}$ に対する血管の反応性の違いは，それらが作用する受容体の違いが原因である。
$\boxed{29}$ は血管の $\boxed{31}$ に関わるＸ受容体のみに作用するが，アドレナリンはＸ受容体に加えて，血管
に対して $\boxed{31}$ とは反対の作用を及ぼすＹ受容体にも作用するからである。Ｘ受容体を働かなくする薬
物をラットの静脈内に注射した後，アドレナリンを静脈内に注射したとき，血圧はどのように変化すると
考えられるか。最も適切な記述を１つ答えなさい。なお，この実験の間はＸ受容体を働かなくする薬物の
効果は持続していたものとする。 $\boxed{39}$

① 上昇した後，元に戻る。

② 低下した後，元に戻る。

③ 上昇した後，元の値よりも低下してから元に戻る。

④ 低下した後，元の値よりも上昇してから元に戻る。

⑤ 変化しない。

Ⅲ　骨格筋の収縮に関する以下の問いに答えなさい。

問1　ヒトの神経と骨格筋について，以下の問いに答えなさい。

1．体性神経系に属するものとして適切なものを2つ答えなさい。　40

①　延髄　　　　②　間脳　　　　③　脊髄　　　　④　大脳
⑤　運動神経　　⑥　感覚神経　　⑦　交感神経　　⑧　副交感神経

2．運動神経の神経終末と骨格筋の接続部分の構造の名称として，最も適切なものを1つ答えなさい。　41

①　ギャップ結合　　②　筋紡錘　　③　コネクソン　　④　シナプス　　⑤　ランビエ絞輪

3．運動神経の興奮が神経終末に伝わると，神経終末では細胞内のあるイオンの濃度が大きく上昇して，このイオンの働きによってある神経伝達物質を含んだ小胞の膜に変化が起こる。そして，この神経伝達物質が神経終末から放出される。このイオンと神経伝達物質として最も適切なものをそれぞれ1つずつ答えなさい。

（1）イオン　　　　42　イオン
（2）神経伝達物質　43

①　アセチルコリン　②　塩化物　　　③　カリウム　　　④　カルシウム　　⑤　グルタミン酸
⑥　セロトニン　　　⑦　ナトリウム　⑧　ノルアドレナリン　⑨　ヒスタミン　⑩　マグネシウム

4．上記　43　が筋繊維の細胞膜にある受容体に結合した直後に起こる反応として，最も適切なものを1つ答えなさい。　44

①　塩化物イオンの細胞内への流入
②　塩化物イオンの細胞外への流出
③　カリウムイオンの細胞内への流入
④　カリウムイオンの細胞外への流出
⑤　ナトリウムイオンの細胞内への流入
⑥　ナトリウムイオンの細胞外への流出

5．上記　44　が生じた後に筋収縮が起こる場合について，以下の記述を起こる順に並べたとき，2番目に当たる記述として最も適切なものを1つ答えなさい。　45

①　筋繊維で活動電位が初めて発生する。
②　筋小胞体からカルシウムイオンが放出される。
③　筋収縮に十分な大きさの電位の変化が筋小胞体に伝わる。
④　筋収縮に十分な大きさの電位の変化がT管を伝わる。

6．筋収縮時に，アクチンとミオシンが結合できる状態になるまでに起こることとして，最も適切な記述を
　　1つ答えなさい。　　46

　　　①アクチンにカルシウムイオンが結合し，アクチンと結合していたトロポミオシンが移動する。
　　　②アクチンにカルシウムイオンが結合し，ミオシンと結合していたトロポミオシンが移動する。
　　　③トロポニンにカルシウムイオンが結合し，アクチンと結合していたトロポミオシンが移動する。
　　　④トロポニンにカルシウムイオンが結合し，ミオシンと結合していたトロポミオシンが移動する。
　　　⑤トロポミオシンにカルシウムイオンが結合し，アクチンと結合していたトロポミオシンが移動する。
　　　⑥トロポミオシンにカルシウムイオンが結合し，ミオシンと結合していたトロポミオシンが移動する。
　　　⑦ミオシンにカルシウムイオンが結合し，アクチンと結合していたトロポミオシンが移動する。
　　　⑧ミオシンにカルシウムイオンが結合し，ミオシンと結合していたトロポミオシンが移動する。

7．筋収縮時に，ミオシン頭部にATPが結合した後に最初に起こることとして，最も適切な記述を1つ答え
　　なさい。　　47

　　　①ミオシン頭部がATPを分解する。
　　　②ミオシン頭部からADPが離れる。
　　　③ミオシン頭部がアクチンから離れる。
　　　④ミオシン頭部がアクチンをたぐり寄せる。

8．骨格筋の筋原繊維について，以下の問いに答えなさい。

（1）以下の記述に当てはまる最も適切なものをそれぞれ1つずつ答えなさい。

　　　1）隣り合うサルコメアを仕切る。　　48
　　　2）骨格筋が収縮したときに短くなる。　　49

　　　①アクチンフィラメント　　②キネシン　　　③ダイニン　　　④トロポニン
　　　⑤トロポミオシン　　⑥ミオシンフィラメント　⑦暗帯　　　　⑧明帯
　　　⑨強膜　　　　　⑩Ｚ膜

（2）以下を構成するフィラメントと，筋原繊維でのフィラメントの相対的な太さの組合せとして，適切な
　　ものをそれぞれすべて答えなさい。同じ選択肢を複数回答えてもよい。

　　　1）暗帯　　50
　　　2）明帯　　51

　　　①アクチンフィラメント，太い　　　②アクチンフィラメント，細い
　　　③ミオシンフィラメント，太い　　　④ミオシンフィラメント，細い

問2 カエルを用いた骨格筋の収縮における薬物の作用を調べる実験についての次の文を読み，以下の問いに答えなさい。

　　使用した薬物はA，B，Cの3種類で，それぞれ次の作用をもつことが知られている。薬物Aは，上記 43 と競合して筋繊維の細胞膜にある受容体に結合するが，受容体は活性化しない。薬物Bは筋小胞体のカルシウムチャネルに作用してカルシウムイオンの放出を阻害する。一方，薬物Cは上記 41 において 43 の分解を抑制する働きがある。

　　カエルの腹部の骨格筋（腹直筋）を取出し，カエル用のリンガー液で満たしたガラス管の中につるして腹直筋の収縮を記録できるようにした。ガラス管内のリンガー液に 43 を加えると腹直筋の収縮がみられた。次に，ガラス管内の液を排出して薬物を含まないリンガー液に交換し，腹直筋の状態がガラス管内のリンガー液に 43 を加える前の状態に戻ったことを確認した。そこで，ガラス管内のリンガー液に薬物A，薬物Bあるいは薬物Cを加えて10分間おいた後に 43 を加え，腹直筋の収縮反応を記録した。なお，リンガー液に加える 43 は薬物A，B，Cの効果が観察できる濃度とし，薬物A，B，Cはそれぞれの明らかな効果が得られる十分量を使用したものとする。

1．以下の（1）～（3）の場合には， 43 のみを加えた場合と比べて，腹直筋の収縮反応はどのようになったか，さらに， 43 のみを加えた場合と比べて，腹直筋の筋繊維の細胞質基質のカルシウムイオン濃度はどのようになったと考えられるか，適切なものをそれぞれ2つずつ答えなさい。同じ選択肢を複数回答えてもよい。

（1）薬物Aを加えた後に 43 を加えた場合 52

（2）薬物Bを加えた後に 43 を加えた場合 53

（3）薬物Cを加えた後に 43 を加えた場合 54

　　① 腹直筋の収縮は増強された。
　　② 腹直筋の収縮は変わらなかった。
　　③ 腹直筋の収縮は抑制された。
　　④ 細胞質基質のカルシウムイオン濃度はより高くなった。
　　⑤ 細胞質基質のカルシウムイオン濃度はほぼ同じであった。
　　⑥ 細胞質基質のカルシウムイオン濃度は低くなった。

2．上記1．で腹直筋の収縮が抑制されたもののうち，腹直筋の収縮が抑制されている間に，腹直筋に直接電気刺激を加えると収縮が起こるのは以下のどの場合と考えられるか，適切なものをすべて答えなさい。当てはまるものがない場合は「④ なし」を答えなさい。なお，電気刺激は薬物を加えていないリンガー液中の腹直筋を収縮させる強さであり，かつ，薬物A，B，Cの作用を阻害しないものとする。 55

　　① 薬物Aを加えた後に 43 を加えた場合
　　② 薬物Bを加えた後に 43 を加えた場合
　　③ 薬物Cを加えた後に 43 を加えた場合
　　④ なし

英　語

解答

4年度

Ⅰ

〔解答〕

問1　(1)　③　　(2)　①　　(3)　⑤　　(4)　②
　　　(5)　①
問2　(6)　①　　(7)　④　　(8)　②　　(9)　④
問3　(10)　②　　(11)　⑤　　(12)　⑥　　(13)　①
　　　(14)　④　　(15)　③

〔出題者が求めたポイント〕

問1　全訳下線部(1)～(5)参照
問2　(6)　「本文の主題は」①「インターネットが記憶を
　　　　変えるという報告には語弊がある」
　　(7)　第2段落最終文と第3段落第1文をつなげる
　　　　と④が最適。①は lied about、②は as a child、
　　　　③は has uncovered が不適。
　　(8)　② reporter「記者」ではない。
　　(9)　④「ネットと比較した、人間の記憶の限界」
問3　(10)　the Internet's effects on our mind —
　　　　specifically, our memory
　　　　「人間の精神、特に記憶に対する**ネットの影響**」
　　(11)　subjects were more likely to forget
　　　　information
　　　　「被験者たちは情報を忘れやすかった」
　　　　(be likely to *do*「～する可能性が高い」)
　　(12)　integrate the Internet into our transactive
　　　　memory
　　　　「ネットを対人交流的記憶に統合する」
　　　　(integrate *A* into *B*「*A* を *B* に統合する」)
　　(13)　a decrease in the ability to remember
　　　　「記憶力の低下」
　　(14)　The average IQ「知能指数の平均値」
　　(15)　become less accurate over time
　　　　「時間とともに正確さが下がる」

〔全訳〕

[1]　ある有名な教育者がかつて警告したところでは、
人気の新技術は(1)松葉杖になって、学生の記憶に悪影
響を与える。その教育者とはソクラテスで、彼が嫌っ
た新技術とは書き言葉だった。正確に言えば、蝋板や
パピルスへの筆記だった。当時の偉大な演説家たち
は、言葉を暗記して話しており、筆記はしなかった。
ソクラテスは、書き言葉はこうした伝統、ひいては知
的能力への脅威だと考えた。あるいは、そのように弟
子のプラトンは『パエドロス』の中でいずれにせよ記
していた。ソクラテス自身は自分の言葉を守り、自分
の思想を書き留めることを(2)頑固に拒んだ。

[2]　それ故、ソクラテスが今日のインターネットも同
様に認めないだろうと考えるのは、大した飛躍ではな
い。彼の考え方は、ネットが人間の脳を変えつつある
という懸念の高まりと共鳴している。こうした懸念の

多くの中心にあるのはいわゆる「グーグル効果」で、
グーグルが人間の記憶力に(3)悪影響を及ぼし得る、と
考える研究者がいたり、そうしたジャーナリストが増
えていたりする。

[3]　記憶力に関する特別な懸念の中心にあるのは、心
理学者 Betsy Sparrow が著した研究だ。これは 2011
年に「記憶力へのグーグル効果」として Science 誌
に発表された。ハーバード大学での実験で、彼女のチ
ームが発見したところでは、詳細で些細な情報に接し
た被験者は、ネットで後で調べられると言われた場
合、その情報を忘れやすくなった。さらに、被験者は
ネットを自分の認知ツールに含める傾向があった。そ
れはまるで、パソコンが彼らの知的能力の一部である
かのようだった。かくして彼女が結論づけたところで
は、ネットは人間の「対人交流的記憶」の中心的存在
になっている。この記憶とは、情報保持を集団の個人
間で、この場合にはネット上で、共有することである。
要するに、グーグルは万人の賢い友人、いわば「歩く
百科事典」になっている。彼女の(4)仮説によれば、こ
れは人間の考え方、ひいては脳の生理機能に広範な影
響を及ぼし得る。

[4]　この研究や、「グーグル効果」に関する後続の他論
文の多くに対して批判的な人々は、重大な欠陥と見ら
れる点を指摘している。第一は、前提の妥当性に関す
る疑わしさだ。ネットで後で調べられるから忘れるの
と、電話番号を書き留めた直後に忘れるのは、違うの
だろうか。同じ研究が示したところでは、ネットの頻
繁なユーザーは、情報自体ではないが、情報を探すべ
き場所の記憶には熟達している。さらに、彼女自身も
認めているように、対人交流的記憶は何ら目新しいも
のではない。グーグル以前に、図書館があり、司書や
カードカタログがあり、我々に検索を指示していた。

[5]　ネットの検索エンジンのせいで人間の記憶力が実
際に悪くなっているとか、図書館ではなく検索エンジ
ンに頼ることが明白な生理学的影響があるとかという
証拠はあるのだろうか。今のところ、認知神経科学は
そのようなデータを明らかにしていない。さらに、ア
メリカはネットの利用率が最も高い国の1つだが、知
能指数の平均値は 10 年に 3 ポイントずつ着実に上が
り続けている。標準的な知能検査は、流動的な作業記
憶と長期記憶を測定している。定量化可能な悪影響が
現れるには早すぎるのかもしれないが、現れるまで
は、証拠をやかましく問う人たちは納得しないままだ
ろう。「こうしたパニックは、基本的な事実確認を往々
にして怠っています」とハーバード大学の研究心理学
者スティーブン・ピンカーは、このテーマに関するニ
ューヨークタイムズの記事で述べている。「電子メデ
ィア消費の影響は、パニックが暗示するよりもはるか
に限定的である可能性が高いです」

[6]　人間の記憶の可塑性（変わりやすさ）に関する我々

の知見をもってすれば、そのような高評価には二の足を踏まざるを得ない。神経科学の最近の知見が示すところ、人間は記憶を使うたびに変えている。したがって、どんなに正確な記憶でもお互いを変え合っているのだ。ここから顕著に分かるのは、使いやすさと正確さの違いだ。情報を想起しやすい人もいるが、可塑性はその情報の正確さに次第に影響を与えている。(5)対照的に、ネットは可塑性に左右されない。しかし、だからといって、情報は変わらないわけでない。低品質のネット情報があるとはいえ、情報は常に事実確認・更新されており、累積的影響の大半はプラスである。

[7]　情報の主要「番人」としてのグーグルの力には社会学的意義があるかもしれない。しかし、ネットユーザーはグーグルに実際に相談しているのではなく、余暇がある限りにおいて、図書館で探すのと同じ科学雑誌やまともな情報源にアクセスするツールとしてグーグルを使っているのだ。

Ⅱ
〔解答〕

(16) ⑤　　(17) ③　　(18) ⑤　　(19) ②　　(20) ③
(21) ⑤　　(22) ②　　(23) ⑤　　(24) ③　　(25) ③

〔出題者が求めたポイント〕

(16) make (both) ends meet「収支を合わせる」
(17) 明日インタビューの予定があるので、早朝便に乗ります。（やや近い未来を表わす現在進行形）
(18) There is no *doing*「～することはできない」
(19) almost all (of the)＋名詞の複数形「ほとんど全ての～」（＝ most (of the)＋名詞の複数形）
(20) 最終プレゼンで顧客を説得し「ない限り」、過去数ヶ月の努力が無駄になるだろう。
(21) 現在完了形と組む副詞は lately「最近」
(22) admirable「称賛に値する」努力
(23) reasonably sure「十分確実に」（副詞＋形容詞）
(24) given ～「～を考慮すると」（≒ considering ～）
(25) どの計画も十分な資金が提供される「まで」実行できない（not ～ until...の構文の類型）

Ⅲ
〔解答〕

(26) ①　　(27) ③　　(28) ⑥　　(29) ⑦　　(30) ④
(31) ⑧　　(32) ⑨　　(33) ②　　(34) ⑩　　(35) ⑤

〔出題者が求めたポイント〕

(26) チケットが available「入手可能」
(27) 1月26日が上演の the last time「最終回」
(28) チケットは purchase「購入する」ことができる。
(29) from the box office or through the Web Site（前置詞句の同格）
(30) live entertainment「生の娯楽」（この live は形容詞）
(31) win awards「賞を受賞する」
(32) review「（公演などの）評価、レビュー」
(33) 劇場は2週間 closed「閉鎖される」予定

(34) 従属接続詞の while
(35) the next production「次回作」

Ⅳ
〔解答〕

(36) ⑤　　(37) ②　　(38) ④　　(39) ②　　(40) ⑥
(41) ⑦　　(42) ③　　(43) ②　　(44) ①　　(45) ④

〔出題者が求めたポイント〕

(ア) I want (⑧ you) (36 ⑤ to) (⑥ see) the Grand Canyon with your own eyes, since TV (37 ② could never) (① convey) (⑦ the scale) (38 ④ of) (③ it).

(イ) Ms. Emerson will (④ have) (39 ② finished) (40 ⑥ preparing) her boss's presentation (① by) (⑧ the time) he (41 ⑦ returns) (③ from) (⑤ his business) trip.

(ウ) If Mr. Brown transfers to a foreign affiliated company, he (⑧ will) (42 ③ be) (⑤ earning) (⑦ twice) (43 ② as) (⑥ much money) (44 ① as he) (45 ④ does) now.

Ⅴ
〔解答〕

(46) ⑧　　(47) ②　　(48) ⑦　　(49) ③　　(50) ④

〔出題者が求めたポイント〕

(46) large marine mammal「巨大な海洋哺乳類」
　　　　　　　　　　＝ ⑧ whale「鯨」
(47) trunk「（象の）鼻」、tusks「牙」＝ ② elephant「象」
(48) flightless sea bird「飛べない海鳥」
　　　　　　　　　　＝ ⑦ penguin「ペンギン」
(49) very long neck「とても長い首」＝ ③ giraffe「麒麟」
(50) great ape「巨大な類人猿」＝ ④ gorilla「ゴリラ」
　　　① zebra「シマウマ」⑤ panda「パンダ」
　　　⑥ parrot「オウム」

英 語

解答

4年度

後 期

Ⅰ

〔解答〕

問1　(1)　①　　(2)　③　　(3)　④　　(4)　②
　　　(5)　③

問2　(6)　④　　(7)　①　　(8)　④　　(9)　②
　　　(10)　③

問3　(11)　④　　(12)　①

問4　(13)　②　　(14)　③

〔出題者が求めたポイント〕

問1　全訳下線部(1)～(5)参照
　　　(3)　let *A do*「*A* に～させる」（= allow *A* to *do*）
　　　(5)　trick *A* into *doing*「*A* を騙して～させる」

問2　全訳下線部(6)～(10)参照

問3　全訳下線部(ア)(イ)参照

問4　(13)　② the 31st という記述はない。
　　　(14)　① independently of each other は第5段落
　　　　　第2文、
　　　　　② know very well about は第4段落第2文、
　　　　　④ the visual signals は第5段落第2文に反する。

〔全訳〕

[1]　蚊が媒介する病気で、毎年約70万人が死んでいる。虫除けを使えば、人命を救える場合がある。例えば、ピレトレンと呼ばれる菊の花の抽出物があり、これを人類は何千年も使ってきた。*Nature Communications* 誌の新研究がついにピレトレンの機能を示している。2つの成分が相乗的に作用して、この煩わしい吸血動物〔蚊〕を(6)抑止しているのだ。

[2]　蚊は特定の虫除けへの耐性を次第に獲得する傾向がある、と指摘するのは、本研究の上席著者 Ke 彼女（デューク大学の神経毒物学者）である。したがって、「新しい代替(ア)物を継続的に開発して、最終的には現在の(ア)物に置き換える必要があります」と彼女は言う。虫除けのメカニズムの理解が、役に立つかもしれない。「私達は非常にワクワクしています。(1)なぜならば、世界中で使われている人気の天然虫除けが、蚊が人を刺すのを(2)防ぐ仕組みがようやく分かってきたからです」

[3]　ピレトレンの効果を観察するために、彼女は同僚たちとともに、小さな電極を蚊の触角の毛につけた。これにより、虫除けに対する蚊の反応を、神経細胞内の個々の嗅覚受容体レベルで測定(3)可能にした。病気を媒介する蚊の多くは100以上の嗅覚受容体を持っているが、彼女らによれば、ピレトレンが特に Or31 という受容体を活性化しており、確認したところでは、蚊を遺伝子操作して、この受容体をなくすと、ピレトレンにひるまなくなる。

[4]　彼女によれば、他の多くの嗅覚受容体と異なり、Or31 は、病気を媒介する既知の蚊全種に偶然にも存在している。さらに、他の多くの天然虫除けは、ピレトレンとは異なり、複数の嗅覚受容体を活性化させて作用しており、他の受容体がどのように機能するかを研究者たちはまだほとんど知らない。これらの要因を(4)考慮し、彼女らが示唆するところでは、Or31 はより良い虫除けを開発する明確で普遍的な目標として役立ち得る。

[5]　さらに同チームは化学分析を行い、ピレトレンの2つの分子成分(EBF とピレトリン)が虫除け反応を引き出す仕組みを(7)特定した。蚊の実験によれば、この2つの化学物質を組み合わせた時に最も効果的である。EBF は Or31 を活性化し、ピレトリンは神経信号を(8)強化して、虫除け効果を高める。

[6]　彼女と同僚たちの今後の予定は、ピレトレンや同様の天然物質が引き起こす、虫除けの背後にある神経回路の解明である。さらに、他の潜在的虫除け分子の検査も継続予定だ。その中には、シトロネラ油の主成分もあり、これも Or31 を活性化すると判明した。

[7]　ジョンズ・ホプキンス大学の神経科学者 Christopher Potter(専門分野：蚊の嗅覚、今回の研究には不参加)によれば、今回の発見は「スーパー蚊除け」を作るのに最終的に役立つ可能性がある。氏によれば、特に、どの神経細胞が特定の匂いに対する蚊の反応を決定しているのかを正確に解明すれば、蚊の行動を操作する(9)新しい方法が明らかになる可能性がある。「ひょっとすると、いつの日か、(10)これをより一層上向かせる方法や、蚊を騙して、他の匂い、例えば、普通は蚊を人間に引き寄せるような(イ)匂い、で除け(5)させる方法を特定できるかもしれません」と氏は述べている。

Ⅱ

〔解答〕

(15)　③　　(16)　④　　(17)　②　　(18)　②　　(19)　①
(20)　③　　(21)　④　　(22)　②　　(23)　①　　(24)　③

〔出題者が求めたポイント〕

(15)　because of ～「～のおかげで」
　　　= owing to ～
　　　= thanks to ～
　　　= on account of ～

(16)　those monitoring tomorrow's test
　　　= those who (will) monitor tomorrow's test
　　　「明日の試験を監督する人たち」

(17)　should have *done*「～すべきだったのに（しなかった）」

(18)　期間中の継続を表す for

(19)　海洋で最も偉大であり最も「見過ごされている」資源の1つは、海水そのものである。

(20)　last「持ちこたえる」は自動詞

(21)　彼のことを「あまりよく」覚えていない

(22) 現在完了進行形。learn English で第 3 文型。

(23) three times faster than 〜
three times as fast as 〜「〜の 3 倍速く」

(24) 時・条件を表す副詞節は、未来のことでも現在形

III

〔解答〕

(25) ①　(26) ④　(27) ⑤　(28) ②　(29) ③

(30) ①　(31) ③　(32) ④

〔出題者が求めたポイント〕

(25) Sammy の 1 番目のセリフ When is the best season... を受けて① When to visit が入る。

(26) 直後に annual event「年の 1 度の行事」とあるので、have to wait until ④ next year「来年まで待たねばならない」

(27) 直後の local food and drink と関係があるのは⑤ Farmers Market

(28) 〔B〕の November にあるように、Farmers Market は② on Thursday

(29) 1 つ前の Sammy のセリフに Musical Festival とあり、これは〔B〕によれば August なので③ this summer

(30) Sammy と Beth の 3 番目のやりとりで Sue Putney が next month「来月」であり、read some passages from her latest publication「最新作の文章を読む」とある。これは〔B〕の June「6 月」: Literary Festival「文学祭」に相当するので、① In May「5 月」が正解。

(31) jazz music に相当するのは〔B〕の Jazz Night なので、③ September「9月」が正解。

(32) ①〔B〕の October 参照。(gardens entry prices apply)「入園料がかかる」ので、without paying for the admission to the gardens「入園料不要」ではない。
②〔B〕の May 参照。Jugglers from local areas「地元のジャグラー」なので、Jugglers come from around the world「ジャグラーが世界中から来る」ではない。
③〔B〕の April 参照。Donations welcomed.「寄付歓迎」なので、Donations are necessary「寄付が必要」ではない。
④〔B〕の March 参照。You can purchase works online or email us「ネット購入やメール連絡でも可」なので、(the city of) Ludmain に来る必要はない。

IV

〔解答〕

(33) ⑧　(34) ⑦　(35) ③　(36) ②

(37) ⑥　(38) ⑤　(39) ①　(40) ④

〔出題者が求めたポイント〕

(33) what we expected「我々の予期していたもの」

(34) after having learned their face with a mask on「マスクをした顔を知った後では」

(35) our brain automatically constructs a model of 〜「脳は〜のモデルを自動的に構築する」

(36) we automatically integrate all the parts of a face, rather than perceiving individual features「我々は顔全体の特徴を自動的に統合するのであり、個々の特徴を認識するのではない」

(37) a face with the lower half covered「下半分が覆われた顔〔＝マスクをした顔〕」

(38)(39) Given the appearance of the upper part of the face, the brain may determine the "most likely" scenario of what the remaining features look like.「顔の上部の見た目を与えられると、脳は残りの特徴がどう見えるかに関する『最も可能性の高い』シナリオを決定するかもしれない」

(40) eventually providing a fully detailed face「詳細に渡る完全な顔を最終的に提供する」

数　学

解　答　　　　　4年度

問題1

〔解答〕

(1) ア $\dfrac{\sqrt{3}}{12}$　　イ $\dfrac{3+2\sqrt{3}-\sqrt{21}}{12}$

(2) ウ $-\dfrac{3}{2}$　　エ $\dfrac{1}{5}$　　オ 3　　カ $\dfrac{2}{11}<x<6$

(3) キ 4　　ク $5A+3$

(4) ケ $\dfrac{9}{7}$　　コ k　　サ $\dfrac{11}{64}$

〔出題者が求めたポイント〕

(1) 実数(平方根の計算)

$\alpha\beta$ を計算し，$\dfrac{1(\sqrt{3}+2-\sqrt{7})}{(\sqrt{3}+2+\sqrt{7})(\sqrt{3}+2-\sqrt{7})}$ の計算に利用していく。

(2) 1次方程式(絶対値)

$x<-\dfrac{1}{2}$，$-\dfrac{1}{2}\leqq x<\dfrac{1}{3}$，$\dfrac{1}{3}\leqq x$ の場合に分けて，絶対値をはずして計算する。

(3) 対数関数，微分法

$\log_3 x+\log_3 y=\log_3 xy$

xy を x の2次式にして平方完成する。

$n\log_c y=\log_c y^n$

$\log_c z$ の形にし，z を y の式で表わし，z' を求め，増減表をつくる。

(4) 数列

$\displaystyle\sum_{i=1}^{k}i=\dfrac{k(k+1)}{2}$

a_{26} が第 n 群で l 番目とすると，

$\dfrac{(n-1)n}{2}<26\leqq\dfrac{n(n+1)}{2}$　となる n

$l=26-\dfrac{(n-1)n}{2}$　　分子は $2l-1$

第 k 群の総和は，$\dfrac{1}{k}\displaystyle\sum_{i=1}^{k}(2i-1)$

26 の代りに 2022 で n，l，$2l-1$ を求める。

〔解答のプロセス〕

(1) $\alpha\beta=\dfrac{1}{(\sqrt{3}+2+\sqrt{7})(\sqrt{3}+2-\sqrt{7})}$

　　　$=\dfrac{1}{(\sqrt{3}+2)^2-\sqrt{7}^2}=\dfrac{1}{4\sqrt{3}}=\dfrac{\sqrt{3}}{12}$

　　$\alpha=\dfrac{1(\sqrt{3}+2-\sqrt{7})}{(\sqrt{3}+2+\sqrt{7})(\sqrt{3}+2-\sqrt{7})}$

　　　$=\dfrac{\sqrt{3}+2-\sqrt{7}}{4\sqrt{3}}=\dfrac{3+2\sqrt{3}-\sqrt{21}}{12}$

(2) $x<-\dfrac{1}{2}$, $f(x)=-3x+2+2x+1=-x+3$

　　$-\dfrac{1}{2}\leqq x<\dfrac{2}{3}$, $f(x)=-3x+2-2x-1=-5x+1$

$\dfrac{2}{3}\leqq x$, $f(x)=3x-2-2x-1=x-3$

$f\left(\dfrac{1}{2}\right)=-5\cdot\dfrac{1}{2}+1=-\dfrac{3}{2}$

$x<-\dfrac{1}{2}$, $-x+3=0$　より　$x=3$(不適)

$-\dfrac{1}{2}\leqq x<\dfrac{2}{3}$, $-5x+1=0$　より　$x=\dfrac{1}{5}$

$\dfrac{2}{3}\leqq x$, $x-3=0$　より　$x=3$

従って，$x=\dfrac{1}{5}$, 3

$x<-\dfrac{1}{2}$, $-x+3<\dfrac{1}{2}x$　より　$x>2$(不適)

$-\dfrac{1}{2}\leqq x<\dfrac{2}{3}$, $-5x+1<\dfrac{1}{2}x$　より　$\dfrac{2}{11}<x<\dfrac{2}{3}$

$\dfrac{2}{3}\leqq x$, $x-3<\dfrac{1}{2}x$　より　$\dfrac{2}{3}\leqq x<6$

従って，$\dfrac{2}{11}<x<6$

(3) $y=18-x$

$\log_3 x+\log_3 y=\log_3 xy=\log_3 x(18-x)$

　$=\log_3\{-x^2+18x\}$

　$=\log_3\{-(x-9)^2+81\}$

$x=9$ のとき，最大値 $\log_3 81=\log_3 3^4=4$

$x=18-y$

$\log_3 x+2\log_3 y=\log_3 xy^2=\log_3 y^2(18-y)$

$z=y^2(18-y)=-y^3+18y^2$　とする。

$z'=-3y^2+36y=-3y(y-12)$

y	0		12	
z'		$+$	0	$-$
z		↗		↘

$y=12$ で最大となる

$z=-12^3+18\cdot12^2=12^2\cdot6=2^5\times3^3$

$\log_3 x+2\log_3 y$ の最大値は

$\log_3(2^5\times3^3)=\log_3 2^5+\log_3 3^3=5A+3$

(4) 第 k 群の最後までの項の数は，$\displaystyle\sum_{i=1}^{k}i=\dfrac{k(k+1)}{2}$

$k=6$ まで，$\dfrac{k(k+1)}{2}=21$

$k=7$ まで，$\dfrac{k(k+1)}{2}=28$

a_{26} は第7群で，$26-21=5$ 項目であるから

$a_{26}=\dfrac{2\cdot5-1}{7}=\dfrac{9}{7}$

k 群に含まれる数は，分子が 1, 3, …, $2k-1$

$\dfrac{1}{k}\displaystyle\sum_{i=1}^{k}(2i-1)=\dfrac{1}{k}\left\{2\dfrac{k(k+1)}{2}-k\right\}=k$

$k=63$ まで，$\dfrac{63\times64}{2}=2016$

$k = 64$ まで，$\dfrac{64 \times 65}{2} = 2080$

$2022 - 2016 = 6$

$a_{2022} = \dfrac{2 \times 6 - 1}{64} = \dfrac{11}{64}$

$g\left(-\dfrac{2\sqrt{3}}{3}\right) = -\dfrac{32\sqrt{3}}{9} + \dfrac{32\sqrt{3}}{3} + 16 = 16 + \dfrac{64\sqrt{3}}{9}$

$g\left(\dfrac{2\sqrt{3}}{3}\right) = \dfrac{32\sqrt{3}}{9} - \dfrac{32\sqrt{3}}{3} + 16 = 16 - \dfrac{64\sqrt{3}}{9}$

従って，

$16 - \dfrac{64\sqrt{3}}{9} \leqq m \leqq 16 + \dfrac{64\sqrt{3}}{9}$

問題2

〔解答〕

(1) $a = -8$, $b = 16$　　(2) $(-2, -24)$

(3) $\dfrac{512}{15}$　　(4) $16 - \dfrac{64}{9}\sqrt{3} \leqq m \leqq 16 + \dfrac{64}{9}\sqrt{3}$

〔出題者が求めたポイント〕

微分積分

(1) $y = f(x)$ の上の $x = t$ における接線の方程式は，

　　$y = f'(t)(x - t) + f(t)$

　　$f'(2) = 16$, $f(2) = 16 \times 2 + 8$　より求める。

(2) 連立して $x = 2$ 以外の解 α を求める。

(3) $\displaystyle\int_{\alpha}^{2} (f(x) - l \text{ の } y) dx$

(4) $g(x) = f'(x)$ として，

　　$g'(x)$ を求めて，増減表をつくると m は，

　　極小値 $\leqq m \leqq$ 極大値である。

〔解答のプロセス〕

(1) $f'(x) = 4x^3 + 2ax + b$

　　$x = 2$ のとき，$y = 16 \times 2 + 8 = 40$

　　よって，A$(2, 40)$, $f(2) = 40$

　　$(f'(2) =) 32 + 4a + b = 16$

　　$(f(2) =) 16 + 4a + 2b + 24 = 40$

　　$b = 16$, $a = -8$

　　$f(x) = x^4 - 8x^2 + 16x + 24$

(2) $x^4 - 8x^2 + 16x + 24 = 16x + 8$

　　$x^4 - 8x^2 + 16 = 0$　より　$(x^2 - 4)^2 = 0$

　　$(x + 2)^2(x - 2)^2 = 0$　よって，$x = \pm 2$

　　A 以外なので，$x = -2$, $y = 16(-2) + 8 = -24$

　　$(-2, -24)$

(3) $\displaystyle\int_{-2}^{2} \{x^4 - 8x^2 + 16x + 24 - (16x + 8)\} dx$

$= \displaystyle\int_{-2}^{2} (x^4 - 8x^2 + 16) dx$

$= \left[\dfrac{1}{5} x^5 - \dfrac{8}{3} x^3 + 16x\right]_{-2}^{2}$

$= \left(\dfrac{32}{5} - \dfrac{64}{3} + 32\right) - \left(-\dfrac{32}{5} + \dfrac{64}{3} - 32\right)$

$= \dfrac{256}{15} - \left(-\dfrac{256}{15}\right) = \dfrac{512}{15}$

(4) $f'(x) = 4x^3 - 16x + 16 = g(x)$ とする。

　　$g'(x) = 12x^2 - 16 = 4\left(x + \dfrac{2\sqrt{3}}{3}\right)\left(x - \dfrac{2\sqrt{3}}{3}\right)$

x		$-\dfrac{2\sqrt{3}}{3}$		$\dfrac{2\sqrt{3}}{3}$	
$g'(x)$	$+$	0	$-$	0	$+$
$g(x)$	↗	極大	↘	極小	↗

数　学

解答　　　　　　　　　4年度

[後　期]

問題Ⅰ

〔解答〕

(1) ア　－1　　イ　3　　ウ　$\dfrac{1-\sqrt{5}}{2}$

(2) エ　240　　オ　240　　カ　CFGAEDB

(3) キ　$\dfrac{\sqrt{14}}{8}$　　ク　$\dfrac{5\sqrt{14}}{8}$　　ケ　$\dfrac{125\sqrt{7}}{32}$

(4) コ　$\dfrac{2}{3}b_n+\dfrac{1}{3}$　　サ　$1-\left(\dfrac{2}{3}\right)^n$

　　シ　3^n-2^n

〔出題者が求めたポイント〕

(1) 2次方程式, 式の計算

$\dfrac{1}{\alpha}+\dfrac{1}{\beta}=-1$ の両辺に $\alpha\beta$ をかける。

$\alpha^2+\beta^2=(\alpha+\beta)^2-2\alpha\beta$

β を α で表わし, α の2次方程式にして解く。

(2) 場合の数

n 文字を1列に並べる場合は $n!$ 通り。

　(ⅰ) 左端 A, 右端 B と, 左端 B, 右端 A に分けて数える。

　(ⅱ) ABC を1つの文字として並べる場合と, CBA を1つの文字として並べる場合とに分けて数える。

　(ⅲ) 左端から A, B, …の順に並べ方が何通りあるかを数えて, 決めていく。

(3) 三角比, 三角関数

AD を直線でつなぎ延長する。円の中心を P, 円との交点を E とする。円の半径を r とする

$\cos\theta=\dfrac{AB^2+AP^2-BP^2}{2\cdot AB\cdot AP}$ 　$(AP=BP=r)$

$\sin\theta=\sqrt{1-\cos^2\theta}$

$\sin2\theta=2\sin\theta\cos\theta$

$BD=AB\sin\theta$

△ABC の面積, $\dfrac{1}{2}AB\cdot AC\sin2\theta$

(4) 数列

漸化式を 3^{n+1} で割って, b_n に置きかえる。

$b_{n+1}=pb_n+q$ のとき, $\alpha=p\alpha+q$ となる α を求めると, $b_{n+1}-\alpha=p(b_n-\alpha)$ であるので, $b_n-\alpha=(b_1-\alpha)p^{n-1}$ となる。

$a_n=3^nb_n$

〔解答のプロセス〕

(1) $\dfrac{1}{\alpha}+\dfrac{1}{\beta}=-1$ の両辺に $\alpha\beta$ をかける。

$\beta+\alpha=-\alpha\beta$ より　$-\alpha\beta=1$

従って, $\alpha\beta=-1$

$\alpha^2+\beta^2=(\alpha+\beta)^2-2\alpha\beta=1-2\cdot(-1)=3$

$\beta=-\dfrac{1}{\alpha}$ より　$\alpha-\dfrac{1}{\alpha}=1$

$\alpha^2-\alpha-1=0$ より　$\alpha=\dfrac{1\pm\sqrt{5}}{2}$

$\alpha<\beta$ より　$\alpha=\dfrac{1-\sqrt{5}}{2}$

(2)(ⅰ) 左端 A, 右端 B の場合, 左端 B, 右端 A の場合ともに中に C～G の5文字を並べる。

$5!\times2=120\times2=240$（個）

(ⅱ) ABC を1つの文字として5文字を並べる場合と CBA を1つの文字として5文字を並べる場合。

$5!\times2=120\times2=240$（個）

(ⅲ) 左端 A とすると $6!=720$ 個, B まで 1440 個 C まで 2160 個となるので, 左端は C

左から2つ目, A だと $5!=120(1560)$

B だと 120(1680), D だと 120(1800),

E だと 120(1920), F だと 120(2040)

従って, 左から2つ目は F

左から3つ目, A だと $4!=24(1944)$

B だと 24(1968), D だと 24(1992),

E だと 24(2016), G だと 24(2040)

従って, 左から3つ目は G

CFGABDE(2017), CFGABED(2018)

CFGADBE(2019), CFGADEB(2020)

CFGAEBD(2021), CFGAEDB(2022)

従って, CFGAEDB

(3) AD を直線でつなぎ延長する。円の中心を P, 円との交点を E とする。

$\cos\theta=\dfrac{25+8-8}{2\cdot5\cdot2\sqrt{2}}=\dfrac{5\sqrt{2}}{8}$

$\sin\theta=\sqrt{1-\left(\dfrac{5\sqrt{2}}{8}\right)^2}=\dfrac{\sqrt{14}}{8}$

$\sin2\theta=2\dfrac{\sqrt{14}}{8}\dfrac{5\sqrt{2}}{8}$

$\qquad=\dfrac{5\sqrt{7}}{16}$

$BD=5\sin\theta=\dfrac{5\sqrt{14}}{8}$

△ABC の面積

$\dfrac{1}{2}\cdot5\cdot5\sin2\theta=\dfrac{125\sqrt{7}}{32}$

(4) 漸化式を 3^{n+1} で割る。$\dfrac{a_{n+1}}{3^{n+1}}=2\dfrac{a_n}{3^{n+1}}+\dfrac{3^n}{3^{n+1}}$

$\dfrac{a_{n+1}}{3^{n+1}}=\dfrac{2}{3}\dfrac{a_n}{3^n}+\dfrac{1}{3}$ より　$b_{n+1}=\dfrac{2}{3}b_n+\dfrac{1}{3}$

$\alpha=\dfrac{2}{3}\alpha+\dfrac{1}{3}$ とすると　$\alpha=1$

よって, $b_{n+1}-1=\dfrac{2}{3}(b_n-1)$

$$b_1 = \frac{a_1}{3} = \frac{1}{3}$$

$$b_n - 1 = \left(\frac{1}{3} - 1\right)\left(\frac{2}{3}\right)^{n-1} = -\left(\frac{2}{3}\right)^n$$

従って，$b_n = 1 - \left(\frac{2}{3}\right)^n$

$$a_n = 3^n b_n = 3^n - 2^n$$

問題 II

〔解答〕

(1) $l : y = ax$, A$(3, 3a)$

(2) $m : y = \left(a - \frac{9}{4}\right)x$, B$\left(\frac{3}{2}, \frac{3}{2}a - \frac{27}{8}\right)$

(3) $\dfrac{37}{64}$ (4) $\dfrac{135}{64}$

〔出題者が求めたポイント〕

微分積分

$y = f(x)$ の上の $x = t$ における接線の方程式は，

$y = f'(t)(x - t) + f(t)$ …①

$f(x) = x^3 - 3x^2 + ax$ とする。

(1) ①を $t = 0$ として，接線 $y = px$ を求め，$f(x) = px$ として A を求める。

(2) ①を $x = 0$, $y = 0$ として，t を求め接線 $y = qx$ を求める。$f(x) = qx$ として B を求める。

(3) B$(\beta, f(\beta))$ とすると，$\displaystyle\int_0^\beta (f(x) - qx)dx$

(4) A$(\alpha, f(\alpha))$, B$(\beta, f(\beta))$ とする。

   AB : $y = \dfrac{f(\beta) - f(\alpha)}{\beta - \alpha}(x - \alpha) + f(\alpha)$

   $\displaystyle\int_\alpha^\beta (\text{AB の } y - f(x))dx$

〔解答のプロセス〕

$f(x) = x^3 - 3x^2 + ax$

$f'(x) = 3x^2 - 6x + a$

接線：$y = (3t^2 - 6t + a)(x - t) + t^3 - 3t^2 + at$

$\quad\quad\quad = (3t^2 - 6t + a)x - 2t^3 + 3t^2$

(1) $t = 0$ より $y = ax$

$x^3 - 3x^2 + ax = ax$ より $x^2(x - 3) = 0$

$x = 3$ より $y = 3a$ A$(3, 3a)$

(2) $x = 0$, $y = 0$ より $-2t^3 + 3t^2 = 0$

$-2t^2\left(t - \dfrac{3}{2}\right) = 0$ より $t = \dfrac{3}{2}$

$y = \left(\dfrac{27}{4} - 9 + a\right)x = \left(a - \dfrac{9}{4}\right)x$

$x^3 - 3x^2 + ax = ax - \dfrac{9}{4}x$ より

$x^3 - 3x^2 + \dfrac{9}{4}x = 0$ より $x\left(x - \dfrac{3}{2}\right)^2 = 0$

$x = \dfrac{3}{2}$ より $y = \dfrac{3}{2}\left(a - \dfrac{9}{4}\right) = \dfrac{3}{2}a - \dfrac{27}{8}$

B$\left(\dfrac{3}{2}, \dfrac{3}{2}a - \dfrac{27}{8}\right)$

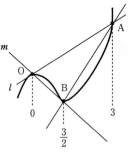

(3) $\displaystyle\int_0^{\frac{3}{2}}\left\{(x^3 - 3x^2 + ax) - \left(a - \frac{9}{4}\right)x\right\}dx$

$= \displaystyle\int_0^{\frac{3}{2}}\left(x^3 - 3x^2 + \frac{9}{4}x\right)dx$

$= \left[\dfrac{1}{4}x^4 - x^3 + \dfrac{9}{8}x^2\right]_0^{\frac{3}{2}}$

$= \dfrac{81}{64} - \dfrac{27}{8} + \dfrac{81}{32} = \dfrac{27}{64}$

(4) AB : $y = \dfrac{3a - \left(\dfrac{3}{2}a - \dfrac{27}{8}\right)}{3 - \dfrac{3}{2}}(x - 3) + 3a$

$\quad\quad = \left(a + \dfrac{9}{4}\right)x - \dfrac{27}{4}$

$\displaystyle\int_{\frac{3}{2}}^3\left\{\left(a + \frac{9}{4}\right)x - \frac{27}{4} - (x^3 - 3x^2 + ax)\right\}dx$

$= \displaystyle\int_{\frac{3}{2}}^3\left(-x^3 + 3x^2 + \frac{9}{4}x - \frac{27}{4}\right)dx$

$= \left[-\dfrac{1}{4}x^4 + x^3 + \dfrac{9}{8}x^2 - \dfrac{27}{4}x\right]_{\frac{3}{2}}^3$

$= \left(-\dfrac{81}{4} + 27 + \dfrac{81}{8} - \dfrac{81}{4}\right) - \left(-\dfrac{81}{64} + \dfrac{27}{8} + \dfrac{81}{32} - \dfrac{81}{8}\right)$

$= -\dfrac{27}{8} - \left(-\dfrac{351}{64}\right) = \dfrac{135}{64}$

物　理

解答　　4年度

I

〔解答〕

問1　①16　②8　　問2　③11　④18　⑤3
問3　⑥5　⑦2　⑧15　　問4　⑨8　⑩2
問5　⑪7　⑫10

〔出題者が求めたポイント〕

問1　力のモーメント
問2　動摩擦係数と等加速度運動
問3　電場磁場内での荷電粒子の運動
問4　正弦波　　問5　断熱変化

〔解答のプロセス〕

問1　点Oまわりの力のモーメントのつり合いの式

$$hF = rR \qquad \cdots(1)$$

斜面平行方向の力のつり合いの式

$$W\sin\theta = F\cos\theta + R \qquad \cdots(2)$$

(1)式，(2)式よりRを消去して

$$W\sin\theta = F\cos\theta + \frac{h}{r}F$$

$$\Leftrightarrow F = \frac{r\sin\theta}{h + r\cos\theta}W \,(①16) \quad \cdots(3)$$

(3)式を(1)式に代入して

$$R = \frac{h\sin\theta}{h + r\cos\theta}W \,(②8)$$

問2　台Aと物体Bの間の動摩擦係数 μ は，エネルギーの原理より

$$\frac{1}{2}mv^2 = \mu mgL$$

$$\mu = \frac{v^2}{2gL} \quad \cdots(1)$$

運動方程式

$$\begin{cases} 台A：2ma_A = \mu mg \\ 物体B：ma_B = -\mu mg \end{cases}$$

より，$a_A = \dfrac{1}{2}\mu g, \; a_B = -\mu g$

台Aと物体Bが一体となるまでに要した時間 t は，

$$a_A t = v + a_B t$$

$$\Leftrightarrow t = \frac{v}{a_A - a_B}$$

$$= \frac{2v}{3\mu g}$$

$$= \frac{4L}{3v} \,(④18)$$

この間に台A，物体Bが移動した距離 x_A, x_B は

$$x_A = \frac{1}{2}a_A t^2$$

$$= \frac{1}{2}\mu g \left(\frac{2v}{3\mu g}\right)^2$$

$$= \frac{2}{9}L \,(⑤3)$$

$$x_B = vt + \frac{1}{2}a_B t^2$$

物体Bが台Aに対して移動した距離は

$$x_B - x_A = \left(vt + \frac{1}{2}a_B t^2\right) - \frac{1}{2}a_A t^2$$

$$= vt + \frac{1}{2}(a_B - a_A)t^2$$

$$= v\frac{4L}{3v} + \frac{1}{2}\left(-\frac{3}{2}\mu g\right)\left(\frac{4L}{3v}\right)^2$$

$$= \frac{4}{3}L - \frac{3}{4}\frac{v^2}{2gL}g \cdot \frac{16L^2}{9v^2}$$

$$= \frac{2}{3}L \,(③11)$$

問3　y 軸上に生じている磁場の向きは，右ねじの法則より z 軸の正の向き（⑥5）

Qに作用する力はつり合っているので，電場の向きは x 軸の負の向き（⑦2）

Qに作用する力のつり合いの式

$$qvB = qE \left(B = \mu_0 \frac{I}{2\pi r}\right)$$

$$v\mu_0 \frac{I}{2\pi r} = E$$

$$r = \frac{\mu_0 vI}{2\pi E} \,(⑧15)$$

問4　各点が再び同じ変位になるのは，1周期後。よって，

$$T = \frac{2d}{v} \,(⑨8)$$

正弦波の式は，$x = 0$ では $t = 0$ 直後に負の方向に変位することに注意して

$$y = -A\sin\frac{2\pi}{T}\left(t - \frac{x}{v}\right)$$

$$= -A\sin\frac{\pi}{d}(vt - x) \,(⑩2)$$

問5　単原子分子理想気体では，$C_v = \dfrac{3}{2}R, \; C_p = \dfrac{5}{2}R$

よって，$\dfrac{C_p}{C_v} = \dfrac{5}{3} \,(⑪7)$

断熱変化　$TV^{r-1} = T'V'^{r-1}$　より

$$TV^{r-1} = T'(2V)^{r-1}$$

$$T' = 2^{1-r}T$$

$$= 2^{1-\frac{5}{3}}T \left(r = \frac{5}{3}\right)$$

$$= 4^{-\frac{1}{3}}T \,(⑫10)$$

Ⅱ

〔解答〕

問1　$\boxed{1}$④　　問2　$\boxed{2}$⑪　　問3　$\boxed{3}$⑯　$\boxed{4}$⑧

問4　$\boxed{5}$②　$\boxed{6}$⑩　問5　$\boxed{7}$⑪　問6　$\boxed{8}$⑥

〔出題者が求めたポイント〕

円運動，衝突，放物運動

〔解答のプロセス〕

問1　板と小物体は自然長で離れる。よって$\frac{1}{4}$周期後。

$$t = \frac{T}{4}$$
$$= \frac{\pi}{2}\sqrt{\frac{2m}{k}}\quad(\boxed{1}④)$$

問2　力学的エネルギー保存則　より

$$\frac{1}{2}(2m)v^2 = \frac{1}{2}kd^2$$
$$v = d\sqrt{\frac{k}{2m}}\quad(\boxed{2}⑪)$$

問3　点Cでの円運動の方程式

$$2m\frac{v_C{}^2}{r} = N_C + 2mg \quad\cdots(1)$$

力学的エネルギー保存則

$$\frac{1}{2}(2m)v_C2 + 2mg(2r) = \frac{1}{2}kd^2 \quad\cdots(2)$$

(1)式，(2)式よりv_Cを消去して

$$N_C = \frac{kd^2 - 8mgr}{r} - 2mg$$
$$= \frac{kd^2}{r} - 10mg\quad(\boxed{3}⑯)$$

$N_C \geq 0$　より

$$d \geq \sqrt{\frac{10mgr}{k}}\quad(\boxed{4}⑧)$$

問4　小物体B, Cは弾性衝突するので，反発係数は1

$$-\frac{v_B - v_C}{v} = 1$$
$$\Leftrightarrow -v_B + v_C = v \quad\cdots(3)$$

運動量保存則

$$2mv_B + 3mv_C = 2mv$$
$$\Leftrightarrow 2v_B + 3v_C = 2v \quad\cdots(4)$$

（右向きを正とした）

(3)式，(4)式　より

$$v_B = -\frac{1}{5}v,\ v_C = \frac{4}{5}v$$

よって，$|v_B| = \frac{1}{5}v\ (\boxed{5}②)$，$|v_C| = \frac{4}{5}v\ (\boxed{6}⑩)$

問5　点dから点eでの力学的エネルギー保存則

$$\frac{1}{2}(3m)V^2 = \frac{1}{2}(3m)Ve^2 + 3mgH \quad\cdots(5)$$

点eから飛び出して最高点まで要する時間tは

$$Ve\sin 45° - gt = 0$$
$$\Leftrightarrow Ve = \sqrt{2}gt \quad\cdots(6)$$

(6)式を(5)式に代入して

$$\frac{1}{2}3mV^2 = \frac{1}{2}3m(\sqrt{2}gt)^2 + 3mgH$$
$$t = \sqrt{\frac{V^2}{2g^2} - \frac{H}{g}}\quad(\boxed{7}⑪)$$

問6　問5の時刻tで点eからの水平距離が$\frac{1}{2}L$より

長く飛べばよい。よって，

$$(Ve\cos 45°)t > \frac{1}{2}L$$
$$\sqrt{2}gt \cdot \frac{1}{\sqrt{2}}t > \frac{1}{2}L$$
$$gt^2 > \frac{1}{2}L$$
$$g\left(\frac{V^2}{2g^2} - \frac{H}{g}\right) > \frac{1}{2}L$$
$$V^2 > 2g\left(H + \frac{1}{2}L\right)$$
$$\left(\frac{4}{5}v\right)^2 > 2g\left(H + \frac{1}{2}L\right)\left(V = \frac{4}{5}v\right)$$
$$\frac{16}{25} \cdot d^2\frac{k}{2m} > 2g\left(H + \frac{1}{2}L\right)$$
$$d^2 > \frac{25mg}{4k}\left(H + \frac{1}{2}L\right)$$
$$d > \frac{5}{2}\sqrt{\frac{mg}{2k}(2H + L)}\quad(\boxed{8}⑥)$$

Ⅲ

〔解答〕

問1　$\boxed{1}$⑥　　問2　$\boxed{2}$②　$\boxed{3}$④

問3　$\boxed{4}$⑫　$\boxed{5}$⑬　$\boxed{6}$⑩

問4　$\boxed{7}$①　$\boxed{8}$⑨　$\boxed{9}$⑪　$\boxed{10}$⑥

〔出題者が求めたポイント〕

直流電源につながれたR, C, L回路

〔解答のプロセス〕

問1　$\dfrac{1}{R'} = \dfrac{1}{R_1} + \dfrac{1}{R_2}$　より

$$R' = \frac{6}{5}R\quad(\boxed{1}⑥)$$

問2　並列接続　より

$$V = 3Ri_1 = 2Ri_2$$
$$i_1 = \frac{V}{3R}\quad(\boxed{2}②)$$
$$P_2 = \frac{V^2}{2R}\quad(\boxed{3}④)$$

問3　S_1を閉じた直後の回路は

$$V = \frac{6}{5}RI_1 = RI_2$$
$$I_1 = \frac{5V}{6R},\ I_2 = \frac{V}{R}$$
$$I_a = I_1 + I_2$$
$$= \frac{11V}{6R}\quad(\boxed{4}⑫)$$

十分時間がたつと，コンデンサーにかかる電圧は V
[V]

よって，$q_1 = 2CV$（⑤⑬）

$$V = \frac{1}{2}(2C+C)V^2$$

$$= \frac{3}{2}CV^2 \text{（⑥⑩）}$$

問3　コイルはスイッチON直後は電流が流れないので 0[A]（⑦①）

最初に L を流れる電流が最大となるのは

$\frac{1}{4}$ 周期後。よって，

$$t = \frac{1}{4}2\pi\sqrt{L(3C)}$$

$$= \frac{\sqrt{3}}{2}\pi\sqrt{LC} \text{（⑧⑨）}$$

（静電エネルギーの和）＝（コイルにたくわえられるエネルギー）より

$$\frac{1}{2}3CV^2 = \frac{1}{2}LI^2$$

$$I = V\sqrt{\frac{3C}{2L}}$$

$$= \frac{\sqrt{6}}{2}V\sqrt{\frac{C}{L}} \text{（⑨⑪）}$$

このとき，コンデンサーにかかる電圧は

$$\frac{1}{2}(3C)V'^2 = \frac{1}{2}\frac{3}{2}V^2$$

より　$V' = \frac{V}{\sqrt{2}}$

よって，C_2 にたくわえられる電気量は

$$Q_2 = C\frac{V}{\sqrt{2}}$$

$$= \frac{\sqrt{2}}{2}CV \text{（⑩⑥）}$$

物　理

解　答　　　　4年度

I

〔解答〕

問1　$\boxed{1}$④　$\boxed{2}$⑧　　問2　$\boxed{3}$③　$\boxed{4}$⑩

問3　$\boxed{5}$⑦　$\boxed{6}$⑥　$\boxed{7}$⑨　$\boxed{8}$⑤　$\boxed{9}$⑨　$\boxed{10}$⑦

問4　$\boxed{11}$⑥　$\boxed{12}$⑫　　問5　$\boxed{13}$⑭

〔出題者が求めたポイント〕

問1　力のつり合い　　問2　単振動

問3　電場・電位　　問4　光の干渉　　問5　線膨張

〔解答のプロセス〕

問1　力のつり合いの式

　A：$2T = Mg$　（M：Aの質量）

　K：$T = kx$　（x：ばねの伸び）

　W：$kx = mg$

　以上より

$$x = \frac{mg}{k}　（\boxed{1}④）$$

$$M = 2m　（\boxed{2}⑧）$$

問2　力学的エネルギー保存則

　AとBが離れる直前まで

$$\frac{1}{2}(M+m)v^2 = \frac{1}{2}kL^2$$

$$v = L\sqrt{\frac{k}{M+m}}　（\boxed{3}③）$$

　A，Bが離れた直後から

$$\frac{1}{2}kd^2 = \frac{1}{2}mv^2　（d：振幅）$$

$$d = v\sqrt{\frac{m}{k}}$$

$$= L\sqrt{\frac{k}{M+m}}\sqrt{\frac{m}{k}}$$

$$= L\sqrt{\frac{m}{M+m}}　（\boxed{4}⑩）$$

問3　$|\overrightarrow{E_{AD}}| = k_0\dfrac{Q}{a^2}$

$|\overrightarrow{E_{AD}} + \overrightarrow{E_{CD}}| = \sqrt{2}\,k_0\dfrac{Q}{a^2}$

$|\overrightarrow{E_{BD}}| = k_0\dfrac{Q}{a^2}$

$|\overrightarrow{E_D}| = |\overrightarrow{E_{AD}} + \overrightarrow{E_{CD}}| - |\overrightarrow{E_{BD}}|$

$= (\sqrt{2}-1)\dfrac{k_0 Q}{a^2}$

$\underset{\boxed{5}⑦\quad\boxed{6}⑥}{}$

$V_D = k_0\dfrac{Q}{a}\times 2 + k_0\dfrac{-2Q}{\sqrt{2}\,a}$

$= (2-\sqrt{2})\dfrac{k_0 Q}{a}$

$\underset{\boxed{7}⑨\quad\boxed{8}⑤}{}$

$V_O = 0$

よって

$$W = Q(V_D - V_O)$$

$$= (2-\sqrt{2})\frac{k_0 Q^2}{a}$$

$\underset{\boxed{9}⑨\quad\boxed{10}⑦}{}$

問4　強め合う条件は，Aで反射するときに位相が反転するので

$$2d = \left(m - \frac{1}{2}\right)\lambda　（m = 1, 2, \cdots）$$

$$d = \frac{\lambda}{2}\left(m - \frac{1}{2}\right)　（\boxed{11}⑥）$$

1枚の板の厚さを$h\,[m]$とすると，板がN枚のとき

$$x_m = \frac{d}{\tan\theta}$$

$$= \frac{\lambda}{2}(m-1)\frac{l}{Nh}$$

$$\Delta x = x_{m+1} - x_m$$

$$= \frac{\lambda}{2}\cdot\frac{l}{Nh}$$

板が$N+1$枚になると

$$\tan\theta' = \frac{(N+1)h}{l}$$

$$x_m' = \frac{d}{\tan\theta'}$$

$$= \frac{\lambda}{2}(m-1)\frac{l}{(N+1)h}$$

$$\Delta x' = x_{m+1}' - x_m'$$

$$= \frac{\lambda}{2}\frac{l}{(N+1)h}$$

$$= \frac{\lambda l}{2h}\frac{1}{N+1}$$

$$= \frac{N}{N+1}\Delta x　（\boxed{12}⑫）$$

問5　$l = l_0(1+\alpha t)$　より

$$\begin{cases} L_0 = l_0(1+\alpha T_0) \\ L_1 = l_0(1+\alpha T_1) \end{cases}$$

2式の比をとって，

$$\frac{L_0}{L_1} = \frac{1+\alpha T_0}{1+\alpha T_1}$$

$$\alpha = \frac{L_1 - L_0}{L_0 T_1 - L_1 T_0}　（\boxed{13}⑭）$$

II

〔解答〕

問1　$\boxed{1}$⑧　　問2　$\boxed{2}$②　　問3　$\boxed{3}$⑨

問4　$\boxed{4}$⑮　　問5　$\boxed{5}$⑮　　問6　$\boxed{6}$⑦

問7　$\boxed{7}$⑤　$\boxed{8}$⑧　　問8　$\boxed{9}$④

〔出題者が求めたポイント〕

非等速円運動

〔解答のプロセス〕

問1　$\dfrac{3}{2}mgL$　（①⑧）

問2　$T = mg\cos60°$

$= \dfrac{1}{2}mg$　（②②）

問3　力学的エネルギー保存則

$\dfrac{1}{2}mv_r{}^2 = mg\left(\dfrac{3}{2}L\right)$

$v_r = \sqrt{3gL}$　（③⑨）

問4　力学的エネルギー保存則

$\dfrac{1}{2}mv_s{}^2 + mg(2r) = \dfrac{1}{2}mv_r{}^2$

$v_s = \sqrt{g(3L-4r)}$　（④⑮）

問5　円運動の方程式

$m\dfrac{v_s{}^2}{r} = mg + T_s$

$T_s = mg\dfrac{3L-5r}{r}$　（⑤⑮）

問6　糸がたるまないので $T_s \geqq 0$ となればよい
　　よって，

$r \leqq \dfrac{3}{5}L$　（⑥⑦）

問7　円運動の方程式

$T_r = m\dfrac{v_r{}^2}{3L} + mg$

$= m\dfrac{3gL}{3L} + mg$

$= 2mg$　（⑦⑤）

$T_r{}' = m\dfrac{v_r{}^2}{L} + mg$

$= m\dfrac{3gL}{L} + mg$

$= 4mg$　（⑧⑧）

問8　点 s′ で
　　円運動の方程式

$m\dfrac{v_s{}^2}{L} = mg\sin\theta + T_s{}'$

力学的エネルギー保存則

$\dfrac{1}{2}mv_s{}^2 = \dfrac{1}{2}mv_r{}^2 - mgL(1+\sin\theta)$

2式より，$v_s{}'$ を消去して

$T_s = mg(1-3\sin\theta)$

糸がたるんだ瞬間は $T_s{}' = 0$

よって，$\sin\theta = \dfrac{1}{3}$　（⑨④）

Ⅲ

〔解答〕

問1　①③　②⑧　　問2　③⑩　④⑤
問3　⑤⑪　⑥④　　問4　⑦⑮　⑧③

〔出題者が求めたポイント〕

直流電源につないだ RC 回路

〔解答のプロセス〕

問1　S_1 を閉じた直後の回路の方程式は

$V - i_0 R - i_0(2R) = 0$

$i_0 = \dfrac{1}{3}\dfrac{V}{R}$　（①③）

R_3 にかかる電圧は

$V_{R_3} = 2R \cdot \dfrac{V}{3R}$

$= \dfrac{2}{3}V$　（②⑧）

問2　S_1 を閉じて十分時間が経過すると，電流が流れ
　　なくなるので，C_1 にたくわえられる電気量は，

$q_1 = CV$　（③⑩）

C_1 にたくわえられるエネルギーは

$U_1 = \dfrac{1}{2}CV^2$　（④⑤）

問3　電荷保存則

$Q_1 + Q_2 = CV$

$\Leftrightarrow CV_1 + 4CV_1 = CV$

$V_1 = \dfrac{1}{5}V$

よって，C_2 にたくわえられる電気量は

$Q_2 = \dfrac{4}{5}CV$　（⑤⑪）

このとき，C_1 と C_2 にたくわえられたエネルギーは

$U_1 = \dfrac{1}{2}(C+4C)V_1{}^2$

$= \dfrac{1}{2}5C\left(\dfrac{1}{5}V\right)^2$

$= \dfrac{1}{10}CV^2$

R_2 で発生したジュール熱は，$R_1 : R_2 = 1 : 2$ に注意し
て

$J_{R_2} = \dfrac{2}{3}(U_0 - U_1)$

$= \dfrac{2}{3}\left(\dfrac{1}{2}CV^2 - \dfrac{1}{10}CV^2\right)$

$= \dfrac{2}{3} \cdot \dfrac{4}{10}CV^2$

$= \dfrac{4}{15}CV^2$　（⑥④）

問4　電荷保存則

$-Q_1{}' + \dfrac{1}{2}CV = -Q_1$

$\Leftrightarrow -CV' + \dfrac{1}{2}CV = -\dfrac{1}{5}CV$

$V' = \dfrac{7}{10}V$

よって，$V_{C_3} = V - \dfrac{7}{10}V = \dfrac{3}{10}V$

したがって

$$C_3 V_{C_3} = \frac{1}{2} CV$$

$$C_3 \cdot \frac{3}{10} V = \frac{1}{2} CV$$

$$C_3 = \frac{5}{3} C \quad (\boxed{7}\text{⑮})$$

C_3 にたくわえられているエネルギーは

$$U_3 = \frac{1}{2} C_3 V_{C_3}{}^2$$

$$= \frac{1}{2} \frac{5}{3} C \left(\frac{3}{10} V\right)^2$$

$$= \frac{3}{40} CV^2 \quad (\boxed{8}\text{③})$$

化　学

解答　　　4年度

I

〔解答〕

問1　①③　②①　③⑨　④⑧　　問2　⑤④

問3　⑥③　　問4　⑦④　　問5　⑧④,⑥

問6　⑨③　　問7　⑩②　　問8　⑪⑤

〔出題者が求めたポイント〕

小問集合

〔解答のプロセス〕

問2　⑤

C_8H_{10} でベンゼン環を持つので，メチル基を2つもつキシレン(o-，m-，p-の3種ある)とエチルベンゼンの合わせて4種。

問3　⑥

二糖のうち，スクロースはグルコースとフルクトースの還元性を示す構造の部分同士で結合を作っているので，還元性を示さない。

問4　⑦

生体でタンパク質を構成するアミノ酸20種のうち，硫黄を含むアミノ酸はシステインとメチオニンの2つ。システインはジスルフィド結合を形成し，ポリペプチド鎖同士の架橋により網目を作ることで頑丈な構造を作る。

問5　⑧

③硫酸バリウムは水に溶けにくいので，中和点でのイオン量が最も少なくなる。

④フェノールフタレインの変色域はおよそ8～10なので，弱塩基と強酸の中和だと色の変化が明瞭に表れず中和点が分かりにくくなってしまう。

⑥水の電離度は温度を上げると大きくなる。これは知識として覚えていなくても，中和反応が発熱反応であることを考えれば，逆に水の電離は吸熱反応であると判断できる。

問6　⑨

標準状態で8.96 L の気体の物質量は0.4 mol，水9.0 g は0.5 molであるから，メタンと水素の燃焼

$$CH_4 + 2O_2 \longrightarrow CO_2 + 2H_2O$$

$$H_2 + \frac{1}{2}O_2 \longrightarrow H_2O$$

混合気体の中にメタンが x mol，水素が y mol 含まれていたと仮定すると，

$$\begin{cases} x + y = 0.4 \\ 2x + y = 0.5 \end{cases}$$

これを解いて，水素について $y = 0.3$ (mol)

問7　⑩

$$pH = -\log_{10}[H^+] = -\log_{10}(0.10 \times 0.016)$$
$$= 4 - 4\log_{10}2 = 2.8$$

問8　⑪

「環を一つ」，「二重結合を二つ」とあるから，求める炭

化水素は C_nH_{2n-4} と表せる。

水素数 − 炭素数 $= n - 4 = 4$ より，$n = 8$

$$\therefore C_8H_{12} + 11O_2 \longrightarrow 8CO_2 + 6H_2O$$

II

〔解答〕

問1　①③　②②　　問2　③①

〔出題者が求めたポイント〕

ルシャトリエの原理とハーバー・ボッシュ法

〔解答のプロセス〕

問1　①～②

正しいグラフを選ぶ問題のポイントは2つ。

（i）反応時間初期の立ち上がりは，反応速度に起因する。(正反応の)触媒を添加したり，温度・濃度が高いと反応速度は高くなる。

（ii）十分に反応時間が経過するとグラフは平坦になる。その高さは平衡が成り立つときの最終生成量に起因する。

(1)　温度を上げると反応速度は大きくなり，吸熱反応が進むようになる。問題文から，アンモニアの生成熱は46 kJ/mol で発熱反応であることが分かるから，アンモニアの最終生成量は温度を上げると低下する。よって，初期の立ち上がりが大きく最終生成量が少ない③のグラフ。

(2)　触媒を加えると反応速度は大きくなるが平衡は移動しないので，最終生成量は変化しない。よって，初期の立ち上がりが大きく最終生成量がAと同じ②のグラフ。

問2　③

ハーバー・ボッシュ法で用いる触媒は四酸化三鉄を含む触媒である。

III

〔解答〕

問1　①②　②⑧　③⑥　④③　⑤①

問2　⑥②,③,⑤　　問3　⑦③

〔出題者が求めたポイント〕

アンモニアソーダ法(ソルベー法)

〔解答のプロセス〕

問1　①～⑤

アンモニアソーダ法については，図を含めて理解しておく。

問2　6

①炭酸ナトリウムは強塩基である水酸化ナトリウムと弱酸である炭酸（二酸化炭素）の中和で生じる塩なので，液性は（弱）塩基性になる。

④重曹は炭酸水素ナトリウムである。

問3　7

水酸化カルシウムが塩化アンモニウムと反応するのは強塩基だからである。そのため，強塩基として働く物質であれば代替可能である。選択肢の中では③の水酸化ナトリウムが該当する。

Ⅳ

〔解答〕

問1　1⑤　2⑩　3②　問2　4⑤　5④　6⑦

問3　7②　問4　8⑨

〔出題者が求めたポイント〕

エステルの構造決定

〔解答のプロセス〕

問1　1～3

水素と炭素の質量比が 9.8 % と 58.8 % なので，

$$H：102 \times \frac{9.8}{100}=9.996 \quad C：102 \times \frac{58.8}{100}=59.976$$

$$C：H=\frac{59.996}{12}：\frac{9.996}{1}=5：10$$

分子量が 102 になるように酸素の数をそろえて，

$C_5H_{10}O_2$

問2　4～6

問題文の(c)～(e)から構造を読み取る。

(c)　クメン法によりフェノールを合成する際に同時に生成する物質とはアセトンである。よって酸化してアセトンになるアルコール G は 2-プロパノールである。

(d)　酸化反応に対して安定なアルコールは第三級アルコールである。A～C を分解して得られる可能性があるアルコールは炭素数 4 まで（エステル全体で炭素数 5，そのうち一つはエステル結合で使われる）なので，該当するアルコール H は 2-メチル-2-プロパノールのみである。

(e)　(c)からアルコール G の炭素数は 3 と分かっているので，その相方であるカルボン酸 D は炭素数 2 と分かる。炭素数が 2 となるカルボン酸は酢酸のみ

であるから，化合物 J はアセトアルデヒド，アルコール I はエタノールと分かる。I と J はいずれもヨードホルム反応を示すので，条件とも合致する。

以上から，A は酢酸と 2-プロパノール，B はギ酸と 2-メチル-2-プロパノール，C はプロピオン酸とエタノールのそれぞれエステルであることが分かる。

問3　7

選択肢の中では，カルボン酸 E のギ酸のみが還元性をもつ。

問4　8

アルコール G は 2-プロパノールで，濃硫酸と加熱して分子内脱水すると C=C の二重結合を持つプロピレンが得られる。これを単量体として付加重合すれば，熱可塑性のポリプロピレンが得られる。

Ⅴ

〔解答〕

問1　1④　問2　2⑤　問3　3②

問4　4②　問5　5⑤

〔出題者が求めたポイント〕

天然高分子（タンパク質）

〔解答のプロセス〕

問1　1

卵白の主成分はアルブミンであり，タンパク質の分子コロイドである。アルブミンは親水性なので，電解質を多量に加えると塩析により沈殿する。コロイド溶液なのでチンダル現象（③の説明文）も示すが，その原理は光の吸収ではなく散乱である。

問2　2

硫黄反応である。生じる沈殿はタンパク質から遊離した硫黄と鉛イオンが反応した硫化鉛(Ⅱ)の黒色沈殿。

問3　3

キサントプロテイン反応である。チロシンなどの側鎖にベンゼン環を持つアミノ酸があると，ベンゼン環がニトロ化されて橙色に着色する。

問4　4

反応に用いた硫酸の物質量は

$$y=0.100 \times \frac{50.0}{1000}=5.0 \times 10^{-3}$$

余った硫酸の中和に要した水酸化ナトリウムの物質量は

$$2y - x = 0.400 \times \frac{22.0}{1000} = 8.8 \times 10^{-3}$$

ここから，$x = 1.2 \times 10^{-3} (\mathrm{mol})$ となるので，

$$1.2 \times 10^{-3} \times 14 \times \frac{100}{16} = 0.105$$

問5 $\boxed{5}$

ファントホッフの式から

$$27.7 \times 2.00 = \frac{1.00}{M} \times 8.31 \times 10^3 \times 300$$

$$M = 4.5 \times 10^4$$

化　学

解答　　　4年度

I

〔解答〕

問1　1①, ④　　問2　2①, ⑤　　問3　3⑤
問4　4③, ④, ⑤　　問5　5③, ⑥　　問6　6④, ⑤
問7　7②, ⑤　　問8　8①, ③, ⑤
問9　9⑤, ⑥　　問10　10⑥

〔出題者が求めたポイント〕

小問集合

「すべて選べ」という問題が多い。消去法ではなく，ちゃんと理由をつけて答えられるようにする。

〔解答のプロセス〕

問2　2
①ヘリウムのみ，最外殻電子数は2である。
⑤空気中に最も多い貴ガスはアルゴン。

問3　3
どのイオンも電子配置は同じネオン型なので，原子核の核電荷（陽子の数＝原子番号）が最も小さいものが，最外殻の電子を引き付ける力が弱くなりイオン半径は大きくなる。よって，原子番号8の酸素のイオンがもっとも半径が大きい。

問4　4
0℃，1.013×10^3Pa 下において1molの気体が占める体積は，気体の種類によらず22.4Lである。すなわち，空気の平均分子量28.8よりも分子量が大きい気体は密度が大きいといえる。分子量が28.8より大きいのは③，④，⑤の3つ。

問5　5
③酸化カルシウムは生石灰。
⑥酸化カルシウムは水に溶けて強酸性の水酸化カルシウムになるので，塩基性酸化物である。

問6　6
アルカリ土類とアルカリ金属は炎色反応を示す。④のベリリウムと⑤のマグネシウムは2族元素だがアルカリ土類ではないので炎色反応を示さない。

問7　7
イオン化傾向の大きい順だとB＞A＞Cになっている。正しい組み合わせは②と⑤

問8　8
臭素水の赤褐色が消えるのは不飽和結合を持つアルケン・アルキンなど。（「ただちに」等の表現がないので，条件を整えれば置換反応をするアルカンも選択肢に入ってしまう。出題者が求めているのは不飽和結合を見極めることであると本解答では判断した。）

問9　9
フマル酸とマレイン酸は $C_4H_4O_4$ で表されるジカルボン酸で，ベンゼン環を持たない。

問10　10
アンモニアの分圧 P_{NH_3} は

$P_{NH_3} \times 10.0 = 1.0 \times 10^5 \times 6.0$　　$P_{NH_3} = 0.6 \times 10^5$
同様に $P_{Air} \times 10.0 = 2.0 \times 10^5 \times 4.0$　　$P_{Air} = 0.8 \times 10^5$
$P_全 = P_{NH_3} + P_{Air} = 1.4 \times 10^5$

II

〔解答〕

問1　1⑤　　問2　2③　　問3　3②

〔出題者が求めたポイント〕

中和滴定

〔解答のプロセス〕

問1　1

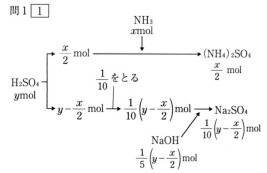

図から，

$$y = 1.00 \times \frac{10.0}{1000} = 10.0 \times 10^{-3}$$

$$\frac{1}{5}\left(y - \frac{x}{2}\right) = 1.00 \times 10^{-1} \times \frac{9.00}{1000} = 0.9 \times 10^{-3}$$

これを解いて，$x = 1.1 \times 10^{-2}$(mol)

問2　2
1.00×10^{-1}mol/L の塩酸 100mL に含まれる H^+ イオンは 0.01mol で，pH2.00 の混合溶液 150.0mL （＝100＋50）中に残っている H^+ イオンは 0.0015mol である。すなわち，塩酸に含まれていた H^+ イオンの 0.0085mol が水酸化ナトリウム中の水酸化物イオンと中和しているから，水酸化ナトリウムの濃度は

$$\frac{0.0085}{0.05} = 0.17(mol/L)$$

問3　3
㈠〜㈣の中で，pH が最も小さいのは液性が酸性である塩化アンモニウム㈠で，最も大きいのは液性が強塩基性である水酸化ナトリウム㈣である。ナトリウムは水と反応しないがアンモニウムイオンは水と反応して水素イオンを放出しうると考えられるから，㈡＜㈢が推測できる。

III

〔解答〕

問1　1③　　2⑥　　3⑧
　　　　4⑨　　5⑫　　6⑩

問2　⑦①　　問3　⑧③
問4　⑨⑤　　問5　⑩⑦

〔出題者が求めたポイント〕

ハロゲンの無機化学・電気化学・化学平衡

〔解答のプロセス〕

問1　[1]～[6]

　ハロゲン元素の最外殻電子は 7 個で，例外なく価電子は 7 である。そのため 1 つの電子を受け取って 1 価の陰イオンになりやすい。

　ハロゲンの単体はいずれも二原子分子で，沸点は分子間力の強さ，すなわち分子量に依存する。また，ハロゲンの単体はいずれも酸化力を持つが，その強さは $F_2 > Cl_2 > Br_2 > I_2$ の順である。

問2　[7]

　ハロゲン化水素のうち，フッ化水素だけは弱酸性を示す。

問3　[8]

　常温・常圧で単体が液体である元素は，臭素と水銀である。

問4　[9]

　流れた電子の物質量は

$$\frac{10.0 \times (32 \times 60 + 10)}{9.65 \times 10^4} = 0.200 (mol)$$ となるから，生じた塩素は 0.10 mol である。

問5　[10]

	H_2	$+$	I_2	$\rightleftarrows$	$2HI$	
前	2.0		2.0		0	(mol)
反	$-x$		$-x$		$+2x$	
後	$2-x$		$2-x$		$2x$	

平衡定数は $k = \dfrac{(2x)^2}{(2.0-x)^2} = \left(\dfrac{2x}{2.0-x}\right)^2 = 64$

これを解いて $x = 1.6$

ゆえに，生成するヨウ化水素の物質量は，

　$2 \times 1.6 = 3.2$

Ⅳ

〔解答〕

問1　①①　②⑦　③③　④⑩　⑤⑨
問2　⑥③　　問3　⑦①
問4(1)　⑧⑧　⑨③　⑩③　(2)　⑪⑤

〔出題者が求めたポイント〕

有機化学

〔解答のプロセス〕

問1　[1]～[5]

　濃硫酸を触媒として加えてカルボン酸とアルコールの脱水縮合によってエステルが生成する。この反応は可逆反応で，酸触媒でエステルの加水分解も進行する。

　一方，塩基触媒でエステルを合成することはできないが，加水分解は可能である。酸触媒の加水分解ではカルボン酸とアルコールが生成するが，塩基触媒の場合はカルボン酸が塩基と反応し，カルボン酸の塩とアルコール（フェノールがアルコールとして生成する場合はフェノール塩）が生成する。

問2　[6]

　油脂に塩基を作用させて生成するのがセッケンであり，油脂もまた脂肪酸とグリセリンのエステルである。そのため，塩基触媒を用いたエステルの加水分解を「けん化」ということもある。

問3　[7]

　酢酸エチルに水酸化ナトリウムを反応させるとエタノールが生成する。

問4　[8]～[11]

(1)

$$C : 176 \times \frac{12}{44} = 48 (mg)$$

$$H : 36 \times \frac{2}{18} = 4 (mg)$$

$$O : 76 - (48 + 4) = 24 (mg)$$

$$C : H : O = \frac{48}{12} : \frac{4}{1} : \frac{24}{16} = 8 : 8 : 3$$

よって組成式は $C_8H_8O_3$ で，分子量 152 であることから分子式もそのまま $C_8H_8O_3$

(2)　塩化鉄(Ⅲ)水溶液で呈色するのはフェノール性ヒドロキシ基を持つ物質である。選択肢の中で，カルボン酸でなおかつフェノール性ヒドロキシ基を持っているのは⑤のサリチル酸のみ。

Ⅴ

〔解答〕

問1　①⑫　②③　③①　④⑦　⑤⑧　⑥⑩
問2　⑦②　　問3　⑧①　　問4　⑨④

〔出題者が求めたポイント〕

天然ゴム・合成ゴム

〔解答のプロセス〕

問1　[1]～[6]

　天然ゴムはイソプレン分子が多数付加重合したような構造を持つ。

イソプレン　　　　ポリイソプレン
　　　　　　　　　（天然ゴム）

　天然ゴムはゴムノキの樹液から得ることができるが，そのままでは弾性が弱く製品としては利用できない。そこで硫黄を加えてポリイソプレンの分子鎖同士に架橋構造を作ることで三次元網目構造を作ることができ（加硫），製品として使うことができるゴムが得られる。加える硫黄の量を変えることで製品の弾性を変化させることができ，多量に加えて樹脂状になったゴムはエボナイトと呼ばれ絶縁材にも用いられる。

問4 9

　　1,3-ブタジエン1分子に二重結合は2つあるので，ブタジエン 1.0 mol に付加する水素は 2.0 mol である。ブタジエンゴム（重合するとブタジエン1単位ごとに二重結合1つになる）ではなく，単量体のブタジエンについて問われていることに注意。

生　物

解答　　4年度

I

〔解答〕

問1. 1. 1-⑥　　2. 2-①②⑤　　3. 3-③④⑥
　　　4. 4-④　　5. 5-②　　6. 6-①　　7. 7-⑤
問2. 1. 8-⑤　　2. 9-③　　3. 10-①
　　　4. 11-①⑤⑦　　5. 12-②

〔出題者が求めたポイント〕

膜タンパク質と浸透圧を主題にして、関連する知識の定着と実験に関わる論理的思考力を要求している。

〔解答のプロセス〕

問1. 2. ②コネクソンはギャップ結合した細胞間を結合させると共に、双方向の物質移動の可能なチャネルとしての機能を持つ。

3. 細胞膜は、H_2O、O_2、CO_2 のような小さな分子とアルコールやステロイドホルモンのような脂溶性の物質を透過させる性質を持つ。アミノ酸、スクロース、ペプチドホルモンのような大きな分子とイオンは細胞膜を透過しにくいため、チャネルやポンプといった膜タンパク質によって透過させる。

4. Ca^{2+} は細胞内にはほとんどない。Na^+ と K^+ の濃度は細胞内外で逆転しており、K^+ が細胞内に多い。

5. 電位依存性ナトリウムチャネルがより多く開口して膜電位を急激に上昇させる。

6. アルブミンは肝臓で合成される血液中の中では最も量が多いタンパク質であり、浸透圧を調節している。この浸透圧を膠質浸透圧と呼ぶ。アルブミンが減少すると血管内の水分が血管外に移動して、腹部や胸部に水が溜まり、腹水や胸水といった症状に陥ることが知られる。

7. 染色体を両極に移動させることで知られる紡錘糸は微小管からなる。細胞分裂で見られる収縮環は主にアクチンフィラメントとミオシンフィラメントからなり、筋収縮と同じ原理で収縮する。また、アクチンを重合させることでアクチンフィラメントを伸長させつつ細胞を伸長させる。中間径フィラメントはケラチン線維が束ねられた構造を持ち、細胞の強度を高めると共に、デスモソームやヘミデスモソームと結合して組織の強度を高める。

問2. 1・2・3. 腎臓の集合管の細胞に分布するアクアポリンは脳下垂体後葉から分泌されるバソプレシンの刺激により細胞内から細胞表面に移動して、原尿から水のみを再吸収して尿を濃縮する。

4. ①実験1のグラフより、体積1.08（約8%）でも破裂していない。→適切

②実験1のグラフより、時間経過に伴う体積の増加の割合はほぼ一定である。つまり細胞膜を介した水分子の移動速度もほぼ一定といえる。→不適切

③実験1のグラフより、緩衝液のみを注入した場合でも体積は増加している。→不適切

④実験1・2では、すべてのタンパク質Xが細胞膜上にあるかどうかの確認はしていない。→不適切

⑤実験1のグラフの3.0分後で確認すると、−○の方が−●より約2%大きい。→適切

⑥実験1のグラフの3.0分後で確認すると、−○の方が−●より約2%大きい。→不適切

⑦実験2のグラフのmRNAを注入したときのcAMPの有無で比較すると、cAMPを加えた方が細胞膜状に存在するタンパク質Xの量は1.5倍（50%）である。→適切

5. 実験2より、cAMPがあると細胞膜上のタンパク質Xの量が多いことからcAMPの合成を促進すると、タンパク質Xの細胞膜への移動が促進されると考えられる。浸透圧の低い培養液に移した後の卵細胞の体積増加は、タンパク質Xの作用で水が浸透したためと考えられる。水が集合管内から組織液に移動すれば組織液の浸透圧は低下する。なお、タンパク質Xはアクアポリンである。

II

〔解答〕

問1. 1. 1-③⑤⑥　　2-②③
問2. 1. 3-⑦　　2. 4-⑧　　3. 5-⑩
　　　4. 6-⑤　　5. 7-⑫
問3. 8-①　　9-③　　10-②　　11-④
問4. 12-③⑤
問5. 1. 13-①　　14-⑧
　　　2. 15-⑩　　16-⑧　　17-②　　3. 18-②⑤⑥
　　　4. (1)19-②　　(2)20-⑨
問6. 1. 21-⑩　　22-⑨　　2. 23-⑧
　　　3. 24-①④　　4. 25-④
　　　5. 26-⑩　　27-⑤　　28-⑦

〔出題者が求めたポイント〕

生殖と発生に関する詳細で正確な知識と遺伝を中心とした数的処理能力を要求している。

〔解答のプロセス〕

問1. 1. 不適切な理由を中心に解説する。

①「微小管」ではなく「アクチン」の束が先体突起を形成する。→不適切

②先体からの酵素放出は、ゼリー層に接触したときに起こる。→不適切

④⑥表層粒の内容物はエキソサイトーシスにより、細胞外（細胞膜と卵黄膜の間）に放出され、浮き上がった卵黄膜が受精膜となる。これを表層反応という。

④→不適切　⑥→適切

⑤ Na⁺ が細胞内に流入して、1～3秒間で卵膜の電化が逆転する。⟶適切

2．不適切な理由を解説する。

①動物極・植物極の位置は、受精前に決定している。⟶不適切

④三胚葉が分化するのは、原腸胚期である。⟶不適切

⑤この説明は、両生類の場合である。ウニの原口の位置は植物極側の中心である。⟶不適切

⑥原腸胚ではなく胞胚期の説明である。⟶不適切

⑦両生類の発生を説明している。ウニでは卵黄栓はできない。⟶不適切

問2．1．キイロショウジョウバエの卵の後端部には母性因子として「ナノス」mRNA が、前端部にはビコイド mRNA が偏在している。

2．胸部から尾部にかけて変異が生じ、本来は翅2枚なのだが、4枚持つ突然変異体を「バイソラックス」突然変異体という。ホメオティック突然変異の一種である。

3．BMP タンパク質は胚全体に均一に分布している。外胚葉の細胞には BMP 受容体が存在し、BMP が受容体に結合すると、表皮分化に関わる遺伝子発現が促進される。一方、BMP が受容体に結合しないときには、神経分化に関わる遺伝子の発現が促進される。背側に分布する「ノギン」タンパク質と「コーディン」タンパク質は、「BMP」と結合して受容体への結合を妨げ、背側には神経が、その他の外胚葉は表皮に誘導される。

4．「ディシェベルドタンパク質」がキネシンによって灰色三日月部分に運ばれる。

5．生殖腺を精巣に分化させるのは Y 染色体上の「SRY」遺伝子である。

問3．母性因子⟶ギャップ遺伝子群⟶ペアルール遺伝子群⟶セグメントポラリティー遺伝子群⟶ホメオティック遺伝子群の順で発現する。

問4．不適切なものを解説する。

①②オペロンを説明している。原核生物の遺伝子発現である。⟶不適切

④オペレーターは原核生物の遺伝子発現に使われる名称。内容もデタラメである。⟶不適切

⑥開始点となって mRNA ではなく DNA が合成される。⟶不適切

⑦リーディング鎖は DNA 複製時にラギング鎖とセットで用いられる用語である。転写の場合はセンス鎖とアンチセンス鎖を用い、鋳型鎖はアンチセンス鎖である。⟶不適切

問5．1．体細胞の染色体数はキイロショウジョウバエが8本、ヒトは46本である。減数分裂するとそれぞれ半数になるので、4本と23本になる。

2．G_1 期は DNA の複製がされていないので、ゲノムサイズのままの塩基対数になる。ある動物は複相（2n）と考えられるので、2ゲノムとして計算する。

なお、「1nm = 10^{-7}cm、1億2000万 = $1.2×10^8$」として以下のように計算できる。

$3.4×10^{-7}$cm ÷ 10 × $1.2×10^8$ × 2 = 3.4cm × 1.2 × 2 = 8.16cm ＝（四捨五入）⟶ 8.2cm

3．G_1 期の卵原細胞の染色体数を 2n・DNA 量を(1)としたとき、一次卵母細胞 2n(2)、二次卵母細胞 n(1)、第一極体 n(1)、卵 n(1/2)、第二極体 n(1/2)である。以下に不適切なものを解説する。

①卵は n(1/2)、卵原細胞は 2n(1)なので、G_1 期の卵原細胞の DNA 量は 2 倍多い。⟶不適切

③染色分体の数の違いから、DNA 量は第一極体(1/2)、第二極体(1/4)である。⟶不適切

④一次卵母細胞は 2n、二次卵母細胞は n なので染色体数が異なる。⟶不適切

4．(1)ここでは(2)との違いに注意する。各相同染色体が対合してできる二価染色体は4本の染色分体からなるが、乗換えを考えないため染色分体は2種類である。一次精母細胞が2個の二次精母細胞に分裂し、それぞれから同じ染色分体の組合せをもつ精子が2個ずつ形成される。この仕組みから考えると、染色体数がいくつであろうと、1つの精母細胞からできる精子の染色体の組合せは2通りになる。

(2)各二価染色体から2種類の染色体の組合せができるので、二価染色体が5本である1個体の雄の精子の染色体の組合せは「2^5 = 32 通り」である。

問6．1、2．(23-)F_1 雌[野生型]の遺伝子型は(BbCcSs)である。(bbccss)雄との交配の結果、[正常体色・正常眼]と[黒体色・辰砂眼]が多く、[正常体色・辰砂眼]と[黒体色・正常眼]が少ない。これは、遺伝子 B と S、b と s が連鎖していることを示しているので、F_1 雌[野生型]の遺伝子型(BbCcSs)を連鎖している遺伝子をアンダーライン2種類を用いて表すと、(BSbsCc)と表せる。組換え価は「組換えによって生じた個体数」×100(%) ÷「全個体数」なので、「(22＋22＋23＋23)×100(%) ÷ 1000 = 9.0(%)」となる。

3．連鎖している遺伝子は B と S、b と s なので、これに矛盾しない組合わせは①④である。

4．連鎖している遺伝子が B と S、b と s であることを踏まえ、組換えによって生じ得る「正常体色・辰砂眼」と「黒体色・正常眼」の個体が生じていないことから、組換えは起こらなかったことが判る。なお、キイロショウジョウバエの雄では、組換えを生じないことが知られている。

5．F_1 雄[野生型](BSbsCc)の作る配偶子とその割合は、組換えを生じないので (BSC)：(BSc)：(bsC)：(bsc) = 1：1：1：1 である。F_1 雌[野生型](BSbsCc)では組換え価9%なので、生じる配偶子とその割合は、(BSC)：(BSc)：(BsC)：(Bsc)：(bSC)：(bSc)(bsC)：(bsc) = 91：91：9：9：9：9：91：91 となる。「雄の4種類の遺伝子型の配偶子」と「雌の8種類の遺伝子型の配偶子」を掛け合わせた数字の割合だけ子ができたとすると、全体では「4×400 = 1600個体」になる。このうち、雄の(bsc)と雌の(bsc)

によって生じる（bbccss）の数は 91 個体である。した
がって、（bbccss）の生じる割合は「$91 \div 1600 \times 100\% = 5.6875\% -$ （小数点以下第 2 位を四捨五入）
$\longrightarrow 5.7\%$」となる。

Ⅲ
〔解答〕
問 1. 1-⑥　　問 2. 2-④　　問 3. 3-①②④⑥
問 4. 4-④⑤　　問 5. 5-①④　　問 6. 6-②
問 7. 7-①②③　　問 8. 8-①
〔出題者が求めたポイント〕
地球環境の変化と生物界の変遷に関する基本的な知識を
確認する設問である。
問 1．酸素を発生する反応は光合成であり、これを行う
　　最初の生物はシアノバクテリアである。
問 2．20 〜 25 億年前に海中でのシアノバクテリアの光
　　合成によって放出された酸素と鉄が反応して酸化鉄と
　　なって海中に沈殿した。このようにしてできた地層を
　　縞状鉄鉱層といい、赤鉄鉱を主とする鉄鉱石である。
問 3．次の細菌によって利用される。
　　亜硝酸菌「$2NH_4^+ + 3O_2 \longrightarrow$
　　　　　　　　　　$2NO_2^- + 4H^+ + 2H_2O +$ エネルギー」
　　硫黄細菌「$2H_2S + O_2 \longrightarrow 2S + 2H_2O +$ エネルギー」
　　　　　　「$2S + 3O_2 + 2H_2O \longrightarrow 2H_2SO_4 +$ エネルギー」
　　水素細菌「$2H_2 + O_2 \longrightarrow 2H_2O +$ エネルギー」
問 5．①インテグリンは細胞−細胞外基質間結合である
　　ヘミデスモソームと接着斑で、④カドヘリンは細胞間
　　接着である接着結合とデスモソームで見られる。
問 6．カルビンは、CO_2 が最初に取り込まれる物質は
　　PGA であることを明らかにした。
問 7．呼吸と光合成には共通点が多いが、FAD は呼吸
　　のみ、$NADP^+$ は光合成のみに関わる物質である。
問 8．オゾン層の形成によって生物の陸上進出が可能に
　　なった。最初に上陸したのは植物であった。

生　物

解答　4年度

I

〔解答〕

問1．1．1-④　2-②　3-③　4-②
　　　　5-②　6-⑥　7-③
　　　2．8-②⑤　　3．9-①③⑦
問2．1．10-③　　　11-⑥
　　　2．12-④⑧　3．13-③　4．14-②④
　　　5．15-①④　6．16-④　17-④　18-④
　　　7．19-②
　　　8．(1)20-⑤　(2)21-③　(3)22-⑤
　　　　(4)23-①　24-⑧　(5)25-④

〔出題者が求めたポイント〕

リゾチームを題材に、免疫に関する基礎知識の確認とリゾチームタンパク質がつくられる過程として、転写・翻訳に関する詳細でしっかりとした知識を要求している。さらに、実験問題を用意して高度な論理的思考力も要求する総合的な設問である。

〔解答のプロセス〕

問1．自然免疫のうちの化学的防御に貢献するリゾチームは、真正細菌の細胞壁を構成する多糖類（ペプチドグリカン）のグリコシド結合を加水分解する酵素である。真正細菌のうち、グラム陽性菌の細胞壁はペプチドグリカン層により構成されていて、ここにリゾチームが作用すると細胞壁が破壊されて浸透圧に対する耐性を失う。一方グラム陰性菌は、この細胞壁の外側にさらにリポ多糖による外膜が形成されているため、リゾチームが作用しても細胞壁成分は完全には分解されないものの、硬いペプチドグリカン層が分解されると形状維持ができなくなって球状になる。食中毒や下痢を引き起こすことで知られるサルモネラ菌はグラム陰性菌である。

2．(あ)はリボソームであり、リボソームは大小2つのサブユニットから成り、これらはリボソームタンパク質とリボソームRNAの複合体である。

3．②⑥⑧は糖類を分解する酵素である。④のオプシンにはヒトでは、桿体細胞に含まれるロドプシン、青、緑、赤各錐体に存在する青オプシン、緑オプシン、赤オプシンの4種類が存在する。⑤クリスタリンは水晶体に存在する透明なタンパク質である。

自然免疫に関わるものは①TLR（Toll様受容体）、③インターロイキン、⑦ディフェンシンである。①Toll様受容体は動物の細胞表面にある受容体タンパク質で、ウイルスや細菌、真菌、寄生虫のそれぞれに固有かつ共通した分子構造のパターンを認識すると、シグナル伝達系を活性化して炎症性サイトカイン（細胞から分泌される低分子のタンパク質で生理活性タンパク質とも呼ばれ、細胞間相互作用に関与し周囲の細胞に影響を与える物質）や抗菌ペプチドの産生を誘導する。③インターロイキンは、サイトカインに含まれる一群である。ヘルパーT細胞から分泌されるものが多い。単球やマクロファージが産生するインターロイキンはモノカイン、リンパ球が産生するものはリンフォカインともいう。⑦ディフェンシンは、動物に広くみられる抗菌物質で、微生物の細胞膜と結合することによって細胞膜に孔を開け、細胞内のイオンや栄養分を流出させる。好中球などの免疫系の細胞やほとんどの上皮細胞は、細胞に取り込んだバクテリアなどの異物を不活性化するためにディフェンシンを内部に持っている。

問2．ポリペプチドを構成するアミノ酸の配列順序をタンパク質の一次構造という。遺伝情報により決定するが、選択的スプライシングが行われる場合もあるため、1つの遺伝子からつくられるものはすべて同一とは限らない。また、複数のコドンが一つのアミノ酸に対応するものもあるため、塩基が置換してもアミノ酸は変化しない場合もある。

4．ステロイドホルモンは細胞膜を通過できるので、その受容体はごく一部を除いて細胞内に存在する。受容体と結合したステロイドホルモンは受容体と複合体を形成してDNAと結合し、特定の遺伝子を活性化させる。

5．RNAポリメラーゼと基本転写因子の複合体がDNAのプロモーターに結合して転写が開始される。DNAの複製と異なり、プライマーはつくらない。また、キャップ構造は転写の最中に、ポリA尾部の付加は転写終了時から行われる。

6．「完成したリゾチームmRNAのうち、開始コドンの始めの塩基から終止コドンの終わりの塩基までの塩基数」を求めるには、mRNAの指定するアミノ酸数を求める必要がある。図でリゾチームタンパク質は129個のアミノ酸からなるが、合成途中でN末端側18個のアミノ酸が切断されたとあるので、mRNAの指定するアミノ酸数は「129＋18＝147」である。N末端側は先に合成されるので、開始コドンの指定するアミノ酸であるメチオニンはここに含まれる。そうすると147個のアミノ酸を指定するのに必要な塩基数は「147×3＝441塩基」である。そして忘れてならないのが、指定するアミノ酸のない終止コドンである。これを加えると、求める塩基数は「441＋3＝444塩基」となる。

7．丁寧に計算する場合、平均分子量110のアミノ酸がリゾチームタンパク質には129個あるので、リゾチームタンパク質の分子量は「110×129＝14,190」である。1molのリゾチームタンパク質の質量は14,190gなので、100mg＝0.1gは「0.1／14,190mol＝7.047……×10^{-6}mol≒7.05×10^{-6}mol」である。1molは6.02×10^{23}個なので、「7.05×10^{-6}mol

$\times 6.02 \times 10^{23}$ 個 /mol $= 42.4 \times 10^{23-6}$ 個 $= 4.24 \times 10^{18}$ 個」となる。現実には時間勝負なので、効果的な計算方法を検討する。選択肢はすべて有効数字 2 桁、選択肢間の違いは指数と最初の数字である。計算例として、リゾチームタンパク質の分子量を「110 × 130 ＝ 11 × 13 × 100 ＝ 14,300 ≒ 14,000」とし、100mg の mol 数を「0.1 ／ 14,000 mol ＝ 100 ／ 14 × 10⁻⁶ ≒ 7 × 10⁻⁶ mol」とする。求める分子数は「7 × 10⁻⁶ mol × 6 × 10²³ 個 /mol ＝ 4.2 × 10¹⁸ 個」となる。

8. (1) mRNA から DNA を合成するには逆転写酵素が必要である。

(2) DNA の合成は 3′ 方向末端に新たなヌクレオチドを結合させていくので、増幅したい DNA の中央向きに 3′ が来るようにプライマーを決める。

(3) 選択肢から可能性のあるものを選ぶ。とすると、細胞内で合成されている転写調節因子の違いにより、リゾチーム遺伝子の転写が繊維系細胞では行われていないことが考えられる。

(4) リゾチーム遺伝子領域のイントロンを含む範囲を転写した「mRNA 前駆体」、「スプライシング過程の RNA」、「完成した mRNA」が、電気泳動によるバンドを形成した状態で 1 枚のナイロン膜に貼り付けてある。整理すると次のようになる。
　① mRNA 前駆体(最も長い)
　② スプライシング過程の RNA(中間のいろいろな長さ)
　③ 完成した mRNA(最も短い)
このナイロン膜とエキソン 4(エキソンならどこでも良いのだが)を放射性物質で標識した 1 本鎖 DNA を反応させたら、図 3a にある 4 つのバンドがみられた。つまり、1 本鎖 DNA が様々な RNA と結合して、放射線で標識されたバンドが現れた訳である。エキソンは mRNA 前駆体から完成された mRNA に至るまで除去されないので、すべてのバンドで検出されることになる。これを考慮して、それぞれの RNA の長さが次のように推定される。
　① mRNA 前駆体[エキソン＋イントロン 123]
　　(3900)
　② スプライシング過程の RNA[エキソン＋イントロンの一部] (2100 & 2000)
　③ 完成した mRNA[エキソンのみ] (800)
次にイントロン 1・2 領域の DNA を標識して同様の作業を行った結果に注目する。図 3c より、標識されたイントロン 2 領域の DNA は、「① mRNA 前駆体[エキソン＋イントロン 1・2・3] (3900)」にのみ結合することがわかる。言い換えるとイントロン 2 はイントロン 1・3 より先に除去されることになる。また、図 3b から「② スプライシング過程の RNA[エキソン＋イントロン 1・3] (2100) と [エキソン＋イントロン 1] (2000)」が読み取れる。そこで、「① mRNA 前駆体[エキソン＋イントロン 1・2・3] (3900)」－「② スプライシング過程の RNA[エキソン＋イントロン 1・3] (2100)」＝ イントロン 2 ＝

3900 － 2100 ＝ 1800　となる。

(5) イントロン 2 が最初に除去されることは(4)で解説した。図 3b から、イントロン 1 の DNA 領域は、3 つのバンドを示すことから、最後に除去されると判る。

Ⅱ
〔解答〕
問 1. 1. (1) 26-②③⑥⑦　(2) 27-②③④⑤
　　　2. (1) 28-②　29-⑨　30-④　31-⑬
　　　　　32-⑪ 33-③ 34-⑥　(2) 35-②③④
問 2. 1. (1) 36-③　(2) 37-②　(3) 38-①
　　　2. 39-②

〔出題者が求めたポイント〕
基本的な知識を確認する設問が中心である。実験問題では簡単な論理的思考力を要求している。
〔解答のプロセス〕
問 1. 2. (1) GABA(γ－アミノ酪酸)はタンパク質を構成しないアミノ酸の一種で、抑制性の神経伝達物質として機能しており、脳機能改善効果や高めの血圧を改善する作用なども認められていることから、健康食品として売られている。
問 2. ノルアドレナリンは血管収縮に関わる X 受容体のみに作用するが、アドレナリンは X 受容体の他に弛緩作用を及ぼす Y 受容体にも作用するとの説明から判断する。つまり、アドレナリンは血圧上昇の他に下降させる要素があることから、1.「アドレナリンの注射のグラフは③」である。2. X 受容体を働かなくしたラットでは、血圧上昇の要素はないので、「② 血圧は低下した後、元に戻る」である。

Ⅲ
〔解答〕
問 1. 1. 40-⑤⑥　2. 41-④　3. (1) 42-④　(2) 43-①
　　　4. 44-⑤　5. 45-④　6. 46-③　7. 47-③
　　　8. (1) 1) 48-⑩　2) 49-⑧
　　　　　(2) 1) 50-②③　2) 51-②
問 2. 1. (1) 52-③⑥　(2) 53-③⑥
　　　(3) 54-①④　2.55-①

〔出題者が求めたポイント〕
筋収縮に関する知識確認が中心となった設問である。筋収縮に影響を与える薬物に関する実験で簡単な論理的思考力も要求している。
〔解答のプロセス〕
問 1. 1. ①②③④は中枢神経系、⑦⑧は自律神経系である。
　　　2. 神経筋シナプスともいう。
　　　5. ①④③②の順で筋小胞体から Ca²⁺ が放出される。なお、小胞体にはリボソームの付着した粗面小胞体と付着していない滑面小胞体が知られ、筋小胞体は滑面小胞体である。粗面小胞体の働きは、リボソー

ムで合成されたタンパク質を取り込み、濃縮・貯蔵することであり、滑面小胞体の働きは各種の細胞内代謝で、とくにステロイド合成、脂質・糖などの代謝に関わる。筋小胞体の場合は Ca^{2+} の濃縮を行う。

6. ③により、アクチン表面のトロポミオシンが移動すると、「アクチンのミオシン結合部位」が表出して、ミオシン頭部がアクチンと結合する。

7. アクチンフィラメントと結合したミオシン頭部にATP が結合すると、ミオシン頭部はアクチンフィラメントから離れる。ATP が ADP とリン酸に分解されるとき、ミオシン頭部がアゴを上げたような形に変化してからアクチンフィラメントに結合する。ミオシン頭部から ADP とリン酸が放出されるとき、ミオシン頭部がアゴを曳くように動く。再びATP が結合する。この繰り返しでミオシン頭部がアクチン線維をたぐり寄せる。

問 2. 1. (1)「(43-) アセチルコリン」と競合して結合する薬物 A によって、筋繊維の細胞膜上の受容体が活性化しないので、ナトリウムイオンが細胞内に流入しない。言い換えると筋繊維は興奮しない。したがって、筋小胞体からのカルシウムイオンの放出も筋収縮も起こらない。

(2)薬物 B によって、筋小胞体からカルシウムイオンの放出が阻害されるので、筋繊維が興奮しても筋小胞体からのカルシウムイオンの放出も筋収縮も起こらない。

(3)薬物 C によって、「(41-) シナプス」において「(43-) アセチルコリン」の分解を抑制されるので、シナプス間隙のアセチルコリン濃度が維持される。そのため筋繊維の興奮が持続されて筋小胞体からのカルシウムイオンの放出と筋収縮が持続する。有機リン系農薬やジャガイモの芽に多いソラニンにアセチルコリンを分解するアセチルコリンエステラーゼ阻害作用がある。

2. ①薬物 A によって筋繊維が興奮できない状態なので、電気刺激で筋繊維を興奮させれば筋繊維は収縮する。

②薬物 B によって、筋繊維が興奮してもカルシウムイオンが放出されないので、電気刺激で細胞を興奮させても収縮しない。

③薬物 C によって筋繊維は持続的に興奮して収縮状態が維持されている。仮に弛緩しているとすれば、ATP が不足するなどによって筋収縮できない状態にあると予想される。

2022年度

英 語 解 答 用 紙

2022年2月1日実施
獣医学部　獣医学科，動物資源科学科
生物環境科学科
海洋生命科学部　海洋生命科学科

フリガナ

氏　名

受験番号

万　千　百　十　一

志望学部・学科

獣医学部
○ 獣医学科
第1志望の学科のみ
マークすること。
○ 動物資源科学科
○ 生物環境科学科

海洋生命科学部
○ 海洋生命科学科

注意事項

【マークの仕方】
・マークはHBの鉛筆で、はっきりマークすること。
（ボールペン・サインペン等は不可）
・マークを消すときは、消しゴムで完全に消し、
消しくずを残さないこと。

（良い例）　●
（悪い例）　細い　短い　うすい　はみだし

I
問1　1 2 3 4 5
問2　6 7 8 9 10
問3　11 12 13 14 15

II　16 17 18 19 20 21 22 23 24 25

III　26 27 28 29 30 31 32 33 34 35

IV
(ア)　36 37
(イ)　38 39 40 41
(ウ)　42 43 44 45

V　46 47 48 49 50

この解答用紙は133%に拡大すると、ほぼ実物大になります。

２０２２年度
数 学 解 答 用 紙

2022年2月1日実施
獣医学部 動物資源科学科, 生物環境科学科
海洋生命科学部 海洋生命科学科

志望学部		学部	志望学科		学科	受験番号		氏名	

注意：問題1は答えのみを記すこと。問題2は解答の過程を必ず記すこと。解答の過程も採点の対象となる。

問題1.（1）

ア	イ

（2）

ウ	エ	オ	カ

（3）

キ	ク

（4）

ケ	コ	サ

点

（5），（6）には解答しないこと。

問題2.（1）

答え　$a =$　　　，$b =$

（2）

答え

（3）

答え

（4）

答え

点

合計	

点

この解答用紙は182％に拡大すると、ほぼ実物大になります。

物　理　解　答　用　紙

2022年2月1日実施
獣医学部　獣医学科，動物資源科学科
生物環境科学科
海洋生命科学部　海洋生命科学科

2022年度

フリガナ

氏　名

志望学部・学科

獣医学部
○ 獣医学科
○ 動物資源科学科
○ 生物環境科学科

海洋生命科学部
○ 海洋生命科学科

第1志望の学科のみ
マークすること。

受験番号

注意事項

マークの仕方
・マークはHBの鉛筆で、はっきりマークすること。
（ボールペン、サインペン等は不可）
・マークを消すときは、消しゴムで完全に消し、
消しくずを残さないこと。

（良い例）　●

（悪い例）　細い、短い、うすい、はみ出る

この解答用紙は133%に拡大すると、ほぼ実物大になります。

この解答用紙は 133％に拡大すると、ほぼ実物大になります。

2022年度

生 物 解 答 用 紙

2022年2月1日実施
獣医学部　獣医学科，動物資源科学科
生物環境科学科
海洋生命科学部　海洋生命科学科

この解答用紙は133％に拡大すると、ほぼ実物大になります。

2022年度

英 語 解 答 用 紙

2022年3月5日実施
獣医学部　獣医学科，動物資源科学科
生物環境科学科
海洋生命科学部　海洋生命科学科

氏 名

フリガナ

受験番号

志望学部・学科

獣医学部
○ 獣医学科

第1志望の学科のみ
マークすること。

○ 動物資源科学科
○ 生物環境科学科

海洋生命科学部
○ 海洋生命科学科

注意事項

マークの仕方

（良い例）
■

（悪い例）
細い　短い　うすい　はみでる

・マークはHBの鉛筆で、はっきりマークすること。
（ボールペン、サインペン等は不可）
・マークを消すときは、消しゴムで完全に消し、
消しくずを残さないこと。

	問	1	2	3	4
I	問1	1	① ② ③ ④
		2	① ② ③ ④
		3	① ② ③ ④
		4	① ② ③ ④
		5	① ② ③ ④
	問2	6	① ② ③ ④
		7	① ② ③ ④
		8	① ② ③ ④
		9	① ② ③ ④
		10	① ② ③ ④
		11	① ② ③ ④
	問3	12	① ② ③ ④
	問4	13	① ② ③ ④
		14	① ② ③ ④

II	15	① ② ③ ④
	16	① ② ③ ④
	17	① ② ③ ④
	18	① ② ③ ④
	19	① ② ③ ④
	20	① ② ③ ④
	21	① ② ③ ④
	22	① ② ③ ④
	23	① ② ③ ④
	24	① ② ③ ④

III	問1	25	① ② ③ ④ ⑤
		26	① ② ③ ④ ⑤
		27	① ② ③ ④ ⑤
		28	① ② ③ ④ ⑤
		29	① ② ③ ④ ⑤
		30	① ② ③ ④
	問2	31	① ② ③ ④
		32	① ② ③ ④

IV	33	① ② ③ ④ ⑤
	34	① ② ③ ④ ⑤
	35	① ② ③ ④ ⑤
	36	① ② ③ ④ ⑤
	37	① ② ③ ④ ⑤
	38	① ② ③ ④ ⑤
	39	① ② ③ ④ ⑤
	40	① ② ③ ④ ⑤

この解答用紙は133%に拡大すると、ほぼ実物大になります。

２０２２年度

数 学 解 答 用 紙

2022年3月5日実施
獣医学部　獣医学科，動物資源科学科，生物環境科学科
海洋生命科学部　海洋生命科学科

志望学部	学部	志望学科	学科	受験番号	氏名

注意：問題Ⅰは答えのみを記すこと。問題Ⅱは答えだけでなく解答の過程も簡潔に記すこと。解答の過程も採点の対象となる。

問題Ⅰ.(1)

ア	イ	ウ

(2)

エ	オ	カ

(3)

キ	ク	ケ

(4)

コ	サ	シ

点

問題Ⅱ.(1)

答え　l の方程式 _____ , Aの座標 _____

(2)

答え　m の方程式 _____ , Bの座標 _____

(3)

答え _____

(4)

答え _____ 点

合計	点

この解答用紙は182％に拡大すると、ほぼ実物大になります。

この解答用紙は 133％に拡大すると、ほぼ実物大になります。

生 物 解 答 用 紙

2022年度

2022年3月5日実施
獣医学部　獣医学科、動物資源科学科
生物環境科学科
海洋生命科学部　海洋生命科学科

この解答用紙は 133% に拡大すると、ほぼ実物大になります。

令和3年度

問 題 と 解 答

英　語

問題
（60分）

3年度

前期　２月１日　試験

Ⅰ　次の英文を読み，下記の設問に答えなさい。

①　A virus is a microscopic particle that infects the cells of plants and animals. A virus is usually not considered an organism since it does not show any life processes, (　1　) reproduction or growth, outside of a living cell. When it finds a host cell, however, the virus becomes active, using the cell's structure to (6)multiply. All viruses have a core of nucleic acid[*1] surrounded by a protective shell of protein or capsid[*2]. In addition, some viruses are encased[*3] in a wrapping of proteins and fatty materials. The genes of the virus are in its core, in the form of either DNA or RNA, and transmit hereditary information.

②　Since viruses remain (7)dormant until they actually invade a cell, a human body can carry a great number of viruses in its bodily fluids without actually getting sick. Only when the virus introduces its nucleic acid into a cell (　2　) disease occur. A bacterial virus infects a bacterial cell by attaching to the cell and inserting its viral genes into the cell. Either the viral genetic material can take over the cell's activity to make it produce many new viral particles, called virions, or it can become part of the host cell's genes, in which case it will be duplicated along with the genes, so that when the cell divides, both new cells will carry the viral genes. In the former, a process called lysing releases the virions by bursting the host cell and killing it. In the latter, the cells remain healthy but continually pass the viral genes to each new generation, (　3　) something causes the viral genes to take over and become active. If that happens, the infection will then follow the cycle described above, creating new viral particles and bursting the cell to release them. This infection pattern is called lysogeny. A third infection pattern is transduction. Sometimes when a virus infects a bacterial cell, the genes of the bacteria are incorporated in the newly created virions. In this way, the bacterial genes can be transmitted to other host cells.

③　Viruses infect the cells of plants and animals in ways similar to the way they infect bacterial cells, with one significant difference: the release of the virions is not always accompanied (　4　) the bursting of the host cell. Sometimes, especially with animal viruses, the virions simply detach from the cell without killing it. A viral infection of a plant or animal cell can manifest itself in one of four ways. The virus can remain dormant in the host cell, seemingly producing no effect. It can kill the cell. It can cause the cell to divide before it dies, thereby increasing the number of virions. Finally, a viral infection can transform the cell, causing the cell to divide and take on abnormal growth patterns, in which case the cell becomes cancerous.

④　It is difficult to treat viral infections with drugs, because most drugs that prevent the development of the virus also end up preventing the functions of the host cell itself. Animals, however, have some (8)built-in mechanisms to combat viral infections. For instance, the human immune system responds to some viral infections by creating antibodies that neutralize the virus and prevent reinfection. This immune response forms the basis of the development of vaccines to prevent infections.

5　In animals, viral infections sometimes remain (　5　), that is, limited to a specific area. This is the case of respiratory viruses such as influenza, an infection of the respiratory passages that is spread by breathing in airborne cells infected with influenza viruses. Vaccines help reduce the incidence of influenza, but there are so many strains[*4] of virus that it is impossible to provide immunity from all of them. Some viral infections can spread throughout the body, for instance, HIV (human immunodeficiency virus). HIV starts in lymph nodes[*5], and over the course of several years, during which time the infected person often experiences no symptoms, it spreads through the body (9)via the bloodstream, eventually developing into AIDS (acquired immunodeficiency syndrome), at which point symptoms appear. Since HIV destroys the body's immune system, people suffering from AIDS are at risk of catching a wide variety of infections that lead to death, including cancer and pneumonia[*6]. (10)To date, there is no cure for or vaccine against the virus.

注：*1 nucleic acid「核酸」　　　　　*2 capsid「ウイルスゲノムを取り囲むタンパク質の殻」

　　*3 encase「完全に包む」　　　　　*4 strain「(細菌の)変種」

　　*5 lymph node「リンパ節」　　　　*6 pneumonia「肺炎」

問1　本文中の空欄 (1) ～ (5) に当てはまる最も適切な語 (句) を，それぞれ ① ～ ⑤ の中から一つずつ選びなさい。

(1) ① because of　　　② for sure　　　③ in case of
　　④ no more than　　⑤ such as

(2) ① does　　　② done　　　③ has
　　④ have　　　⑤ is

(3) ① however　　　② outside　　　③ unless
　　④ within　　　⑤ without

(4) ① above　　　② by　　　③ into
　　④ onto　　　⑤ upon

(5) ① capitalized　　　② generalizing　　　③ immortal
　　④ localized　　　⑤ strengthening

問2 本文中の下線部 (6) ～ (10) の語 (句) と最も近い意味をもつ語 (句) を, それぞれ①～⑤ の中から一つずつ選びなさい。

(6) multiply

    ① decline   ② increase   ③ overlap

    ④ request   ⑤ subtract

(7) dormant

    ① animated   ② dominating   ③ effective

    ④ harmful   ⑤ inactive

(8) built-in

    ① acquired   ② exotic   ③ inherent

    ④ spacious   ⑤ thick

(9) via

    ① by way of   ② devoid of   ③ in default of

    ④ lacking in   ⑤ notwithstanding

(10) To date

    ① Forever   ② From now on   ③ Long time ago

    ④ So far   ⑤ Without doubt

問3 次の (11) ～ (14) の各問いの答えとして最も適切なものを, それぞれ①～④の中から 一つずつ選びなさい。

(11) Which processes are described by the underlined text in paragraph ②?

    ① Lysing and lysogeny.

    ② Lysogeny and transduction.

    ③ Transduction and lysing.

    ④ Immunity and transduction.

(12) What can be inferred from paragraph ④ about vaccines?

    ① Vaccines stimulate the immune system to manufacture antibodies.

    ② Vaccines are a powerful drug.

    ③ Vaccines attack cells infected with viruses.

    ④ Vaccines stop infected cells from functioning.

(13) In paragraph ⑤, for what purpose does the writer use HIV as an example of a viral infection?

　　① To illustrate a virus that can be treated with drugs.

　　② To show that a virus remains dormant.

　　③ To give an example of a virus that does not stay in one area.

　　④ To prove that a virus starts in lymph nodes.

(14) According to the passage, which feature do viruses NOT have in common?

　　① They need a host cell in order to reproduce.

　　② They eventually are killed by the body's immune system.

　　③ Treatment with drugs is often ineffective.

　　④ Their nucleic acid cores are encased in capsids.

Ⅱ　次の対話文を読み，下記の設問に答えなさい。

Boss: I've called you here to talk about the selection of a new director for the Customer Service Department. As you know, so far there are only two candidates, Martha Francis and Juliette Welch. First, I'd like to hear your comments, both (15) <u>pro and con</u>, about Martha's qualifications for this position.

Ivana: Well, I think Martha is the perfect person for this position. She's been with the company for twenty years, so she knows the business (16) <u>inside out</u>. She's conservative and serious; plus she gets along with everybody.

April: Yikes! In my opinion, if she becomes director, nothing will change. I mean, we wouldn't see anything new — just the opposite — we'd keep on implementing the same programs as always.

Katie: She isn't known for (17) <u>thinking outside the box</u>. What's more, we'd start to see our current customer base fall off, simply because our competitors have enthusiastic new people and innovative programs. I'm just sayin'...

Tim: I have to agree with April and Katie on this one. In the first place, Martha is too conservative; plus she'd hardly inspire any enthusiasm among the employees.

Boss: Anybody else want to (18) <u>put their two cents in</u>? OK. Then let's talk about Juliette. What do you guys think?

Ivana: Look, if Juliette gets this job, it will be a total disaster for the company. In the first place, her fancy degree isn't worth squat because she has zero experience. Besides, we don't even know her very well. She's only been here since March, and to top it all off, we all know that she was (19) <u>fired</u> from her last job.

Tim: Really, I've heard that her coworkers think she's a bit arrogant, like she thinks she's the queen of the office. She's not exactly popular with the other employees. I don't think they'd be happy with her as the boss.

Stan: Well, since I put her name up, I have to say that I see her as a very bright and competent person. Still, I recognize that she lacks experience. And now that you tell me that her personality could cause friction among the employees, then I (20) <u>go along with</u> your decision in this case.

Boss: Obviously, we haven't found the ideal person to handle this job. We may have to look outside the company, which I don't particularly want to do. We'll meet here tomorrow at the same time. I'll expect your suggestions — and they'd better be more (21) <u>promising</u>!

問1 下線部 (15) ～ (21) の語 (句) と同じ意味のものを，それぞれ ① ～ ⑤ の中から一つずつ選びなさい。

(15) pro and con

① yours or others'   ② in agreement   ③ for and against

④ now and in the future   ⑤ professional and amateur

(16) inside out

① automatically   ② incompletely   ③ satisfactorily

④ superficially   ⑤ thoroughly

(17) thinking outside the box

① always thinking the same way

② preferring to think alone

③ being always satisfied with one's ideas

④ hardly being creative

⑤ having new ideas for solving problems

(18) put their two cents in

① donate money to the company

② offer any other opinions

③ resign from the company

④ pay for a dinner

⑤ hire a staff member from another company

(19) fired

① continued   ② dismissed   ③ joined

④ prisoned   ⑤ tolerated

(20) go along with

① accept   ② oppose   ③ refuse

④ transmit   ⑤ withhold

(21) promising

① fruitful   ② intolerable   ③ meaningless

④ superfluous   ⑤ unreliable

問2　次の (22)〜(25) の各問いの答えとして最も適切なものを，それぞれ①〜④の中から
一つずつ選びなさい。

(22)　What is the purpose of the meeting?

　　① To employ an appropriate new staff member.
　　② To select a person appropriate to a higher position.
　　③ To celebrate someone's promotion.
　　④ To change the company's working hours.

(23)　Who is most likely to be selected as the appropriate candidate?

　　① Martha Francis.　　　　　　　　② Juliette Welch.
　　③ A person outside the company.　　④ It is not yet decided.

(24)　Who did most likely recommend Juliette to the boss before the meeting?

　　① April　　　　　② Ivana　　　　　③ Katie　　　　　④ Stan

(25)　What does the boss decide?

　　① To continue the meeting after lunch.
　　② To ask other employees for their opinions.
　　③ To interview Juliette and Martha.
　　④ To have another meeting the next day.

Ⅲ 次の (26) ～ (30) の各英文の空欄に当てはまる最も適切な語句を，それぞれ ① ～ ⑤ の中から一つずつ選びなさい。

(26) Marine biologists use the squid's giant nerve fibers for their research on how _____.

① nerves work   ② nerves working

③ to nerves work   ④ work nerves

⑤ to working nerves

(27) Although insects look different from each other, particular characteristics _____ are found throughout the entire class.

① their anatomy having   ② where their anatomy is

③ into their anatomy   ④ of their anatomy

⑤ unless their anatomy

(28) A school library is more useful than a public library _____ the great benefit from a course of study.

① if a student receiving   ② that a student receives

③ for a student to receive   ④ being received by a student

⑤ receiving a student

(29) A planetarium shows the way the night sky looks from a given perspective _____ centuries ago.

① where it looked at   ② when it might be looking

③ and it appeared at   ④ only to limit

⑤ or its appearance

(30) Noam Chomsky argued that, even without training or experience, _____ to understand the principles supporting the grammatical structure of language.

① human being's ability   ② the ability of human beings

③ human beings can   ④ human beings are able

⑤ human beings are ability

IV　次の文章が一貫した内容となるように，(31)〜(40) の各空欄に入る最も適切なものを，下の ① 〜 ⑩ の中から一つずつ選びなさい。ただし，同じ番号は一度しか使えません。

Nations (　31　) their historic sites — buildings, wilderness, and ruins — on the World Heritage List. Inclusion on this list can be very valuable to a nation in (　32　) tourist income. In addition, when an important site is on the list, there is (　33　) it, (　34　) that it will be maintained (　35　) enjoy.

How do historic sites get on this list? In November 1972, the United Nations Educational, Scientific, and Cultural Organization (UNESCO) (　36　) the World Heritage Convention. Its goal is to identify cultural and natural places of "outstanding and universal value." In order to qualify, (　37　) must include important historical information that is (　38　) to future generations. If the site — through natural disaster, war, or lack of funds — begins (　39　), nations that (　40　) must assist.

① a commitment to preserving　　② adopted a treaty known as

③ a heritage site　　④ for future generations to

⑤ terms of generating　　⑥ have signed the treaty

⑦ thereby ensuring　　⑧ to deteriorate

⑨ work hard to get　　⑩ worth passing on

数　学

問題

（70分）

3年度

$$\boxed{\text{前期　2月1日　試験}}$$

(全受験者共通)

問題1. 次の各文の $\boxed{}$ にあてはまる答えを求めよ。

(1) 関数 $y = 3^{2x-1} \ (-1 \leqq x \leqq 3)$ の最大値は $\boxed{\text{ア}}$ であり, 最小値は $\boxed{\text{イ}}$ である。
方程式 $4^x - 3 \cdot 2^x - 4 = 0$ の実数解は $x = \boxed{\text{ウ}}$ である。

(2) a, b を定数とし, 2次方程式 $x^2 + ax + b = 0$ の2つの解を α, β とする。このとき, $\alpha^2 + \beta^2$ を a と b で表すと, $\boxed{\text{エ}}$ である。また, 2次方程式 $x^2 + 2bx + a = 0$ の2つの解が $\alpha + 2, \beta + 2$ であるとき, $a = \boxed{\text{オ}}$, $b = \boxed{\text{カ}}$ である。

(3) 男子 A,B,C,D と女子 E,F,G,H の8人がいる。

(i) この8人から6人を選んで1列に並べるとき, 並べ方は全部で $\boxed{\text{キ}}$ 通りである。

(ii) この8人から6人を選んで1列に並べるとき, 男女が交互に並ぶ並べ方は $\boxed{\text{ク}}$ 通りである。

(iii) この8人から6人を選んで輪の形に並べるとき, どの女子も隣り合わない並べ方は $\boxed{\text{ケ}}$ 通りである。

(4) 1辺の長さが4の正四面体 OABC において, 辺 OA を $3:1$ に内分する点を M, 辺 BC の中点を N とする。$\overrightarrow{\text{OA}} = \vec{a}, \overrightarrow{\text{OB}} = \vec{b}, \overrightarrow{\text{OC}} = \vec{c}$ とするとき, $\overrightarrow{\text{MN}}$ は $\vec{a}, \vec{b}, \vec{c}$ を用いて $\overrightarrow{\text{MN}} = \boxed{\text{コ}} \vec{a} + \boxed{\text{サ}} \vec{b} + \boxed{\text{シ}} \vec{c}$ と表される。また, $\overrightarrow{\text{MN}} \cdot \overrightarrow{\text{AB}} = \boxed{\text{ス}}$ であり, $\overrightarrow{\text{MN}}$ と $\overrightarrow{\text{AB}}$ のなす角を θ とすると, $\cos\theta = \boxed{\text{セ}}$ である。

（獣医学部獣医学科受験者用）

(5) すべての実数 x に対して $\sin(\theta - x) = \cos x$ を満たす θ のうち, $0 \leqq \theta \leqq \pi$ を満たすものは $\theta = \boxed{\text{ソ}}$ である。

方程式 $\cos 2x = \sin 3x$ の解 x のうち, $0 \leqq x \leqq \dfrac{\pi}{2}$ の範囲にあるものを α, β $(\alpha < \beta)$ とするとき, $\alpha = \boxed{\text{タ}}$, $\beta = \boxed{\text{チ}}$ であり, $\sin \alpha = \boxed{\text{ツ}}$, $\sin \beta = \boxed{\text{テ}}$ である。

(6) $a_1 = 1, a_{n+1} = 3a_n + 4n$ $(n = 1, 2, 3, \cdots)$ によって定められる数列 $\{a_n\}$ について考える。このとき, $a_4 = \boxed{\text{ト}}$ である。また, $a_{n+1} - a_n = b_n$ とおくとき, 数列 $\{b_n\}$ の一般項は $b_n = \boxed{\text{ナ}}$ である。数列 $\{a_n\}$ の一般項は $a_n = \boxed{\text{ニ}}$ である。

(全受験者共通)

問題 **2.** t を正の定数とする。放物線 $y = x^2 - tx$ について以下の問いに答えよ。

(1) この放物線と x 軸で囲まれた図形の面積 S を t を用いて表せ。

(2) a を正の定数とし，$t = 2$ とする。この放物線と直線 $y = ax$ で囲まれた図形の面積が，この放物線と x 軸で囲まれた図形の面積の 8 倍であるとき，定数 a の値を求めよ。

(3) 定積分 $\displaystyle\int_0^3 |x^2 - tx|\, dx$ の値を最小にする t の値を求めよ。

物 理

問題
（60分）

3年度

前期　2月1日 試験

Ⅰ 次の問い（問1〜問5）の空所 ☐ に入る適語を解答群から選択せよ。（解答番号 1 〜 25 ）

問1　図1のように，半径 r 〔m〕で内面がなめらかな半球状の容器を水平面上に固定し，容器の中に重さ W 〔N〕で一様ではない棒を入れたところ，棒の両端が点pと点qで容器に接して静止した。このとき，点pで棒が容器から受ける垂直抗力の大きさは | 1 | $\times W$ 〔N〕であり，棒の重心は点pから | 2 | $\times r$ 〔m〕だけ離れている。ただし，必要であれば $\cos 15° = \dfrac{\sqrt{2}+\sqrt{6}}{4}$ を利用してよい。

図1

1 の解答群

① $\dfrac{\sqrt{3}}{6}$　　② $\dfrac{1}{2}$　　③ $\dfrac{\sqrt{3}}{3}$　　④ $\dfrac{\sqrt{3}}{2}$　　⑤ 1　　⑥ $\dfrac{2\sqrt{3}}{3}$　　⑦ $\dfrac{4}{3}$　　⑧ $\sqrt{3}$

⑨ 2　　⑩ $\dfrac{3\sqrt{3}}{2}$　　⑪ 3　　⑫ $2\sqrt{3}$　　⑬ 4　　⑭ $3\sqrt{3}$　　⑮ 6

2 の解答群

① $\dfrac{\sqrt{6}-\sqrt{2}}{2}$　　② $\sqrt{3}-1$　　③ $\dfrac{3\sqrt{2}-\sqrt{6}}{2}$　　④ $\sqrt{6}-\sqrt{2}$　　⑤ $\dfrac{2-\sqrt{2}}{2}$　　⑥ $\sqrt{2}-1$

⑦ $\dfrac{2\sqrt{3}-\sqrt{6}}{2}$　　⑧ $2-\sqrt{2}$　　⑨ $\dfrac{3\sqrt{2}}{8}$　　⑩ $\dfrac{\sqrt{2}}{2}$　　⑪ $\dfrac{3\sqrt{2}}{4}$　　⑫ $\sqrt{2}$　　⑬ $\dfrac{3\sqrt{2}}{2}$

⑭ $3\sqrt{2}$

問 2　質量 0.50 kg の小球を，水平と 30° の角をなす向きに速さ 20.0 m/s で投射した。投射した直後に重力がする仕事の仕事率は $\boxed{3}\ \boxed{4}\ .\ \boxed{5} \times 10^{\boxed{6}\ \boxed{7}}$ 〔W〕であり，投射してから 2.0 秒後に重力がする仕事の仕事率は $\boxed{8}\ \boxed{9}\ .\ \boxed{10} \times 10^{\boxed{11}\ \boxed{12}}$ 〔W〕である。ただし，重力加速度の大きさを 9.8 m/s² とし，解答の有効数字は 2 桁とする。

$\boxed{3}$ と $\boxed{6}$ と $\boxed{8}$ と $\boxed{11}$ の解答群

① ＋　　② －

その他の解答群

① 1　② 2　③ 3　④ 4　⑤ 5　⑥ 6　⑦ 7　⑧ 8　⑨ 9　⑩ 0

問3　図2のように，磁束密度の大きさ B 〔T〕の一様な磁場中で，長さ ℓ 〔m〕の導体棒 A を磁場に垂直な面内で A の中点 O を通る回転軸のまわりに大きさ ω 〔rad/s〕の角速度で回転させた。点 P および点 Q は，それぞれ A の端点である。このとき，A が単位時間あたりに磁場を横切る面積は　**13**　〔m²/s〕である。また，A 内で最も電位が高い点は　**14**　であり，A 内での最大の電位差は　**15**　〔V〕である。

回転軸

図2

---

13 の解答群

① $\dfrac{1}{16}\ell\omega$　② $\dfrac{1}{8}\ell\omega$　③ $\dfrac{1}{4}\ell\omega$　④ $\dfrac{1}{2}\ell\omega$　⑤ $\dfrac{1}{16}\ell^2\omega$　⑥ $\dfrac{1}{8}\ell^2\omega$　⑦ $\dfrac{1}{4}\ell^2\omega$

⑧ $\dfrac{1}{2}\ell^2\omega$　⑨ $\dfrac{1}{16}\ell\omega^2$　⑩ $\dfrac{1}{8}\ell\omega^2$　⑪ $\dfrac{1}{4}\ell\omega^2$　⑫ $\dfrac{1}{2}\ell\omega^2$　⑬ $\dfrac{1}{16}\ell^2\omega^2$　⑭ $\dfrac{1}{8}\ell^2\omega^2$

⑮ $\dfrac{1}{4}\ell^2\omega^2$　⑯ $\dfrac{1}{2}\ell^2\omega^2$

---

14 の解答群

① P　② Q　③ O　④ P と Q　⑤ P と O　⑥ Q と O　⑦ P と Q と O

⑧ P と O の中点　⑨ Q と O の中点　⑩ P と O の中点，および Q と O の中点

---

15 の解答群

① $\dfrac{1}{16}B\ell\omega$　② $\dfrac{1}{8}B\ell\omega$　③ $\dfrac{1}{4}B\ell\omega$　④ $\dfrac{1}{2}B\ell\omega$　⑤ $\dfrac{1}{16}B\ell^2\omega$　⑥ $\dfrac{1}{8}B\ell^2\omega$

⑦ $\dfrac{1}{4}B\ell^2\omega$　⑧ $\dfrac{1}{2}B\ell^2\omega$　⑨ $\dfrac{1}{16}B\ell\omega^2$　⑩ $\dfrac{1}{8}B\ell\omega^2$　⑪ $\dfrac{1}{4}B\ell\omega^2$　⑫ $\dfrac{1}{2}B\ell\omega^2$

⑬ $\dfrac{1}{16}B\ell^2\omega^2$　⑭ $\dfrac{1}{8}B\ell^2\omega^2$　⑮ $\dfrac{1}{4}B\ell^2\omega^2$　⑯ $\dfrac{1}{2}B\ell^2\omega^2$

問 4　図 3 のように，凸レンズ L_1，L_2 を同じ光軸上に距離 $2a$〔m〕だけ離して置き，L_1 の前方 a〔m〕の光軸上に物体 A を置いたところ，L_1 の後方 $\dfrac{3a}{2}$〔m〕の位置に A の倒立実像ができた。このとき，L_1 の焦点距離は　| 16 |　〔m〕である。さらに，光軸上で L_2 の後方から見ると，A の倒立虚像 B が見えた。A に対する B の倍率が 2 倍であったとすると，L_2 の焦点距離は　| 17 |　〔m〕である。

図3

解答群

① $\dfrac{a}{5}$　② $\dfrac{a}{3}$　③ $\dfrac{2a}{5}$　④ $\dfrac{a}{2}$　⑤ $\dfrac{3a}{5}$　⑥ $\dfrac{2a}{3}$　⑦ $\dfrac{4a}{5}$　⑧ a

⑨ $\dfrac{6a}{5}$　⑩ $\dfrac{4a}{3}$　⑪ $\dfrac{7a}{5}$　⑫ $\dfrac{3a}{2}$　⑬ $\dfrac{8a}{5}$　⑭ $\dfrac{5a}{3}$　⑮ $\dfrac{9a}{5}$　⑯ $2a$

問 5　比熱 $0.60\,\mathrm{J/(g\cdot K)}$ で温度 20℃の容器 A に，温度 68℃の水 30 g を入れてからじゅうぶん時間が経過した後，A と水の温度はともに 56℃になった。このとき，A の質量は | 18 |.| 19 | × 10^| 20 || 21 |〔g〕である。つぎに，この水の中に温度 −14℃の氷 7.0 g を入れたところ，氷は完全に溶け，A と水は同じ温度になった。このとき，水の温度は | 22 |.| 23 | × 10^| 24 || 25 |〔℃〕である。ただし，水の比熱を $4.2\,\mathrm{J/(g\cdot K)}$，氷の比熱を $2.1\,\mathrm{J/(g\cdot K)}$，氷の融解熱を $3.3 \times 10^2\,\mathrm{J/g}$ とし，A，水，および氷は外部との熱のやりとりがないものとする。また，有効数字は 2 桁とする。

| 20 | と | 24 | の解答群

① ＋　② −

その他の解答群

① 1　② 2　③ 3　④ 4　⑤ 5　⑥ 6　⑦ 7　⑧ 8　⑨ 9　⑩ 0

II 次の問い（問 1～問 5）の空所 ☐ に入る適語を解答群から選択せよ。（解答番号 ☐1☐ ～ ☐7☐）

図 4(a) のように，表面がなめらかな円板 C を水平面上に固定し，C の中心に鉛直に立てた回転する細い棒に長さ r〔m〕の軽く細いひもの一端を固定した。また，質量 M〔kg〕であらい上面をもつ一辺が $2L$〔m〕で一様な立方体 A の側面中央にひもの他端を取りつけた。A の上面の中央に質量 m〔kg〕の小物体 B を置き，上から見て A と B を C 上で反時計回りに回転させたところ，ひもは水平となり，A と B は一体となって C 上を等速円運動した。ただし，A と B との間の静止摩擦係数を μ とし，重力加速度の大きさを g〔m/s²〕とする。また，図 4(b) は円板を真上から見た図であり，点 p は C の円周上の点である。

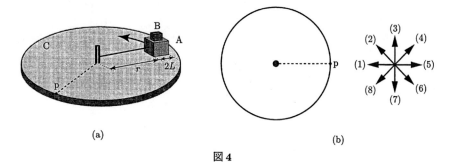

図 4

問 1 B が C の中心と点 p を結ぶ直線を通過した瞬間に，B が A から受ける摩擦力は図 4(b) の ☐1☐ の矢印の向きである。

解答群

① (1)　② (2)　③ (3)　④ (4)　⑤ (5)　⑥ (6)　⑦ (7)　⑧ (8)

問 2 B の角速度の大きさが ω〔rad/s〕であるとき，B の速さは ☐2☐ 〔m/s〕であり，ひもの張力の大きさは ☐3☐ 〔N〕である。

☐2☐ の解答群

① $r\omega$　② $r\omega^2$　③ $\dfrac{\omega}{r}$　④ $\dfrac{\omega}{r^2}$　⑤ $\dfrac{\omega^2}{r}$　⑥ $\dfrac{\omega^2}{r^2}$

⑦ $(r+L)\omega$　⑧ $(r+L)\omega^2$　⑨ $\dfrac{\omega}{r+L}$　⑩ $\dfrac{\omega}{(r+L)^2}$　⑪ $\dfrac{\omega^2}{r+L}$　⑫ $\dfrac{\omega^2}{(r+L)^2}$

☐3☐ の解答群

① $(m+M)r\omega$　② $(m+M)r\omega^2$　③ $\dfrac{(m+M)\omega}{r}$　④ $\dfrac{(m+M)\omega}{r^2}$　⑤ $\dfrac{(m+M)\omega^2}{r}$

⑥ $\dfrac{(m+M)\omega^2}{r^2}$　⑦ $(m+M)(r+L)\omega$　⑧ $(m+M)(r+L)\omega^2$　⑨ $\dfrac{(m+M)\omega}{r+L}$　⑩ $\dfrac{(m+M)\omega}{(r+L)^2}$

⑪ $\dfrac{(m+M)\omega^2}{r+L}$　⑫ $\dfrac{(m+M)\omega^2}{(r+L)^2}$

問3　AとBの回転速度をゆっくり上げていったところ，Bがすべり始めた。Bがすべり始める直前のBの速さは
　　　　$\boxed{4}$　〔m/s〕である。

解答群

① $\mu g(r+L)$　　② $\mu g(r+L)^2$　　③ $\dfrac{\mu(r+L)}{g}$　　④ $\dfrac{\mu(r+L)^2}{g}$　　⑤ $\dfrac{\mu g}{r+L}$　　⑥ $\dfrac{\mu g}{(r+L)^2}$

⑦ $\sqrt{\mu g(r+L)}$　　⑧ $(r+L)\sqrt{\mu g}$　　⑨ $\sqrt{\dfrac{\mu(r+L)}{g}}$　　⑩ $(r+L)\sqrt{\dfrac{\mu}{g}}$　　⑪ $\sqrt{\dfrac{\mu g}{r+L}}$

⑫ $\dfrac{\sqrt{\mu g}}{r+L}$

　つぎに図5のように，中央にまっすぐでなめらかな面をもつ溝がある円板Dを水平に置いた。Dの中心点Oに細い棒を鉛直に立て，棒にばね定数 k〔N/m〕，自然長 ℓ_0〔m〕の軽いばねの一端を固定した。ばねの他端にAを取り付け，Aを溝の中に置いたところ，ばねは水平となり静止した。続いてD上でAを固定し，Dを点Oを通る鉛直線のまわりで一定の大きさ Ω〔rad/s〕の角速度で回転させてからAを静かに放したところ，AはD上で静止した観測者から見て溝に沿って単振動した。ただし，Aと溝との間に隙間はなく，Aは溝の中でなめらかに運動するものとする。また，Aを放す前と後でDの角速度は変化しないものとする。

図5

問4　Aの速さがD上の観測者から見て最大となるときのAの重心の位置は，点Oから水平距離で　$\boxed{5}$　〔m〕だけ離れている。

解答群

① $\dfrac{\ell_0\Omega^2}{2}$　　② $\dfrac{(\ell_0+L)\Omega^2}{2}$　　③ $\dfrac{M\ell_0\Omega^2}{2}$　　④ $\dfrac{M(\ell_0+L)\Omega^2}{2}$　　⑤ $\dfrac{k\ell_0^2}{2}$　　⑥ $\dfrac{k(\ell_0+L)^2}{2}$

⑦ $\dfrac{k\ell_0\Omega^2}{k-M\Omega^2}$　　⑧ $\dfrac{k(\ell_0+L)\Omega^2}{k-M\Omega^2}$　　⑨ $\dfrac{kM\ell_0\Omega^2}{k-M\Omega^2}$　　⑩ $\dfrac{kM(\ell_0+L)\Omega^2}{k-M\Omega^2}$　　⑪ $\dfrac{k\ell_0}{k-M\Omega^2}$

⑫ $\dfrac{k(\ell_0+L)}{k-M\Omega^2}$　　⑬ $\sqrt{\dfrac{k\ell_0^2\Omega}{k-M\Omega^2}}$　　⑭ $\sqrt{\dfrac{k(\ell_0+L)^2\Omega}{k-M\Omega^2}}$　　⑮ $\sqrt{\dfrac{kM\ell_0^2\Omega}{k-M\Omega^2}}$　　⑯ $\sqrt{\dfrac{kM(\ell_0+L)^2\Omega}{k-M\Omega^2}}$

⑰ $\sqrt{\dfrac{k\ell_0^2}{k-M\Omega^2}}$　　⑱ $\sqrt{\dfrac{k(\ell_0+L)^2}{k-M\Omega^2}}$

問 5　D の溝に沿って x 軸をとる。 $\boxed{\;5\;}$ の位置を原点として測った A の重心の水平位置を x〔m〕，D 上の観測者からみた A の水平方向の加速度を a〔m/s^2〕とすると，A の運動方程式は点 O から A へ向かう向きを正として $Ma = \boxed{\;6\;}$ と書ける。したがって，A の単振動の周期は $\boxed{\;7\;}$ 〔s〕である。

$\boxed{\;6\;}$ の解答群

① $-kx$　　② $-M\Omega^2 x$　　③ $-(k - M\Omega^2)x$　　④ $-(M\Omega^2 - k)x$　　⑤ $-(k + M\Omega^2)x$

⑥ $-\left(k(\ell_0 + L) - M\Omega^2\right)x$　　⑦ $-\left(M\Omega^2 - k(\ell_0 + L)\right)x$　　⑧ $-kx + M\Omega^2$　　⑨ $-M\Omega^2 x + k(\ell_0 + L)$

$\boxed{\;7\;}$ の解答群

① $\dfrac{1}{2\pi}\sqrt{\dfrac{M}{k}}$　　② $\dfrac{1}{2\pi}\sqrt{\dfrac{M}{k + M\Omega^2}}$　　③ $\dfrac{1}{2\pi}\sqrt{\dfrac{M}{k - M\Omega^2}}$　　④ $2\pi\sqrt{\dfrac{M}{k}}$　　⑤ $2\pi\sqrt{\dfrac{M}{k + M\Omega^2}}$

⑥ $2\pi\sqrt{\dfrac{M}{k - M\Omega^2}}$　　⑦ $\dfrac{1}{2\pi}\sqrt{\dfrac{k}{M}}$　　⑧ $\dfrac{1}{2\pi}\sqrt{\dfrac{k + M\Omega^2}{M}}$　　⑨ $\dfrac{1}{2\pi}\sqrt{\dfrac{k - M\Omega^2}{M}}$　　⑩ $2\pi\sqrt{\dfrac{k}{M}}$

⑪ $2\pi\sqrt{\dfrac{k + M\Omega^2}{M}}$　　⑫ $2\pi\sqrt{\dfrac{k - M\Omega^2}{M}}$

III 次の問い（問1〜問4）の空所 ☐ に入る適語を解答群から選択せよ。（解答番号 ☐ **1** ☐ 〜 ☐ **9** ☐ ）

　図6のように，縦 a〔m〕，横 $2a$〔m〕の長方形をした2枚の極板を距離 d〔m〕だけ離した平行板コンデンサー C を真空中に置き，電気抵抗 R，内部抵抗の無視できる起電力 V〔V〕の直流電源 E，およびスイッチ S からなる回路と接続した。はじめ S は開いており，C に電荷はたくわえられていない。ただし，真空の誘電率を ε_0〔F/m〕とする。

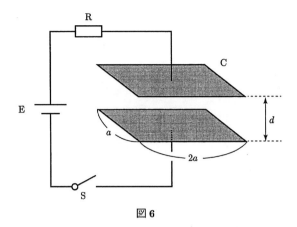

図6

問1　C の電気容量は ☐ **1** ☐ 〔F〕である。

解答群

① $\dfrac{\varepsilon_0 a}{4d}$　② $\dfrac{\varepsilon_0 a}{2d}$　③ $\dfrac{\varepsilon_0 a}{d}$　④ $\dfrac{2\varepsilon_0 a}{d}$　⑤ $\dfrac{\varepsilon_0 d}{4a}$　⑥ $\dfrac{\varepsilon_0 d}{2a}$　⑦ $\dfrac{\varepsilon_0 d}{a}$　⑧ $\dfrac{2\varepsilon_0 d}{a}$

⑨ $\dfrac{\varepsilon_0 a^2}{4d}$　⑩ $\dfrac{\varepsilon_0 a^2}{2d}$　⑪ $\dfrac{\varepsilon_0 a^2}{d}$　⑫ $\dfrac{2\varepsilon_0 a^2}{d}$　⑬ $\dfrac{\varepsilon_0 d^2}{4a}$　⑭ $\dfrac{\varepsilon_0 d^2}{2a}$　⑮ $\dfrac{\varepsilon_0 d^2}{a}$

⑯ $\dfrac{2\varepsilon_0 d^2}{a}$

問2　S を閉じた。S を閉じてからじゅうぶん時間が経過した後，C にたくわえられている電荷の電気量は ☐ **2** ☐ 〔C〕である。また，S を閉じてからじゅうぶん時間が経過するまでに E がした仕事は ☐ **3** ☐ 〔J〕であり，その間に R で発生したジュール熱は ☐ **4** ☐ 〔J〕である。

解答群

① 0　② $\dfrac{\varepsilon_0 a^2 V}{4d}$　③ $\dfrac{\varepsilon_0 a^2 V}{2d}$　④ $\dfrac{\varepsilon_0 a^2 V}{d}$　⑤ $\dfrac{2\varepsilon_0 a^2 V}{d}$　⑥ $\dfrac{\varepsilon_0 a V^2}{4d}$　⑦ $\dfrac{\varepsilon_0 a V^2}{2d}$

⑧ $\dfrac{\varepsilon_0 a V^2}{d}$　⑨ $\dfrac{2\varepsilon_0 a V^2}{d}$　⑩ $\dfrac{\varepsilon_0 a^2 V^2}{4d}$　⑪ $\dfrac{\varepsilon_0 a^2 V^2}{2d}$　⑫ $\dfrac{\varepsilon_0 a^2 V^2}{d}$　⑬ $\dfrac{2\varepsilon_0 a^2 V^2}{d}$

つぎに，図7のように，Cの極板の縦と横がそれぞれx軸とy軸と平行になるようにxyz座標をとる。問2の最後の状態でSを開き，縦a〔m〕，横$2a$〔m〕，高さ$\frac{d}{2}$〔m〕の直方体で比誘電率ε_rの誘電体Dを，Cの極板と平行になるように，Dに外力を加えながらy軸に沿って極板間にゆっくり挿入した。ただし，電場は極板間のみに存在し，重力の影響は考えないものとする。

図7

問3　極板間にDの半分だけDを挿入したとき，Cの電気容量は　5　〔F〕であり，Cの極板間の電位差は　6　〔V〕である。

　5　の解答群

① $\frac{\varepsilon_0 a^2}{2d}\frac{\varepsilon_\mathrm{r}+1}{2\varepsilon_\mathrm{r}+1}$
② $\frac{\varepsilon_0 a^2}{d}\frac{\varepsilon_\mathrm{r}+1}{2\varepsilon_\mathrm{r}+1}$
③ $\frac{2\varepsilon_0 a^2}{d}\frac{\varepsilon_\mathrm{r}+1}{2\varepsilon_\mathrm{r}+1}$
④ $\frac{\varepsilon_0 a^2}{2d}\frac{\varepsilon_\mathrm{r}+1}{3\varepsilon_\mathrm{r}+1}$

⑤ $\frac{\varepsilon_0 a^2}{d}\frac{\varepsilon_\mathrm{r}+1}{3\varepsilon_\mathrm{r}+1}$
⑥ $\frac{2\varepsilon_0 a^2}{d}\frac{\varepsilon_\mathrm{r}+1}{3\varepsilon_\mathrm{r}+1}$
⑦ $\frac{\varepsilon_0 a^2}{2d}\frac{2\varepsilon_\mathrm{r}+1}{\varepsilon_\mathrm{r}+1}$
⑧ $\frac{\varepsilon_0 a^2}{d}\frac{2\varepsilon_\mathrm{r}+1}{\varepsilon_\mathrm{r}+1}$

⑨ $\frac{2\varepsilon_0 a^2}{d}\frac{2\varepsilon_\mathrm{r}+1}{\varepsilon_\mathrm{r}+1}$
⑩ $\frac{\varepsilon_0 a^2}{2d}\frac{2\varepsilon_\mathrm{r}+1}{3\varepsilon_\mathrm{r}+1}$
⑪ $\frac{\varepsilon_0 a^2}{d}\frac{2\varepsilon_\mathrm{r}+1}{3\varepsilon_\mathrm{r}+1}$
⑫ $\frac{2\varepsilon_0 a^2}{d}\frac{2\varepsilon_\mathrm{r}+1}{3\varepsilon_\mathrm{r}+1}$

⑬ $\frac{\varepsilon_0 a^2}{2d}\frac{3\varepsilon_\mathrm{r}+1}{\varepsilon_\mathrm{r}+1}$
⑭ $\frac{\varepsilon_0 a^2}{d}\frac{3\varepsilon_\mathrm{r}+1}{\varepsilon_\mathrm{r}+1}$
⑮ $\frac{2\varepsilon_0 a^2}{d}\frac{3\varepsilon_\mathrm{r}+1}{\varepsilon_\mathrm{r}+1}$
⑯ $\frac{\varepsilon_0 a^2}{2d}\frac{3\varepsilon_\mathrm{r}+1}{2\varepsilon_\mathrm{r}+1}$

⑰ $\frac{\varepsilon_0 a^2}{d}\frac{3\varepsilon_\mathrm{r}+1}{2\varepsilon_\mathrm{r}+1}$
⑱ $\frac{2\varepsilon_0 a^2}{d}\frac{3\varepsilon_\mathrm{r}+1}{2\varepsilon_\mathrm{r}+1}$

　6　の解答群

① $\frac{(\varepsilon_\mathrm{r}+1)V}{2(2\varepsilon_\mathrm{r}+1)}$
② $\frac{(\varepsilon_\mathrm{r}+1)V}{2\varepsilon_\mathrm{r}+1}$
③ $\frac{2(\varepsilon_\mathrm{r}+1)V}{2\varepsilon_\mathrm{r}+1}$
④ $\frac{(\varepsilon_\mathrm{r}+1)V}{2(3\varepsilon_\mathrm{r}+1)}$
⑤ $\frac{(\varepsilon_\mathrm{r}+1)V}{3\varepsilon_\mathrm{r}+1}$

⑥ $\frac{2(\varepsilon_\mathrm{r}+1)V}{3\varepsilon_\mathrm{r}+1}$
⑦ $\frac{(2\varepsilon_\mathrm{r}+1)V}{2(\varepsilon_\mathrm{r}+1)}$
⑧ $\frac{(2\varepsilon_\mathrm{r}+1)V}{\varepsilon_\mathrm{r}+1}$
⑨ $\frac{2(2\varepsilon_\mathrm{r}+1)V}{\varepsilon_\mathrm{r}+1}$
⑩ $\frac{(2\varepsilon_\mathrm{r}+1)V}{2(3\varepsilon_\mathrm{r}+1)}$

⑪ $\frac{(2\varepsilon_\mathrm{r}+1)V}{3\varepsilon_\mathrm{r}+1}$
⑫ $\frac{2(2\varepsilon_\mathrm{r}+1)V}{3\varepsilon_\mathrm{r}+1}$
⑬ $\frac{(3\varepsilon_\mathrm{r}+1)V}{2(\varepsilon_\mathrm{r}+1)}$
⑭ $\frac{(3\varepsilon_\mathrm{r}+1)V}{\varepsilon_\mathrm{r}+1}$
⑮ $\frac{2(3\varepsilon_\mathrm{r}+1)V}{\varepsilon_\mathrm{r}+1}$

⑯ $\frac{(3\varepsilon_\mathrm{r}+1)V}{2(2\varepsilon_\mathrm{r}+1)}$
⑰ $\frac{(3\varepsilon_\mathrm{r}+1)V}{2\varepsilon_\mathrm{r}+1}$
⑱ $\frac{2(3\varepsilon_\mathrm{r}+1)V}{2\varepsilon_\mathrm{r}+1}$

問 4　D をゆっくり極板間に全て挿入し，外力を 0 にしたところ，D は極板間で静止した。このとき，C にたくわえられている静電エネルギーは，D を挿入する前の値と比べ　7　〔J〕だけ　8　している。また，D を挿入している間，D に加える外力の向きは　9　の向きである。

7　の解答群

① $\dfrac{\varepsilon_0 a^2 V^2}{4d}\dfrac{\varepsilon_{\mathrm{r}}-1}{\varepsilon_{\mathrm{r}}}$　② $\dfrac{\varepsilon_0 a^2 V^2}{2d}\dfrac{\varepsilon_{\mathrm{r}}-1}{\varepsilon_{\mathrm{r}}}$　③ $\dfrac{\varepsilon_0 a^2 V^2}{d}\dfrac{\varepsilon_{\mathrm{r}}-1}{\varepsilon_{\mathrm{r}}}$　④ $\dfrac{\varepsilon_0 a^2 V^2}{4d}\dfrac{\varepsilon_{\mathrm{r}}-1}{2\varepsilon_{\mathrm{r}}+1}$

⑤ $\dfrac{\varepsilon_0 a^2 V^2}{2d}\dfrac{\varepsilon_{\mathrm{r}}-1}{2\varepsilon_{\mathrm{r}}+1}$　⑥ $\dfrac{\varepsilon_0 a^2 V^2}{d}\dfrac{\varepsilon_{\mathrm{r}}-1}{2\varepsilon_{\mathrm{r}}+1}$　⑦ $\dfrac{\varepsilon_0 a^2 V^2}{4d}\dfrac{\varepsilon_{\mathrm{r}}-1}{3\varepsilon_{\mathrm{r}}+1}$　⑧ $\dfrac{\varepsilon_0 a^2 V^2}{2d}\dfrac{\varepsilon_{\mathrm{r}}-1}{3\varepsilon_{\mathrm{r}}+1}$

⑨ $\dfrac{\varepsilon_0 a^2 V^2}{d}\dfrac{\varepsilon_{\mathrm{r}}-1}{3\varepsilon_{\mathrm{r}}+1}$

8　の解答群

① 増加　② 減少

9　の解答群

① x 軸の正　② x 軸の負　③ y 軸の正　④ y 軸の負　⑤ z 軸の正　⑥ z 軸の負

化　学

問題
（60分）

3年度

注意：必要があれば次の値を用いよ。

原子量　H：1.0　　　C：12.0　　　O：16.0

標準状態における理想気体1molの体積：22.4 L

水のイオン積（25℃）：1.0×10^{-14} (mol/L)^2

Ⅰ　次の問1～問8に答えよ。

問1　アルカリ金属3種の融点を，低いものから高いものに順番に並べたものはどれか。
次のうちから選べ。　1

① Li < Na < K　　　　② Li < K < Na　　　　③ Na < K < Li

④ Na < Li < K　　　　⑤ K < Li < Na　　　　⑥ K < Na < Li

問2　次の物質のうちから，酸性塩であり，その水溶液が塩基性を示すものを選べ。　2

① $NaHCO_3$　　　　② Na_2CO_3　　　　③ CH_3COONa

④ NaCl　　　　⑤ $NaHSO_4$　　　　⑥ NH_4Cl

問3　次のうちから，電子殻のL，M，N殻それぞれに収容される電子の最大数として，正しい
組み合わせを選べ。　3

	L殻	M殻	N殻
①	4	8	8
②	4	8	16
③	4	16	16
④	4	16	32
⑤	8	16	32
⑥	8	18	32
⑦	8	18	36
⑧	8	18	40

問4　次の物質のうちから，多原子分子であるものを3つ選べ。　4

① アンモニア　　② 塩化水素　　③ 塩化カリウム　　④ オゾン

⑤ 酸素　　　　　⑥ 鉄　　　　　⑦ ネオン　　　　　⑧ 水

問5　標準状態で体積が672 mLのアンモニアをすべて水に溶かして，1.50 Lのアンモニア水を調製した。次のうちから，このアンモニア水の水素イオン濃度〔mol/L〕を選べ。ただし，このときのアンモニアの電離度は1.00×10^{-2}とする。　　5

① 5.00×10^{-9}　　　② 1.00×10^{-9}　　　③ 5.00×10^{-10}　　　④ 1.00×10^{-10}

⑤ 5.00×10^{-11}　　　⑥ 1.00×10^{-11}　　　⑦ 5.00×10^{-12}　　　⑧ 1.00×10^{-12}

問6　次のうちから，下線部が単体の意味で使われているものを4つ選べ。　　6

① ボーキサイトには<u>アルミニウム</u>が含まれる。

② <u>塩素</u>は反応性が高く，様々な物質を酸化する。

③ <u>酸素</u>は地殻の質量の約46％を占める。

④ 成長期には<u>カルシウム</u>の多い食品を摂取する必要がある。

⑤ <u>炭素</u>はすべての生物に存在する。

⑥ <u>銀</u>は電気の良導体である。

⑦ <u>ヘリウム</u>は密度が小さく，常温・常圧では1Lあたり0.18 gしかない。

⑧ <u>水素</u>は酸素と反応して水を生じる。

問7　次の物質のうちから，分子内に非共有電子対が<u>存在しない</u>ものを2つ選べ。　　7

① アセトン　　　② アンモニア　　　③ エタン　　　④ エタノール

⑤ 塩化水素　　　⑥ 二酸化硫黄　　　⑦ 硫化水素　　　⑧ ベンゼン

問8　次のうちから，酸化還元反応であるものを3つ選べ。　　8

① $NH_3 + H_2O \longrightarrow NH_4^+ + OH^-$

② $Fe_2O_3 + 3CO \longrightarrow 2Fe + 3CO_2$

③ $H_2SO_4 + 2NaOH \longrightarrow Na_2SO_4 + 2H_2O$

④ $MnO_2 + 4HCl \longrightarrow MnCl_2 + Cl_2 + 2H_2O$

⑤ $HCl + NH_3 \longrightarrow NH_4Cl$

⑥ $N_2 + 3H_2 \longrightarrow 2NH_3$

Ⅱ　次の(1)～(4)に該当する金属を，{ }内に示す個数だけ＜選択肢＞の中から，それぞれ選べ。ただし，同じ選択肢を繰り返し選んでもよい。

(1) 常温の水と激しく反応し，水素を発生するもの。{1つ}　　1

(2) 常温の水とは反応しないが，希塩酸と反応し，水素を発生するもの。{3つ}　2

(3) 希塩酸とは反応しないが，濃硝酸と反応して溶けるもの。{2つ}　3

(4) 濃硝酸に溶けないもの。{3つ}　　4

　　＜選択肢＞
　　① Ag　　② Al　　③ Au　　④ Cu　　⑤ Fe　　⑥ K　　⑦ Zn

Ⅲ　硫化水素に関する次の文章を読み，問1～問4に答えよ。

　金属イオンを含む水溶液に硫化水素を通すと，硫化物が沈殿することが多い。硫化水素は水に溶解すると，次のような電離平衡が成立する。

　　　$H_2S \rightleftharpoons 2H^+ + S^{2-}$

電離定数 K は下記の式で表すことができる。

　　　$K = \dfrac{[H^+]^2[S^{2-}]}{[H_2S]} = 1.2 \times 10^{-21}\ (mol/L)^2$

　2価の金属イオン M^{2+} の硫化物 MS は，難溶性で水にわずかに溶け，次の溶解平衡が成り立つ。

　　　$MS (固) \rightleftharpoons M^{2+} + S^{2-}$

水溶液中の金属イオンのモル濃度と硫化物イオンのモル濃度の積の値 $[M^{2+}][S^{2-}]$ を溶解度積 (K_{sp}) といい，温度一定の条件下で，各金属硫化物に固有の定数となる。

問1　常温・常圧での硫化水素について，次の記述のうちで正しいものはどれか。　1

　　① 黄色，無臭，無毒である。
　　② 黄色，無臭，有毒である。
　　③ 黄色，腐卵臭，無毒である。
　　④ 黄色，腐卵臭，有毒である。
　　⑤ 無色，無臭，無毒である。
　　⑥ 無色，無臭，有毒である。
　　⑦ 無色，腐卵臭，無毒である。
　　⑧ 無色，腐卵臭，有毒である。

問2 水蒸気を含む硫化水素を乾燥させるために使用できる乾燥剤を，次のうちから**すべて**選べ。 2

① 塩化カルシウム ② 酸化カルシウム ③ 十酸化四リン
④ ソーダ石灰 ⑤ 濃硫酸

問3 鉛(Ⅱ)イオン 1.0×10^{-2} mol と鉄(Ⅱ)イオン 1.0×10^{-2} mol を含む混合水溶液 1.0 L の pH を 2.0 に，水溶液中の硫化水素の濃度を 1.0×10^{-1} mol/L に保ちながら，硫化水素を十分に通じた。このときにおこる変化を次のうちから選べ。ただし，硫化鉛(Ⅱ)の溶解度積 K_{sp} は 1.0×10^{-28} (mol/L)^2，硫化鉄(Ⅱ)の K_{sp} は 4.0×10^{-19} (mol/L)^2 とする。また，水溶液の体積変化は無視できるものとする。 3

① 硫化鉛(Ⅱ)が沈殿する。
② 硫化鉄(Ⅱ)が沈殿する。
③ 硫化鉛(Ⅱ)と硫化鉄(Ⅱ)が沈殿する。
④ 沈殿は生成しない。

問4 問3で水溶液中に残っている鉛(Ⅱ)イオンと鉄(Ⅱ)イオンのモル濃度〔mol/L〕は，それぞれいくらか。有効数字2桁で答えよ。A，B，D，Eにあてはまる数字を下記の＜A，B，D，Eの選択肢＞から，CとFにあてはまる数字を下記の＜CとFの選択肢＞からそれぞれ選べ。ただし，同じ選択肢を繰り返し選んでもよい。

鉛(Ⅱ)イオンのモル濃度 [A].[B] $\times 10^{[C]}$ mol/L

鉄(Ⅱ)イオンのモル濃度 [D].[E] $\times 10^{[F]}$ mol/L

A 4 B 5 C 6
D 7 E 8 F 9

＜A，B，D，Eの選択肢＞

① 1 ② 2 ③ 3 ④ 4 ⑤ 5
⑥ 6 ⑦ 7 ⑧ 8 ⑨ 9 ⑩ 0

＜CとFの選択肢＞

① −1 ② −2 ③ −3 ④ −4 ⑤ −5 ⑥ −6
⑦ −7 ⑧ −8 ⑨ −9 ⑩ −10 ⑪ −11 ⑫ −12

Ⅳ 次の(1)～(4)に示す2種類の物質を識別するために，最も適当な操作を＜操作選択肢＞から，その操作を行ったときに変化する物質を＜物質選択肢＞からそれぞれ選べ。

	2種類の物質 A・B	操作	変化する物質
(1)	A 塩化カリウム水溶液　　B 硝酸カリウム水溶液	1	2
(2)	A ステアリン酸　　B リノール酸	3	4
(3)	A エタノール　　B ジエチルエーテル	5	6
(4)	A グルタミン酸　　B 酒石酸	7	8

＜操作選択肢＞

① 過剰のアンモニア水を加える。　　② 塩化鉄(Ⅲ)水溶液を加える。

③ 臭素水を加える。　　④ 硝酸銀水溶液を加える。

⑤ 水酸化バリウム水溶液を加える。　　⑥ ナトリウムの小片を加える。

⑦ ニンヒドリンの水溶液を加えて温める。

＜物質選択肢＞

① A　　　② B

Ⅴ　芳香族化合物 A〜D に関する次の文章を読み，問1〜問4に答えよ。

（ⅰ）A は分子式 C_6H_7N で表され，A を硫酸酸性の二クロム酸カリウム水溶液で酸化すると
　　黒色物質が得られる。

（ⅱ）B は分子式 $C_7H_6O_3$ で表され，ナトリウムフェノキシドに高温・高圧のもとで二酸化炭素
　　を反応させた後，希硫酸を作用させると得られる。

（ⅲ）C は分子式 C_7H_8 で表され，触媒を用いて C を酸化すると，防腐剤として使われるカルボ
　　ボン酸が得られる。

（ⅳ）D は分子式 C_7H_8O で表され，これに塩化鉄（Ⅲ）水溶液を加えると，青色に呈色する。

　　A〜D を少量ずつ含む混合物をジエチルエーテルに溶解し，混合溶液とした。下図の操作
により各成分を（ア）〜（エ）の各層に分離することができた。このとき，A は，水層（ウ）に塩
として含まれることがわかった。

問1　A と B に無水酢酸を作用させた。このとき，得られた芳香族化合物がもつ官能基を，次の
　　うちからそれぞれ選べ。

① アミド結合　　　　② アミノ基　　　　③ エーテル結合

④ カルボキシ基　　　⑤ ヒドロキシ基　　⑥ ニトロ基

A の反応生成物　|　1　|　　　　B の反応生成物　|　2　|

問2　分子式 C_7H_8O で表されるベンゼン環をもつ化合物の構造異性体は，全部でいくつか。
　　次のうちから選べ。　|　3　|

① 1　　　② 2　　　③ 3　　　④ 4　　　⑤ 5　　　⑥ 6

問3　図中の操作(1), (2), (3)に適するものを次のうちからそれぞれ選べ。

① 塩化ナトリウム水溶液を加えて分液ろうとで振り分けた。

② 希塩酸を加えて分液ろうとで振り分けた。

③ 酢酸エチルを加えて分液ろうとで振り分けた。

④ 水酸化ナトリウム水溶液を加えて分液ろうとで振り分けた。

⑤ 二酸化炭素を十分に吹き込んだ後，ジエチルエーテルを加えて分液ろうとで振り分けた。

⑥ 硫酸ナトリウム水溶液を加えて分液ろうとで振り分けた。

⑦ ジエチルエーテルを加えて分液ろうとで振り分けた。

(1) 　4　　　　(2) 　5　　　　(3) 　6

問4　CとDはそれぞれ(ア)〜(エ)のどの層に含まれているか。次のうちから選べ。

① (ア)　　　　② (イ)　　　　③ (ウ)　　　　④ (エ)

C 　7　　　　D 　8

Ⅵ　次の文を読み，**問1**と**問2**に答えよ。

　平均分子量2.43×10^5のアミロペクチン14.58 gのヒドロキシ基（$-OH$）をすべてメチル化してメトキシ基（$-OCH_3$）としたのち，希硫酸で完全に加水分解した。ただし，1位の炭素原子に結合したメトキシ基は希硫酸で加水分解されるため，結果的に以下の3種類の化合物 **A**，**B**，**C** が得られた。

化合物 A　　　　　　　　　　化合物 B　　　　　　　　　化合物 C

　このとき，化合物 **A** の質量は0.750 g，化合物 **B** の質量は18.4 g，化合物 **C** の質量は0.852 gであった。

問1　このアミロペクチン1分子を構成するグルコースの数はいくつか。次のうちから，最も近いものを選べ。　　$\boxed{1}$

①　1.05×10^3　　　　②　1.20×10^3　　　　③　1.35×10^3　　　　④　1.50×10^3

⑤　1.60×10^3　　　　⑥　1.80×10^3　　　　⑦　1.95×10^3　　　　⑧　2.10×10^3

問2　このアミロペクチン1分子に含まれる枝分かれの数はいくつか。次のうちから，最も近いものを選べ。　　$\boxed{2}$

①　50　　　　　　　②　60　　　　　　　③　70　　　　　　　④　80

⑤　90　　　　　　　⑥　100　　　　　　⑦　110　　　　　　⑧　120

生　物

問　題
(60分)

3年度

前期　2月1日　試験

【注意】1つの設問に対して複数解答する場合には，その設問に該当するマークシートの解答番号欄に
すべての解答をマークしなさい。

Ⅰ　大腸菌のラクトースオペロンにおける転写調節に関する次の文を読み，以下の問いに答えなさい。

　大腸菌は，培地にグルコースが存在するときには，グルコースを炭素栄養源として生育する。一方，培地
にグルコースがなく，ラクトースが存在するときには，大腸菌は，ラクトース代謝に関わる3種類の酵素を
合成するようになり，ラクトースを炭素栄養源として生育できるようになる。

　これら3種類の酵素をコードする遺伝子群（構造遺伝子群）は，DNA上に連なって存在する。その5'側に
は(ア)という領域があり，(イ)が結合すると，構造遺伝子群の転写が開始される。また，(ア)の近くには(ウ)
という領域が存在し，調節遺伝子の産物である(エ)が結合すると，構造遺伝子群の転写が抑制される。1つ
の転写単位を形成するこれらの構造遺伝子群とその転写調節領域は，ラクトースオペロンと呼ばれる。

　ラクトースが存在するときには，ラクトースに由来する物質（以下，物質Ⅹとする）が(エ)と結合すること
で，(エ)が(ウ)に結合できなくなって(ウ)から離れる。その結果，ラクトースオペロンにおいて，転写の抑
制が解除されて，構造遺伝子群がまとめて1本のmRNAに転写される。さらに，ラクトースオペロンでは，
(エ)による調節だけではなく，アクチベーターによる調節という別のしくみも働いている。アクチベーター
はグルコースが存在しないときに活性化され，ラクトースオペロンを構成する転写調節領域の1つである
アクチベーター結合部位に結合して，構造遺伝子群の転写を促進する。一方，培地にグルコースが存在する
ときには，アクチベーターが活性化されないために，ラクトースの有無に関わらず，転写が抑制されている。

問1　文中の(ア)，(ウ)，(エ)に当てはまる語の組合せとして最も適切なものを1つ答えなさい。　　1

① (ア)オペレーター　　(ウ)プロモーター　　(エ)リプレッサー
② (ア)オペレーター　　(ウ)リプレッサー　　(エ)プロモーター
③ (ア)プロモーター　　(ウ)オペレーター　　(エ)リプレッサー
④ (ア)プロモーター　　(ウ)リプレッサー　　(エ)オペレーター
⑤ (ア)リプレッサー　　(ウ)オペレーター　　(エ)プロモーター
⑥ (ア)リプレッサー　　(ウ)プロモーター　　(エ)オペレーター

問2　文中の(イ)についての以下の問いに答えなさい。

1．(イ)として最も適切な酵素を1つ答えなさい。　$\boxed{2}$

　　① 逆転写酵素　　　　　② 制限酵素　　　　　　③ DNAヘリカーゼ
　　④ DNAポリメラーゼ　　⑤ DNAリガーゼ　　　　⑥ RNAポリメラーゼ

2．大腸菌における(イ)についての記述として適切なものを2つ答えなさい。　$\boxed{3}$

　　① 反応の開始にプライマーを必要とする。
　　② (ア)との結合に基本転写因子を必要としない。
　　③ リボースを含むヌクレオチドを連結する反応の触媒として働く。
　　④ DNAのヌクレオチド鎖を5'から3'の方向に合成する。
　　⑤ 核の内部で働く。
　　⑥ ミトコンドリアの内部で働く。

問3　文中の下線部は，物質Xが(エ)のどの部位に結合することで，(エ)にどのような変化が起きたことによる現象であるか，最も適切な記述を1つ答えなさい。　$\boxed{4}$

　　① (ウ)に結合する部位と同じ部位に結合することで，一次構造が変化した。
　　② (ウ)に結合する部位と同じ部位に結合することで，立体構造が変化した。
　　③ (ウ)に結合する部位と同じ部位に結合することで，アミノ酸へと分解された。
　　④ (ウ)に結合する部位とは別の部位に結合することで，一次構造が変化した。
　　⑤ (ウ)に結合する部位とは別の部位に結合することで，立体構造が変化した。
　　⑥ (ウ)に結合する部位とは別の部位に結合することで，アミノ酸へと分解された。

問4　大腸菌の野生株および3種類の変異株a〜cを用いて，ラクトースオペロンの働きを調べる以下の2つ
　　　の実験を行った。変異株a〜cのそれぞれは，野生株のラクトースオペロンや(エ)をコードする調節遺伝
　　　子のDNA領域のどこか1か所に突然変異が起こった結果生じたものである。また，β-ガラクトシダーゼ
　　　は，ラクトースオペロンの構造遺伝子群のうちの1つがコードする酵素である。実験1と実験2について
　　　の以下の問いに答えなさい。

実験1　グルコースを含まない培地に，ラクトースを加えたものと，加えないもの，さらに，グルコース
　　　　を含んだ培地に，ラクトースを加えたものと，加えないものの4種類の培地を準備した。これらの培地
　　　　で，大腸菌の野生株および変異株a〜cをそれぞれ培養して大腸菌を回収し，その破砕液に含まれる
　　　　β-ガラクトシダーゼの活性を測定した。

　　　　　その結果，グルコースを含まない培地では，ラクトースの有無に関わらず，変異株aと変異株bから
　　　　は共に高いβ-ガラクトシダーゼの活性が検出された。一方，すべての培地において，変異株cからは
　　　　β-ガラクトシダーゼの活性がほとんど検出されなかった。

実験2　変異株aと変異株bの原因となる突然変異を見分けるために，野生株由来の正常なラクトース
　　　　オペロンや(エ)をコードする調節遺伝子のDNA領域から，異なる領域のDNA断片を複数切り出した。
　　　　(あ)これらのDNA断片をそれぞれ挿入した組換えプラスミドを作製し，これらの組換えプラスミドを
　　　　変異株aと変異株bにそれぞれ導入した。グルコースを含まない培地に，ラクトースを加えたものと，
　　　　加えないものの2種類の培地で，組換えプラスミドが導入された変異株aと変異株bをそれぞれ培養し
　　　　た。

　　　　　その結果，変異株aでは，(い)あるDNA領域を含む組換えプラスミドが導入されたときだけ，ラクトース
　　　　を含まない培地で培養した場合には，大腸菌破砕液に含まれるβ-ガラクトシダーゼの活性がほとんど検
　　　　出されなくなった。また，ラクトースを加えた培地で培養した場合には，これと同じ組換えプラスミド
　　　　を導入したときでも，β-ガラクトシダーゼの活性は高いままだった。一方，変異株bでは，これと同じ
　　　　組換えプラスミドが導入されたとき，どちらの培地で培養した場合にも，高いβ-ガラクトシダーゼの
　　　　活性が検出された。

1．**実験1の野生株**において，β-ガラクトシダーゼの活性が最も高かったのは，どの培地で培養したものか。培地にグルコースやラクトースを含む場合は○，含まない場合は×と表記した選択肢から，最も適切なものを1つ答えなさい。 5

① グルコース○，ラクトース○   ② グルコース×，ラクトース○

③ グルコース○，ラクトース×   ④ グルコース×，ラクトース×

2．実験2の下線部（あ）で組換えプラスミドを作製するときに，挿入する DNA 断片とプラスミド DNA を結合する酵素として最も適切なものを1つ答えなさい。 6

① 逆転写酵素   ② 制限酵素   ③ DNA ヘリカーゼ

④ DNA ポリメラーゼ   ⑤ DNA リガーゼ   ⑥ RNA ポリメラーゼ

3．**実験1と実験2**の結果から考えて，**下線部（い）**の組換えプラスミドが含む DNA 領域として最も適切なものを1つ答えなさい。なお，導入した組換えプラスミドは，大腸菌のゲノムの DNA には組込まれなかったものとする。 7

① (ア)   ② (ウ)

③ (エ)をコードする調節遺伝子   ④ β-ガラクトシダーゼをコードする構造遺伝子

4．**実験1と実験2**の結果に基づいて，以下の問いに答えなさい。

（1）**変異株aおよび変異株b**をそれぞれ生じさせた突然変異として，以下の【選択肢】から最も適切なものをそれぞれ1つずつ答えなさい。

変異株a 8   変異株b 9

（2）**変異株c**を生じさせる可能性がある突然変異として，以下の【選択肢】から適切なものをすべて答えなさい。 10

【選択肢】

① (エ)をコードする調節遺伝子に生じた突然変異のうち，(エ)を合成できないもの

② (エ)をコードする調節遺伝子に生じた突然変異のうち，(ウ)とは結合して正常に働くが，**物質 X** とは結合できない(エ)を合成するもの

③ (ウ)に生じた突然変異で，(エ)が(ウ)に結合できなくなるもの

④ (ア)に生じた突然変異で，(イ)が(ア)に結合できなくなるもの

⑤ β-ガラクトシダーゼをコードする構造遺伝子に生じた突然変異

問5　大腸菌の**野生株**および5種類の**変異株d～h**を用いて行った**実験3**についての次の文を読み，以下の問いに答えなさい。

実験3　**野生株**由来の正常なラクトースオペロンから**(ア)**と**(ウ)**およびアクチベーター結合部位を完全に含む DNA 領域を切り出し，以下の図のように，オワンクラゲの緑色蛍光タンパク質（GFP）の遺伝子を連結した。この DNA 断片を含む組換えプラスミドを作製し，6種類の大腸菌（**野生株**および**変異株d～h**）にそれぞれ導入した。

　　　(う)グルコースを含まない培地に，ラクトースを加えたものと，加えないもの，さらに，グルコースを含んだ培地に，ラクトースを加えたものと，加えないものの4種類の培地で，組換えプラスミドが導入された**野生株**および**変異株d～h**をそれぞれ培養した。次に，大腸菌でGFP が発現しているかどうかを，紫外線を照射したときに緑色蛍光を発するかどうかで調べた。なお，**変異株d～h**は，ゲノムの DNA に以下の突然変異が生じたものであり，それ以外の DNA 領域は**野生株**と同一である。

図　プラスミドに挿入した DNA

変異株d：**(エ)**をコードする調節遺伝子に突然変異が生じた結果，**(エ)**を合成できなくなった変異株

変異株e：**(エ)**をコードする調節遺伝子に突然変異が生じた結果，**(エ)**が**(ウ)**とは結合して正常に働くが，**物質X**とは結合できなくなった変異株

変異株f：**(ウ)**に突然変異が生じた結果，**(エ)**が**(ウ)**に結合できなくなった変異株

変異株g：**(ア)**に突然変異が生じた結果，**(イ)**が**(ア)**に結合できなくなった変異株

変異株h：β-ガラクトシダーゼをコードする構造遺伝子に突然変異が生じた結果，β-ガラクトシダーゼが合成できなくなった変異株

1．オワンクラゲから GFP を発見した研究者として最も適切な選択肢を1つ答えなさい。　11

① 岡崎令治　　　　　　　② 北里柴三郎　　　　　　③ サンガー

④ 下村脩　　　　　　　　⑤ ジャコブとモノー　　　⑥ ニーレンバーグ

2．**下線部(う)**について，**野生株**が緑色蛍光を示す条件の培地でのみ，同様に緑色蛍光を示す**変異株**として適切なものをすべて答えなさい。該当する**変異株**がない場合は，「⑥ なし」を答えなさい。　12

① 変異株d　　　　　　　② 変異株e　　　　　　　③ 変異株f
④ 変異株g　　　　　　　⑤ 変異株h　　　　　　　⑥ なし

3．**下線部(う)**について，すべての培地で緑色蛍光を示さない**変異株**として最も適切なものを1つ答えなさい。該当する**変異株**がない場合は，「⑥ なし」を答えなさい。　13

① 変異株d　　　　　　　② 変異株e　　　　　　　③ 変異株f
④ 変異株g　　　　　　　⑤ 変異株h　　　　　　　⑥ なし

問6　ラクトースオペロンについて，そのしくみから考えられる利点として適切な記述を2つ答えな

さい。　　14

① 環境の変化に対応して，代謝を切り替えることができる。

② ラクトースオペロンに突然変異が生じたときに，異なる炭素栄養源を利用することができる。

③ 機能的に関連のある複数のタンパク質の発現を同時に制御できる。

④ 生存に有利な突然変異を蓄積しやすくできる。

⑤ 転写と翻訳を空間的・時間的に区別できる。

Ⅱ　光合成に関する以下の問いに答えなさい。

問1　葉緑体をもつ生物として適切なものを4つ答えなさい。　| 1 |

① オオカナダモ　　② クロレラ　　③ 紅色硫黄細菌　　④ コンブ

⑤ 根粒菌　　　　　⑥ シアノバクテリア　⑦ スギゴケ　　⑧ 緑色硫黄細菌

問2　植物におけるCO_2の取り込みについての次の文を読み，| 2 | ～ | 4 | に最も適切な語をそれぞれ1つずつ答えなさい。

　　一般に，植物に光が当たると | 2 | 細胞においてH^+を細胞外へ輸送するポンプが活性化される。その結果，| 2 | 細胞において電位依存性K^+チャネルが開き，K^+が細胞内に流入する。それにより細胞内の | 3 | が高まり，その結果，細胞内に水が流入して | 4 | が生じることで | 2 | 細胞が変形し，生じた隙間からCO_2が取り込まれる。

① 維管束鞘　　② 温度　　　③ クチクラ　　④ 孔辺　　　⑤ 根毛

⑥ 浸透圧　　　⑦ 選択圧　　⑧ 光　　　　　⑨ 膨圧　　　⑩ 葉肉

問3　以下の図は植物の葉緑体における光合成反応の一部を示している。この図を参照して，以下の問いに答えなさい。なお，図中のA～Kは物質または複合体を，e^-は電子を表す。また，破線の矢印は電子の流れを，灰色の矢印はCの移動を示す。RuBPはリブロース二リン酸（リブロースビスリン酸，リブロース1,5-ビスリン酸）を，PGAはホスホグリセリン酸を示す。

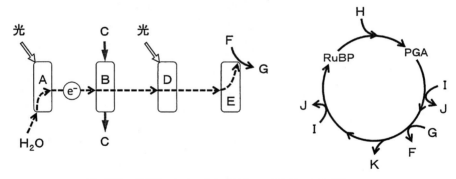

図　植物の葉緑体における光合成反応の一部を示した模式図

1．図のA～Kから，以下に当てはまるものとして最も適切なものをそれぞれ1つずつ答えなさい。

（1）光化学系 I　　　　　　| 5 |

（2）ATP　　　　　　　　　| 6 |

（3）GAP（グリセルアルデヒドリン酸）| 7 |

①A　　②B　　③C　　④D　　⑤E　　⑥F

⑦G　　⑧H　　⑨I　　⑩J　　⑪K

2．図の反応を経てグルコースが150 g生成されたときに，図の反応で使われたCO_2の重量 (g) を計算し，最も適切な値を答えなさい。なお，計算にはC, H, Oの原子量として12, 1, 16を用いなさい。ただし，図の反応で合成され反応経路から出た糖はすべてグルコースに変換されたものとする。　| 8 | g

　　① 25　　　② 37　　　③ 40　　　④ 44　　　⑤ 72　　　⑥ 150

　　⑦ 180　　⑧ 220　　⑨ 235　　⑩ 432　　⑪ 440　　⑫ 900

3．図の反応過程や反応で生成された物質についての記述として，適切なものを2つ答えなさい。　| 9 |

　　① 光が十分に照射されているときには，10℃から60℃の範囲では温度の上昇とともに糖の合成量は増加し続ける。

　　② 糖が合成される過程でCO_2から炭素が引き抜かれたときにO_2が発生する。

　　③ ルビスコ (RuBP カルボキシラーゼ/オキシゲナーゼ) はストロマに存在する。

　　④ 反応経路から出た糖が代謝されて生じた物質は，植物体のいろいろな場所に運ばれ，ATP合成などに使われる。

　　⑤ 発生したO_2の一部は，図の反応の中で電子を奪われて水が生成される。

4．光合成におけるATP合成についての記述として適切なものを2つ答えなさい。　| 10 |

　　① 図のBが合成反応の触媒として作用する。

　　② 図のEが合成反応の触媒として作用する。

　　③ 図に含まれる複合体による電子の伝達を阻害すると，合成が阻害される。

　　④ 基質レベルのリン酸化により合成される。

　　⑤ 酸化的リン酸化により合成される。

　　⑥ チラコイド膜のストロマ側で合成される。

　　⑦ チラコイド内腔で合成される。

　　⑧ 外膜と内膜の間で合成される。

5．ホウレンソウの葉から葉緑体を単離して行った実験についての次の文を読み，以下の問いに答えなさい。

　　単離した葉緑体を，日常的な明るさの実験室(500ルクス)において，試験管に入れた pH 6.7 の緩衝液に浸し，葉緑体内部をすべて pH 6.7 とした。そして，20000ルクスの光を10分間，葉緑体に照射した。その結果，　11　における pH が低下するとともに，CO_2 の固定が行われた。

（1）文中の　11　に最も適切なものを1つ答えなさい。

　　① 外膜と内膜の間　　　　② 試験管内の緩衝液　　　③ ストロマ

　　④ チラコイド内腔

（2）　11　において，pH を低下させた要因として適切なものをすべて答えなさい。　12

　　① ATP の合成　　　　　② $NADP^+$ の酸化　　　③ NADPH の還元

　　④ 膜を横切る H^+ の輸送　　⑤ 水の分解

（3）この実験と同様の操作を，CO_2 が存在しない状態で行うと，CO_2 が存在する状態で行ったときと比べて，葉緑体に含まれる物質の量にはどのような違いがあると考えられるか，適切な記述を3つ答えなさい。　13

　　① ATP の量が多い。

　　② ATP の量が少ない。

　　③ RuBP の量が多い。

　　④ RuBP の量が少ない。

　　⑤ PGA の量が多い。

　　⑥ PGA の量が少ない。

Ⅲ　神経伝達に関する以下の問いに答えなさい。

問1　シナプスの働きについての次の文を読み，以下の問いに答えなさい。

　　さまざまなニューロンのシナプスでは，異なる神経伝達物質を用いて情報の伝達を行っている。ヒトの運動ニューロンは筋細胞と興奮性シナプスを形成している。この興奮性シナプスにおいて，活動電位が運動ニューロンの神経終末に到達すると，電位依存性　1　チャネルが開き，　1　イオンが神経終末内に流入する。その結果，シナプス間隙に面した細胞膜にシナプス小胞が融合し，神経伝達物質である　2　が放出される。筋細胞が　2　を受容すると，イオンチャネルが開き　3　イオンが細胞内に流入し，筋細胞が(ア)する。膜電位が閾値を超えると，電位が大きく変化し，活動電位が生じる。

　　ヒトの中枢神経系において，抑制性シナプスでは，神経伝達物質としてγ-アミノ酪酸(GABA)を用いるものがある。その場合，シナプス後細胞がGABAを受容すると，イオンチャネルが開き　4　イオンが細胞内に流入してシナプス後細胞が(イ)し，膜電位を(ウ)。その結果，シナプス後細胞で活動電位が生じにくくなる。

　　ヒトの自律神経系において，あるニューロンの神経終末が心臓に分布している。血液中の二酸化炭素濃度が高まると，このニューロンの神経終末から神経伝達物質である　5　が放出され，心臓の拍動が調節される。

　　アメフラシでは，水管からの情報を伝える(エ)は，えらを収縮させるニューロンとシナプスを形成している。(エ)の神経終末には，さらに(オ)の神経終末もシナプスを形成している。水管に繰り返し刺激を与えることでえらの引っ込め反射が弱くなった個体に(カ)を起こすことができる。このとき(エ)の神経終末は，(オ)が神経伝達物質として放出する　6　を受容する。その結果，(エ)が放出する神経伝達物質の量が増加して，シナプスでの伝達効率が変化する。

1．文中の　1　～　6　に最も適切な語をそれぞれ1つずつ答えなさい。

①　塩化物　　　　②　カリウム　　　　③　カルシウム　　　④　水素
⑤　ナトリウム　　⑥　アセチルコリン　⑦　アドレナリン　　⑧　セロトニン
⑨　ドーパミン　　⑩　ノルアドレナリン

2．文中の(ア)～(ウ)に当てはまるものの組合せとして，最も適切なものを1つ答えなさい。　7

①　(ア)脱分極　(イ)過分極　(ウ)ゼロにする
②　(ア)脱分極　(イ)過分極　(ウ)閾値に近づける
③　(ア)脱分極　(イ)過分極　(ウ)閾値から遠ざける
④　(ア)過分極　(イ)脱分極　(ウ)ゼロにする
⑤　(ア)過分極　(イ)脱分極　(ウ)閾値に近づける
⑥　(ア)過分極　(イ)脱分極　(ウ)閾値から遠ざける

3．文中の(エ)～(カ)に当てはまる語の組合せとして，最も適切なものを1つ答えなさい。　8

① (エ)運動ニューロン　(オ)介在ニューロン　(カ)鋭敏化

② (エ)感覚ニューロン　(オ)介在ニューロン　(カ)鋭敏化

③ (エ)運動ニューロン　(オ)感覚ニューロン　(カ)鋭敏化

④ (エ)運動ニューロン　(オ)介在ニューロン　(カ)慣れ

⑤ (エ)感覚ニューロン　(オ)介在ニューロン　(カ)慣れ

⑥ (エ)運動ニューロン　(オ)感覚ニューロン　(カ)慣れ

4．ヒトにおけるシナプスと神経伝達物質についての記述として，適切なものを2つ答えなさい。　9

① すべての神経伝達物質はリボソームで合成される。

② 神経伝達物質として働くアミノ酸がある。

③ 神経伝達物質は，全か無かの法則に従って，一定の大きさのシナプス後電位を引き起こす。

④ シナプス間隙に放出された神経伝達物質は，すみやかに回収・分解される。

⑤ 神経伝達物質を含む小胞は，軸索内でダイニンによって微小管の＋端側へ運ばれる。

問2 ショウジョウバエの行動について調べた実験についての次の文を読み，以下の問いに答えなさい。

　動物は個体どうしがお互いを認識し，関わり合いながら生きており，さまざまな社会行動を示す。社会行動は，神経伝達物質によるニューロン間の情報伝達（神経伝達）によって制御されている。ショウジョウバエの接触行動は，社会行動の1つであり，抑制性の神経伝達物質であるGABAによる神経伝達が必要である。一方，ミトコンドリアにおける呼吸の異常が，神経伝達の異常を引き起こすことが知られている。そこで，ショウジョウバエの接触行動における神経伝達と呼吸との関係を調べるため，以下の実験を行った。

実験1 野生型のショウジョウバエ（以下，ハエ）を2匹，試験管に入れ観察したところ，接触行動を行った。2匹のハエが図中の【実験1】に示すように，前脚を1回接触させたとき，「接触回数1回」と数えた。

実験2 野生型と，ある遺伝子の突然変異体X（以下，X系統）のハエについて，それぞれ8匹ずつを別々の試験管に入れ2分間観察し，接触回数を数えたところ，図中の【実験2】の結果が得られた。なお，野生型とX系統のハエでは，ニューロンやシナプスの数に違いは見られず，同等の繁殖能力があった。

実験3 野生型とX系統のハエを解剖し脳と体幹部に分け，重量当たりのO_2消費量を比較したところ，図中の【実験3】の結果が得られた。なお，野生型とX系統のハエの1匹当たりの各組織の重量に違いは見られなかった。

実験4 実験3と同様に，野生型とX系統のハエの脳を取り出し，脳の重量当たりに含まれるNADH量を比較したところ，図中の【実験4】の結果が得られた。

実験5 X系統のハエに，脳のニューロンの細胞内におけるNADH生成反応を阻害する阻害剤Yと，GABAをそれぞれ投与した。なお，投与したGABAは，脳のニューロンのシナプス後細胞にある受容体に結合し，神経伝達に作用した。溶媒のみを投与した対照群，阻害剤Y投与群，GABA投与群について，それぞれ8匹ずつを別々の試験管に入れ2分間観察し，接触回数を数えた。また，野生型のハエに溶媒のみを投与し，同様に観察した。その結果，図中の【実験5】の結果が得られた。

実験6 X系統のハエに，阻害剤Y，脳のニューロンのミトコンドリアにおいてGABAの輸送を行うタンパク質（以下，輸送体T）に対する阻害剤Z，対照群には溶媒のみをそれぞれ投与し，脳のミトコンドリア内に含まれるGABAの量を測定した。さらに，野生型のハエに溶媒のみを投与し，同様にGABAの量を測定した。その結果，図中の【実験6】の結果が得られた。なお，ニューロン1個当たりに含まれるミトコンドリアの数と，GABAの量は，X系統のハエのいずれの処理群でも，野生型のハエに溶媒のみを投与した処理群でも同じであった。また，GABAの合成は細胞質基質で行われる。

図　実験1～6の結果

1．NADHが生成される反応または反応系として，適切なものをすべて答えなさい。 | 10 |

　　① 解糖系　　　　　　　　② クエン酸回路

　　③ 電子伝達系　　　　　　④ ピルビン酸がアセチルCoAになる反応

2．実験結果からわかることとして，適切な記述を3つ答えなさい。 | 11 |

　　① X系統のハエでは，野生型のハエに比べて，時間当たりの接触回数が4分の1以下である。

　　② 野生型のハエの脳では，体幹部に比べて，重量当たりのO_2消費量が2分の1以下である。

　　③ X系統のハエでは，野生型のハエに比べて，1匹当たりのO_2消費量が少ない。

　　④ X系統のハエの脳では，体幹部に比べて，重量当たりのO_2消費量が多い。

　　⑤ X系統のハエにおいてNADHの生成を阻害すると，接触回数が増加する。

　　⑥ GABAを投与したX系統のハエでは，野生型のハエに比べて接触回数が多い。

3．ハエの脳における GABA による神経伝達について，実験結果から考えられることとして，適切な記述を4つ答えなさい。　12

　　① X系統のハエは野生型に比べて，神経伝達に必要な GABA が過剰にある。
　　② X系統のハエは野生型に比べて，神経伝達に必要な GABA が不足している。
　　③ X系統のハエにおいて NADH の生成を阻害すると，神経伝達に必要な GABA が不足する。
　　④ X系統のハエにおいて NADH の生成を阻害すると，ミトコンドリア内への GABA の取り込みが阻害される。
　　⑤ ミトコンドリアに GABA が取り込まれると，神経伝達に必要な GABA が過剰になる。
　　⑥ ミトコンドリアに GABA が取り込まれると，神経伝達に必要な GABA が不足する。
　　⑦ 輸送体T はミトコンドリア内から GABA をくみ出している。
　　⑧ NADH の生成が促進されると，輸送体T の働きが促進する。

4．ハエにおける正常な接触行動の発現に関わる GABA を放出するニューロンについて，その役割を考察した記述として，最も適切なものを1つ答えなさい。　13

　　① 脚への運動を指令する脳のニューロンとシナプスを形成して，その活動を完全に抑制することで，接触行動に必要な運動の指令が全く起こらないようにしている。
　　② 脚への運動を指令する脳のニューロンとシナプスを形成して，その活動を増強することで，接触行動に必要な運動の指令を増強している。
　　③ 感覚情報を脳に伝えるニューロンとシナプスを形成して，その活動を抑制することで，接触行動に必要な感覚情報の入力量を調節している。
　　④ 感覚情報を脳に伝えるニューロンとシナプスを形成して，その活動を完全に抑制することで，接触行動に必要な感覚情報の入力が全く起こらないようにしている。
　　⑤ 感覚情報を脳に伝えるニューロンとシナプスを形成して，その活動を増強することで，接触行動に必要な感覚情報の入力量を調節している。
　　⑥ 感覚情報を脳に伝えるニューロンとシナプスを形成して，その活動を増強することで，接触行動に必要な感覚情報の入力量を増強している。

英　語

問　題
(60分)

3年度

後期　３月６日　試験

I　次の英文を読み，下記の設問に答えなさい。

SARS, Ebola and now SARS-CoV-2: all three of these highly infectious viruses have caused global panic since 2002 — and all three of them jumped to humans from wild animals that live in dense tropical forests.

Three quarters of the emerging pathogens[*1] that infect humans leaped from animals, many of which are creatures in the forest habitats that we are cutting and burning to create land for crops, including biofuel plants, and for mining and housing. (ア)As we clear more land, we come into more contact with wildlife that carries microbes[*2] well suited to kill us — and we (6)concentrate these animals in smaller areas where they can swap infectious microbes, raising the chances of novel strains[*3]. Clearing land also reduces biodiversity, and the species that (　1　) are more likely to host illnesses that can be transferred to humans. All these factors will lead to more spillover of animal pathogens into people.

Stopping deforestation[*4] will not only reduce our exposure to new disasters but also restrain the spread of a long list of other terrible diseases that have come from rain forest habitats — Zika, Nipah, malaria, cholera and HIV among them. A 2019 study found that a 10 percent increase in deforestation would raise malaria cases by 3.3 percent; that would be 7.4 million people worldwide. Yet despite years of global outcry, deforestation still runs (7)rampant. An average of 28 million hectares of forest have been cut down annually since 2016, and there is no sign of a slowdown.

Societies can take numerous steps to prevent the destruction. Eating less meat, which physicians say will improve our health anyway, will lower demand for crops and pastures. Eating fewer processed foods will reduce the demand for palm oil — also a major feedstock for biofuels — much of which is grown on land clear-cut from tropical rain forests. The need for land also will (　2　) if nations slow population growth — something that can happen in developing nations only if women are given better education, equal social status with men, and easy access to affordable contraceptives[*5].

Producing more food per hectare can boost supply without the need to clear more land. Developing crops that better resist drought[*6] will help, especially as climate change brings longer, deeper droughts. In dry regions of Africa and elsewhere, agroforestry[*7] techniques such as planting trees among farm fields can increase crop yields. Reducing food waste could also vastly decrease the pressure to grow more; 30 to 40 percent of all food produced is wasted.

As we (8)implement these solutions, we can also find new outbreaks earlier. Epidemiologists want to tiptoe into wild habitats and test mammals (　3　) to carry coronaviruses — bats, rodents[*8], badgers[*9], civets[*10], pangolins[*11] and monkeys — to (9)map how the germs*12 are moving. Public health officials could then test nearby humans. To be effective, though, this surveillance must be extensive and well-funded. In September 2019, just months before the COVID-19 pandemic began, the U.S. Agency for International Development (USAID) announced it would end funding for PREDICT, a 10-year effort to hunt for threatening microbes that found more than 1,100 unique viruses. USAID says it will launch a new surveillance program; we urge it to supply enough money this time to cast a wider and stronger net.

In the meantime, governments should prohibit the sale of live wild animals in so-called (イ)wet markets, where pathogens have repeatedly crossed over into humans. The markets may be culturally important, but the risk is too great. Governments must also crack down on the illegal wildlife trade, which can spread infectious agents far and wide. In addition, we have to examine factory farms that pack thousands of animals together — the source of the 2009 swine flu outbreak that killed more than 10,000 people in the U.S. and multitudes worldwide.

Ending deforestation and thwarting*13 pandemics would address six of (ウ)the United Nations' 17 Sustainable Development Goals: the guarantee of healthy lives, zero hunger, gender equality, responsible consumption and production, sustainably managed land, and climate action (intact tropical forests absorb carbon dioxide, whereas (　4　) them sends more CO_2 into the atmosphere).

The COVID-19 pandemic is a disaster, but it can (10)rivet our attention on the enormous payoffs that humanity can achieve by not overexploiting*14 the natural world. Pandemic solutions are (　5　) solutions.

注：*1 pathogen「病原体」　　　　*2 microbe「微生物」　　　　*3 strain「菌株」

　　*4 deforestation「森林伐採」　*5 contraceptive「避妊薬」　*6 drought「干ばつ」

　　*7 agroforestry「森林農業」森林を農業（agriculture）と林業（forestry）を組み合わせて活用すること。

　　*8 rodent「げっ歯類の動物」ネズミ，リス，ビーバーなど。

　　*9 badger「アナグマ」

　　*10 civet「ジャコウネコ」

　　*11 pangolin「センザンコウ」アジアやアフリカに生息する，うろこを持つ哺乳類。

　　*12 germ「細菌」

　　*13 thwart「阻止する」

　　*14 overexploit「過剰に利用する」

問1　本文中の（1）～（5）の空欄に入る最も適切なものを，それぞれ①～④の中から一つずつ
　　　選びなさい。

（1）① prescribe　　②　hasten　　　③　find　　　　④　survive

（2）① grow　　　　②　remain　　　③　ease　　　　④　point

（3）① known　　　②　knowing　　　③　know　　　　④　knows

（4）① killing　　　②　burning　　　③　planting　　④　cutting

（5）① actuality　　②　formality　　③　sustainability　④　portability

問2　本文中の下線部（6）～（10）の語に意味が最も近いものを，それぞれ①～④の中から
　　　一つずつ選びなさい。

（6）concentrate

　　　① release　　　②　gather　　　③　train　　　④　feed

（7）rampant

　　　① widespread　②　stopping　　③　slow　　　④　dry

（8）implement

　　　① speak with　②　put off　　③　look into　④　carry out

（9）map

　　　① illustrate　　②　widen　　　③　succeed　④　adventure

（10）rivet

　　　① beat　　　　②　fasten　　　③　break　　　④　soak

問3　本文中の下線部(ア)〜(ウ)に関する(11)〜(13)の設問に答えなさい。

(11) 下線部 (ア) <u>As we clear more land, we come into more contact with wildlife that carries microbes well suited to kill us</u> の意味内容として最も近いものを，以下の①〜④の中から一つ選びなさい。

　　① We can clear any microbes that could potentially kill us by cleaning our living places.

　　② As we begin to live in cleared land, we have more contact with wild animals which tend to attack us and take our lives.

　　③ When we destroy forests, wild animals come into increased contact with us, and we can become victims of deadly pathogens.

　　④ When we create land for crops, wild animals which contain microbes are used to eliminate insects that will kill us.

(12) What happens at (イ) <u>wet markets</u>?

　　① People show how culturally important pathogens are.

　　② People can buy animal meat more cheaply on rainy days.

　　③ Live animals are on display for tourists' entertainment.

　　④ People keep live animals on site to sell for food.

(13) What should countries do to achieve (ウ) <u>the United Nations' 17 Sustainable Development Goals</u>?

　　① Cut funding for the United Nations.

　　② Build towns in tropical rain forests.

　　③ Eat more palm oil.

　　④ Give women equal social status with men.

問4　以下の(14)と(15)の設問に答えなさい。

(14) Which of the following is said to be necessary for detecting how microbes are moving among different animals?

　　① Biofuels

　　② Agricultural techniques

　　③ Money

　　④ More land for infrastructure

(15) Which of the following statements CANNOT be inferred from the passage?

① Deforestation can be a strong driver of infectious disease transmission.

② A project called PREDICT, funded by USAID, found more than one thousand unique viruses in the past decade.

③ Unauthorized business dealing with wild animals can spread pathogens throughout the world.

④ Human violation of wild animal habitats drives the emergence of infectious diseases, as pathogens that historically did not interact with people can now jump from non-human animals to humans.

⑤ In 2019, 7.4 million people were killed by malaria all over the world, which had been caused by a 10 percent increase in deforestation in the previous year.

Ⅱ　次の (16)～(23) の各英文の空欄に入る最も適切なものを，それぞれ① ～ ④ の中から
　　一つずつ選びなさい。

(16) Smart customers will get their phone order (　　　　) in writing.

　　① confirming 　　　② confirms 　　　③ confirmed 　　　④ confirm

(17) E-mail cannot be sent (　　　　) the network is fixed.

　　① by 　　　　　　② when 　　　　　③ that 　　　　　④ until

(18) Our final report (　　　　) next week.

　　① is going to prepare 　　　　　② will have prepared
　　③ is preparing 　　　　　　　　④ will be prepared

(19) She works for the same company (　　　　) I do.

　　① than 　　　　　② with 　　　　　③ as 　　　　　④ of

(20) They say that the new railway system will (　　　　) the city traffic by 30%.

　　① lessen 　　　　② to lessen 　　　③ be lessened 　　④ less

(21) Tokyo Skytree is a must for tourists (　　　　) Tokyo.

　　① visits 　　　　② visiting 　　　③ visit 　　　　④ visited

(22) All the teenagers in this area are invited (　　　　) the welcoming party.

　　① join 　　　　　② to join 　　　　③ joining 　　　④ joined

(23) Because they studied hard, students were able to answer every question quite
　　(　　　　).

　　① ease 　　　　　② easy 　　　　　③ easily 　　　　④ easiness

Ⅲ　互いに関連した次の英文（〔A〕観光地の案内所の職員と客との電話での会話，〔B〕ボート
　　運営会社が発行しているカードの広告，〔C〕ボート運営会社による説明）を読んで，下記の
　　設問に答えなさい。

〔A〕

Emma: Cotes River Visitor Center. How can I help you?

Dean:　Hello. I'm going to visit attractions and castles around the Cotes River next month
　　　　on holiday. Could you tell me about the Cotes Scallop Card? I've heard of the card
　　　　from my friend, and I want more details.

Emma: Sure. What kind of information do you need?

Dean:　Well, what is the Cotes Scallop Card in the first place? What's good about it?

Emma: OK. First, it gives you unlimited hop-on hop-off travel for a fixed period of time on all
　　　　the transport services like classic ferries, rural buses, and scenic trains that connect
　　　　the many great places to visit around the river, so you really have every reason to
　　　　enjoy a car-free day out. Second, Cotes Scallop Card holders can (　24　) a range
　　　　of great offers including discounts at attractions, castles, shops, cafes, and gardens.

Dean:　That's great because I'd like to spend our holiday as cheaply as possible.

Emma: Yes. I think it's great value for holiday visitors like you. Are you coming with your
　　　　family, friends, or alone? And (　25　) are you going to stay? There are several
　　　　types of cards available.

Dean:　I'll be visiting there with my parents, wife and children for 3 days. Do you have any
　　　　cards that would be perfect for us?

Emma: Yes, we do. We have a 3-day adult card and a child card for those under 17. We
　　　　have a 3-day family card for up to 2 adults and 3 children as well. You can choose
　　　　whichever you like depending on the number and the age of your children.

Dean:　That's good. (　26　) can I buy the card?

Emma: It's available either online or in any of our ticket offices. If you buy your card online,
　　　　you have up to 3 months to collect it from one of our ticket offices. All you need to
　　　　bring is a printout of your booking confirmation, or if you are using a mobile device,
　　　　just bring your booking details along.

Dean:　I see. Last, could you tell me where I can get more details about the card? I'm
　　　　interested in the family card.

Emma: You should go to our website, www.cotesriver.co.uk/scallop, which gives you further
　　　　information about card types, prices, and the list of discounts.

Dean:　OK. I'll have a look. That card sounds really attractive. Thank you very much for
　　　　your information.

Emma: It's all my pleasure. Enjoy your holiday!

〔B〕

Buy a Cotes Scallop Card

You can buy a Cotes Scallop Card online or in any of our ticket offices. By buying online, you can save 5% of what you would normally pay on the day of your visit. Leave your car and let travel become a treat as you explore the river using Cotes River Links. It's eco-friendly, great value, and fun.

*All sailings are subject to tide, weather, and circumstances.

PRICES:

| (ア) | A 6-day card is ONLY £7.33 a day! |

Cotes Scallop Card	1 Day	2 Days	3 Days	6 Days
Adult	£21	£24.50	£28.50	£44
Child	£14.50	£18.50	£20.50	£31
Family	£48	£65.50	£74.50	£122.50

Family cards include up to 2 adults and 3 children. Child cards are for children aged (27). Children under 4 travel free on every service.

〔C〕

Cotes River, Maxwall boasts some of the country's most picturesque walking trails, most wonderful waterways, and a rugged landscape filled with history and heritage, the best attractions, and marvelous gardens which, when (28) with boat trips and good water-side pubs serving fresh local produce, provide all the elements for a great day out. One of the main reasons that the Cotes River has established itself as the most popular visitor destination is the fabulous, unspoilt natural beauty that surrounds it. So, it is important we manage the growth in visitor numbers in a sustainable way by (29) and protect what has made the Cotes River so special. Therefore, we started the Cotes Scallop Card in 2013 and last year we saw sales increase by 300% in just 5 years since its launch. This card is great value, easy to use, fun, and your ideal ticket for a great day out on the river.

問1　(24)～(29)の各空欄に入るものを，それぞれ①～④の中から一つずつ選びなさい。

(24)　① get rid of　　② do away with　　③ catch up with　　④ take advantage of

(25)　① how much　　② how long　　③ where　　④ when

(26)　① Where　　② How many　　③ When　　④ Which

(27)　① 4-16　　② 4-19　　③ 5-18　　④ 5-17

(28)　① linking　　② to link　　③ linked　　④ links

(29)　① doing some research on how people use prepaid cards

　　　② helping tempt people away from their car

　　　③ letting local people receive a portion of sales in the form of royalties

　　　④ substituting for a free admission coupon for local attractions

問2　〔B〕の空欄　　（ ア ）　　には以下の文が入ります。文法的に正しい文となるように
　　空欄に①～⑥の語をそれぞれ一つずつ入れ，(30)～(32) に入るものを選びなさい。

　　The (　　　) (　　　) (　　　) is (　30　), the (　31　) the (　32　) is.

　　① better　　　　② value　　　　③ your

　　④ card　　　　⑤ longer　　　　⑥ valid

問3　以下の (33) と (34) の各英文の問いの答えとして最も適切なものを，それぞれ①～④の
　　中から一つずつ選びなさい。

(33)　Which of the following is true about buying a Cotes Scallop Card online?

　　① You cannot buy a 6-day adult card online.

　　② You can print out a paper version of the card you bought online at home before
　　　going to the area.

　　③ You can use it after 6 months of your purchase.

　　④ You can buy a card more cheaply online than you can buy one at a ticket office when
　　　you visit there.

(34)　Which of the following statements CANNOT be inferred from the passages 〔A〕, 〔B〕,
　　and〔C〕?

　　① More and more people are visiting the Cotes River area.

　　② Maxwall is a place name.

　　③ Boat trips are always available regardless of the weather.

　　④ The passage〔C〕refers to how the area was around 2019.

IV　以下の日本語の意味になるように英文の空欄にそれぞれ①〜⑫の語(句)を一つずつ入れ，(35)〜(40)の空欄に入るものの番号を選びなさい。

　消火に当たるには適切な装置が必要です。公共の場および私的な場所には火を封じ込めるためにすばやく散水するスプリンクラー・システムがあります。これらの自律的なシステムは人々と財産を火災の危険から守るということになると，現在最も信頼の置ける解決策です。それらの効果の証拠として，火災の95%がスプリンクラーの作動によって消し止められているのです。

You need the right equipment to fight a fire.　Public and (　　　) places have sprinkler systems that quickly (　35　) water onto a fire in order to (　　　) it. These (　36　) systems are currently the most (　　　) solutions when it (　　　) to (　37　) people and (　　　) from the risk of fire. As (　38　) of their effectiveness, 95% of fires are (　39　) under (　　　) (　40　) the triggering of a sprinkler.

① spray　　　　　② brought　　　　③ reliable　　　　④ contain

⑤ property　　　 ⑥ proof　　　　　⑦ private　　　　⑧ comes

⑨ autonomous　　⑩ due to　　　　⑪ protecting　　　⑫ control

数　学

問題

（60分）

3年度

後期　3月6日　試験

問題 I. 次の各文の ☐ にあてはまる答えを求めよ。

(1) $\log_{10} 2 = 0.3010$, $\log_{10} 3 = 0.4771$ とする。3^{20} の桁数は ☐ ア である。
また，$\left(\dfrac{2}{3}\right)^{15}$ を小数で表したとき，小数第 ☐ イ 位にはじめて 0 でない数字が現れる。
そのはじめて現れる 0 でない数字は ☐ ウ である。

(2) 4 本の当たりくじを含む 12 本のくじがある。

(i) このくじを a, b の 2 人がこの順に 1 本ずつ引く。ただし，a が引いたくじはもとに
戻さないものとする。このとき，2 人とも当たりくじを引く確率は ☐ エ であり，
b が当たりくじを引く確率は ☐ オ である。

(ii) このくじを a, b, c の 3 人がこの順に 1 本ずつ引く。ただし，a と b が引いたくじは
もとに戻さないものとする。このとき，少なくとも 2 人が当たりくじを引く確率は
☐ カ である。

(3) 2 つの円 $C_1 : x^2 + y^2 - 2x - 4y + 1 = 0$ と $C_2 : x^2 + y^2 - 4x - 6y + 11 = 0$ がある。
C_1 と C_2 の 2 つの共有点を通る直線の方程式は $y =$ ☐ キ であり，この直線と C_1 の
中心の距離は ☐ ク である。また，C_1 と C_2 の 2 つの共有点と点 $(-1, 4)$ を通る円の
中心の座標は ☐ ケ であり，半径は ☐ コ である。

(4) 2 つのベクトル $\vec{a}$, $\vec{b}$ は $|\vec{a}| = 2$, $|\vec{b}| = 3$, $|\vec{a} + \vec{b}| = 4$ を満たすとする。
$P = |\vec{a} + t\vec{b}|^2$ の値を最小にする実数 t の値は ☐ サ であり，そのときの P の最小値
は ☐ シ である。また，すべての実数 t に対して $|k\vec{a} + t\vec{b}|^2 > 1$ が成り立つとき，
実数 k のとり得る値の範囲は ☐ ス である。

問題 **II.** k を定数とし，$f(x) = \sin x \sin 2x + (3k-1)\cos^2 x + 2(k-1)\cos x$ とおく。このとき，次の問いに答えよ。

(1) $\cos x = t$ とおくとき，$f(x)$ を k と t を用いて表せ。

(2) $k > 1$ のとき，関数 $f(x)$ の区間 $0 \leqq x \leqq \pi$ における最大値と最小値を k を用いて表せ。

(3) 方程式 $f(x) = 0$ が区間 $0 \leqq x \leqq \pi$ に異なる 3 個の実数解をもつとき，k のとり得る値の範囲を求めよ。

物　理

問題

（60分）

3年度

後期　3月6日 試験

Ⅰ　次の問い（問1〜問5）の空所 ☐ に入る適語を解答群から選択せよ。（解答番号 [1] 〜 [25]）

問1　図1は，あらい水平面の上に置かれた，質量 M〔kg〕で，縦と横の長さがそれぞれ a〔m〕と b〔m〕の一様な直方体Aの断面を表している。水平面から高さ $\frac{2}{3}a$〔m〕にあるAの点Pに，矢印の向きに水平に力を加えたところ，Aはすべらずに傾いた。このとき，この水平に加えた力の大きさは少なくとも [1] $\times Mg$〔N〕より大きい。ただし，重力加速度の大きさを g〔m/s²〕とする。

図1

解答群

① $\dfrac{b}{4a}$　② $\dfrac{b}{3a}$　③ $\dfrac{b}{2a}$　④ $\dfrac{2b}{3a}$　⑤ $\dfrac{3b}{4a}$　⑥ $\dfrac{b}{a}$　⑦ $\dfrac{a}{4b}$　⑧ $\dfrac{a}{3b}$　⑨ $\dfrac{a}{2b}$

⑩ $\dfrac{2a}{3b}$　⑪ $\dfrac{3a}{4b}$　⑫ $\dfrac{a}{b}$

問2　図2のように，質量 M〔kg〕で上面が水平であらい台Aをなめらかな水平面上に置き，Aの上に質量 m〔kg〕の小物体Bを置いて，AとBを静止させた。このとき，Aが受ける水平面からの垂直抗力の大きさは ☐ 2 ☐ 〔N〕である。つぎに，Aに対して図の矢印の向きに水平に力を加えると，AとBは一体となって動き出した。加えている力を少しずつ大きくしていくと，力の大きさが ☐ 3 ☐ 〔N〕になった直後に，BはAの上をすべり始めた。ただし，重力加速度の大きさを g〔m/s²〕とし，AとBとの間の静止摩擦係数を μ とする。

図2

☐ 2 ☐ の解答群

① Mg ② mg ③ $(M+m)g$ ④ $\dfrac{g}{M}$ ⑤ $\dfrac{g}{m}$ ⑥ $\dfrac{g}{M+m}$ ⑦ $\dfrac{Mg}{M+m}$

⑧ $\dfrac{mg}{M+m}$ ⑨ $\dfrac{M^2g}{M+m}$ ⑩ $\dfrac{m^2g}{M+m}$ ⑪ $\dfrac{mMg}{M+m}$

☐ 3 ☐ の解答群

① μMg ② μmg ③ $\mu(M+m)g$ ④ $\dfrac{\mu g}{M}$ ⑤ $\dfrac{\mu g}{m}$ ⑥ $\dfrac{\mu g}{M+m}$

⑦ $\dfrac{\mu Mg}{M+m}$ ⑧ $\dfrac{\mu mg}{M+m}$ ⑨ $\dfrac{\mu M^2g}{M+m}$ ⑩ $\dfrac{\mu m^2g}{M+m}$ ⑪ $\dfrac{\mu mMg}{M+m}$

問 3 真空中に置かれた電気量 2.0×10^{-5} C の点電荷から出ている電気力線の本数は ┃ 4 ┃ . ┃ 5 ┃ $\times 10^{\boxed{6}\ \boxed{7}}$

本である。また，真空中に面積 $3.0\,\mathrm{cm}^2$ の 2 枚の極板が平行に置かれており，極板間の一様な電場の大きさが

$5.0\,\mathrm{N/C}$ だとすると，極板間にある電気力線の本数は ┃ 8 ┃ . ┃ 9 ┃ $\times 10^{\boxed{10}\ \boxed{11}}$ 本である。さらに，この

極板間の距離が $4.0\,\mathrm{mm}$ だとすると，極板間の電位差は ┃ 12 ┃ . ┃ 13 ┃ $\times 10^{\boxed{14}\ \boxed{15}}$ 〔V〕である。ただし，

真空中のクーロンの法則の比例定数を $9.0 \times 10^9\,\mathrm{N \cdot m^2/C^2}$ とし，円周率を 3.14 とする。また，解答の有効数字
は 2 桁とする。

┃ 6 ┃ と ┃ 10 ┃ と ┃ 14 ┃ の解答群

① ＋   ② −

その他の解答群

① 1   ② 2   ③ 3   ④ 4   ⑤ 5   ⑥ 6   ⑦ 7   ⑧ 8   ⑨ 9   ⑩ 0

問 4 図 3 は，周期が $4.0\,\mathrm{s}$ で x 軸上を正の向きに進む正弦波の時刻 0 における変位 y〔m〕のようすを表している。

このとき，この正弦波の速さは ┃ 16 ┃ . ┃ 17 ┃ $\times 10^{\boxed{18}\ \boxed{19}}$ 〔m/s〕であり，$x = 1.5\,\mathrm{m}$ の位置における時刻

$2.0\,\mathrm{s}$ での媒質の変位は ┃ 20 ┃ . ┃ 21 ┃ $\times 10^{\boxed{22}\ \boxed{23}}$ 〔m〕である。ただし，有効数字は 2 桁とする。

図 3

┃ 18 ┃ と ┃ 22 ┃ の解答群

① ＋   ② −

その他の解答群

① 1   ② 2   ③ 3   ④ 4   ⑤ 5   ⑥ 6   ⑦ 7   ⑧ 8   ⑨ 9   ⑩ 0

問5　温度 T_A〔K〕，熱容量 C_A〔J/K〕の物体 A と，温度 T_B〔K〕，熱容量 C_B〔J/K〕の物体 B を接触させた。じゅうぶん時間が経過した後，A と B の温度はともに　24　〔K〕になる。また，この過程で A から B へ移動した熱量は　25　〔J〕である。ただし，$T_A > T_B$ とし，熱は A と B との間でのみやりとりするものとする。

解答群

① T_A　　② T_B　　③ $T_A + T_B$　　④ $\dfrac{T_A + T_B}{2}$　　⑤ $T_A C_A + T_B C_B$　　⑥ $T_A C_B + T_B C_A$

⑦ $\dfrac{T_A C_A + T_B C_B}{C_A + C_B}$　　⑧ $\dfrac{T_A C_B + T_B C_A}{C_A + C_B}$　　⑨ $\dfrac{T_A C_A - T_B C_B}{C_A + C_B}$　　⑩ $\dfrac{T_A C_B - T_B C_A}{C_A + C_B}$

⑪ $\dfrac{C_A(T_A + T_B)}{C_A + C_B}$　　⑫ $\dfrac{C_B(T_A + T_B)}{C_A + C_B}$　　⑬ $\dfrac{C_A(T_A - T_B)}{C_A + C_B}$　　⑭ $\dfrac{C_B(T_A - T_B)}{C_A + C_B}$

⑮ $\dfrac{C_A C_B(T_A - T_B)}{C_A + C_B}$　　⑯ $\dfrac{(C_A + C_B)(T_A - T_B)}{C_A C_B}$　　⑰ $\dfrac{C_A C_B T_A}{C_A + C_B}$　　⑱ $\dfrac{C_A C_B T_B}{C_A + C_B}$

Ⅱ 次の問い（問1〜問7）の空所 ☐ に入る適語を解答群から選択せよ。（解答番号 ☐ 1 ☐ 〜 ☐ 8 ☐ ）

　図4のように，質量 M〔kg〕の地球のまわりを質量 m〔kg〕の人工衛星Aが，地球の中心Oを中心とする半径 r〔m〕の等速円運動をしている。ただし，Aの大きさは考えず，地球は一様な球であるとし，地球による万有引力以外の影響は考えないものとする。また，万有引力定数は G〔N·m²/kg²〕とする。

図4

問1　Aと地球との間の万有引力の大きさは ☐ 1 ☐ 〔N〕である。

　解答群

① $\dfrac{Mmr}{G}$　② $\dfrac{Mmr^2}{G}$　③ $\dfrac{Gr}{Mm}$　④ $\dfrac{Gr^2}{Mm}$　⑤ $\dfrac{GMm}{r}$　⑥ $\dfrac{GMm}{r^2}$　⑦ $\dfrac{r}{GMm}$

⑧ $\dfrac{r^2}{GMm}$　⑨ $\dfrac{Mm}{Gr}$　⑩ $\dfrac{Mm}{Gr^2}$　⑪ $\dfrac{G}{Mmr}$　⑫ $\dfrac{G}{Mmr^2}$

問2　Aの速さは ☐ 2 ☐ 〔m/s〕である。

　解答群

① $\dfrac{Gr}{M}$　② $\dfrac{Gr}{m}$　③ $\dfrac{Mr}{G}$　④ $\dfrac{mr}{G}$　⑤ $\dfrac{GM}{r}$　⑥ $\dfrac{Gm}{r}$　⑦ $\sqrt{\dfrac{Gr}{M}}$　⑧ $\sqrt{\dfrac{Gr}{m}}$

⑨ $\sqrt{\dfrac{Mr}{G}}$　⑩ $\sqrt{\dfrac{mr}{G}}$　⑪ $\sqrt{\dfrac{GM}{r}}$　⑫ $\sqrt{\dfrac{Gm}{r}}$

問3　Aの万有引力による位置エネルギーは ☐ 3 ☐ 〔J〕である。ただし，万有引力による位置エネルギーの基準を無限遠とする。

　解答群

① $-\dfrac{Mmr}{G}$　② $-\dfrac{Mmr^2}{G}$　③ $-\dfrac{Gr}{Mm}$　④ $-\dfrac{Gr^2}{Mm}$　⑤ $-\dfrac{GMm}{r}$　⑥ $-\dfrac{GMm}{r^2}$

⑦ $-\dfrac{r}{GMm}$　⑧ $-\dfrac{r^2}{GMm}$　⑨ $-\dfrac{Mm}{Gr}$　⑩ $-\dfrac{Mm}{Gr^2}$　⑪ $-\dfrac{G}{Mmr}$　⑫ $-\dfrac{G}{Mmr^2}$

問4　Aの角速度の大きさは　**4**　〔rad/s〕であり，Aの周期は　**5**　〔s〕である。

　　4　の解答群

①　$\sqrt{\dfrac{r^2M}{G}}$　　②　$\sqrt{\dfrac{r^3M}{G}}$　　③　$\sqrt{\dfrac{Gr^2}{M}}$　　④　$\sqrt{\dfrac{Gr^3}{M}}$　　⑤　$\sqrt{\dfrac{GM}{r^2}}$　　⑥　$\sqrt{\dfrac{GM}{r^3}}$

⑦　$\sqrt{\dfrac{r^2}{GM}}$　　⑧　$\sqrt{\dfrac{r^3}{GM}}$　　⑨　$\sqrt{\dfrac{M}{Gr^2}}$　　⑩　$\sqrt{\dfrac{M}{Gr^3}}$　　⑪　$\sqrt{\dfrac{G}{Mr^2}}$　　⑫　$\sqrt{\dfrac{G}{Mr^3}}$

　　5　の解答群

①　$2\pi\sqrt{\dfrac{r^2M}{G}}$　　②　$2\pi\sqrt{\dfrac{r^3M}{G}}$　　③　$2\pi\sqrt{\dfrac{Gr^2}{M}}$　　④　$2\pi\sqrt{\dfrac{Gr^3}{M}}$　　⑤　$2\pi\sqrt{\dfrac{GM}{r^2}}$

⑥　$2\pi\sqrt{\dfrac{GM}{r^3}}$　　⑦　$2\pi\sqrt{\dfrac{r^2}{GM}}$　　⑧　$2\pi\sqrt{\dfrac{r^3}{GM}}$　　⑨　$2\pi\sqrt{\dfrac{M}{Gr^2}}$　　⑩　$2\pi\sqrt{\dfrac{M}{Gr^3}}$

⑪　$2\pi\sqrt{\dfrac{G}{Mr^2}}$　　⑫　$2\pi\sqrt{\dfrac{G}{Mr^3}}$

　つぎに，図5のように，Aが点Pを通過する瞬間に，Aの速さをv_P〔m/s〕にしたところ，Aは楕円軌道へ移行した。ただし，点Qは点Oからもっとも離れた楕円軌道上の点とする。

図5

問5　点QでのAの速さをv_Q〔m/s〕とおく。OQの長さをv_P，v_Q，およびrを用いて表すと　**6**　$\times r$〔m〕である。

　　解答群

①　v_P　　②　v_Q　　③　$v_P v_Q$　　④　$\dfrac{v_P}{v_Q}$　　⑤　$\dfrac{v_Q}{v_P}$　　⑥　$v_P{}^2$　　⑦　$v_Q{}^2$　　⑧　$v_P{}^2 v_Q{}^2$

⑨　$\dfrac{v_P{}^2}{v_Q{}^2}$　　⑩　$\dfrac{v_Q{}^2}{v_P{}^2}$

問 6　点 Q での A の速さを v_Q〔m/s〕とおく。楕円軌道を運動する A の周期を v_P, v_Q を含む式で表すと $\boxed{7}$ 〔s〕である。

解答群

① $\dfrac{\pi}{\sqrt{2GM}}\sqrt{\dfrac{(v_P+v_Q)r}{v_Q}}$　　② $\dfrac{\pi}{\sqrt{2GM}}\dfrac{(v_P+v_Q)r}{v_Q}$　　③ $\dfrac{\pi}{\sqrt{2GM}}\sqrt{\left(\dfrac{(v_P+v_Q)r}{v_Q}\right)^3}$

④ $\dfrac{\pi}{\sqrt{2GM}}\sqrt{\dfrac{(v_P+v_Q)r}{v_P}}$　　⑤ $\dfrac{\pi}{\sqrt{2GM}}\dfrac{(v_P+v_Q)r}{v_P}$　　⑥ $\dfrac{\pi}{\sqrt{2GM}}\sqrt{\left(\dfrac{(v_P+v_Q)r}{v_P}\right)^3}$

⑦ $\dfrac{\pi}{\sqrt{2GM}}\sqrt{\dfrac{v_P r}{v_Q}}$　　⑧ $\dfrac{\pi}{\sqrt{2GM}}\dfrac{v_P r}{v_Q}$　　⑨ $\dfrac{\pi}{\sqrt{2GM}}\sqrt{\left(\dfrac{v_P r}{v_Q}\right)^3}$

⑩ $\dfrac{\pi}{\sqrt{2GM}}\sqrt{\dfrac{v_Q r}{v_P}}$　　⑪ $\dfrac{\pi}{\sqrt{2GM}}\dfrac{v_Q r}{v_P}$　　⑫ $\dfrac{\pi}{\sqrt{2GM}}\sqrt{\left(\dfrac{v_Q r}{v_P}\right)^3}$

問 7　つぎに，A が点 P を通過する瞬間に，A の速さを $v_P{}'$〔m/s〕にしたところ，A は楕円軌道を離れ，やがて地球の重力圏から離脱した。このとき，$v_P{}'$ は少なくとも $\boxed{8}$ 〔m/s〕以上でなければならない。

解答群

① $\dfrac{Gr}{M}$　　② $\dfrac{GM}{r}$　　③ $\dfrac{2Gr}{M}$　　④ $\dfrac{2GM}{r}$　　⑤ $\sqrt{\dfrac{Gr}{M}}$　　⑥ $\sqrt{\dfrac{GM}{r}}$　　⑦ $\sqrt{\dfrac{2Gr}{M}}$

⑧ $\sqrt{\dfrac{2GM}{r}}$

III 次の問い（問 1～問 4）の空所 ☐ に入る適語を解答群から選択せよ。（解答番号 1 ～ 8 ）

図 6 のように，抵抗値がそれぞれ $2R$〔Ω〕，R〔Ω〕，R〔Ω〕の電気抵抗 R_1，R_2，R_3，電気容量がそれぞれ $3C$〔F〕，$2C$〔F〕のコンデンサー C_1，C_2，内部抵抗の無視できる起電力がそれぞれ V〔V〕，$2V$〔V〕の直流電源 E_1，E_2，および接点 a，b をもつスイッチ S からなる回路がある。はじめ，S はどの接点にも接しておらず，C_1，C_2 に電荷はたくわえられていないものとする。

図 6

問 1 R_2 を流れる電流の大きさは 1 × $\dfrac{V}{R}$〔A〕であり，R_1 の両端に加わる電圧は 2 × V〔V〕である。

解答群
① $\dfrac{1}{5}$ ② $\dfrac{4}{15}$ ③ $\dfrac{1}{3}$ ④ $\dfrac{2}{5}$ ⑤ $\dfrac{1}{2}$ ⑥ $\dfrac{8}{15}$ ⑦ $\dfrac{3}{5}$ ⑧ $\dfrac{2}{3}$ ⑨ $\dfrac{4}{5}$
⑩ 1 ⑪ $\dfrac{6}{5}$ ⑫ $\dfrac{4}{3}$

問 2 S を接点 a につないだ。S を接点 a につないだ直後に R_2 を流れる電流の大きさは 3 × $\dfrac{V}{R}$〔A〕である。

解答群
① $\dfrac{1}{5}$ ② $\dfrac{4}{15}$ ③ $\dfrac{1}{3}$ ④ $\dfrac{2}{5}$ ⑤ $\dfrac{1}{2}$ ⑥ $\dfrac{8}{15}$ ⑦ $\dfrac{3}{5}$ ⑧ $\dfrac{2}{3}$ ⑨ $\dfrac{4}{5}$
⑩ 1 ⑪ $\dfrac{6}{5}$ ⑫ $\dfrac{4}{3}$

問 3 S を接点 a につないでからじゅうぶん時間が経過した後，C_1 にたくわえられている電荷の電気量は 4 × CV〔C〕であり，C_2 にたくわえられている静電エネルギーは 5 × CV^2〔J〕である。

解答群
① $\dfrac{1}{25}$ ② $\dfrac{1}{15}$ ③ $\dfrac{2}{25}$ ④ $\dfrac{3}{25}$ ⑤ $\dfrac{2}{15}$ ⑥ $\dfrac{4}{25}$ ⑦ $\dfrac{1}{5}$ ⑧ $\dfrac{4}{15}$ ⑨ $\dfrac{1}{3}$
⑩ $\dfrac{2}{5}$ ⑪ $\dfrac{7}{15}$ ⑫ $\dfrac{8}{15}$ ⑬ $\dfrac{3}{5}$ ⑭ $\dfrac{2}{3}$ ⑮ $\dfrac{11}{15}$ ⑯ $\dfrac{4}{5}$ ⑰ $\dfrac{14}{15}$ ⑱ $\dfrac{6}{5}$

問4　問3の最後の状態で，Sを接点bにつなぎかえた。このとき，R_1を流れる電流の大きさは $\boxed{6} \times \dfrac{V}{R}$〔A〕であり，$R_3$を流れる電流の大きさは $\boxed{7} \times \dfrac{V}{R}$〔A〕である。また，$R_1$の消費電力は $\boxed{8} \times \dfrac{V^2}{R}$〔W〕である。

$\boxed{6}$ と $\boxed{7}$ の解答群

① $\dfrac{1}{15}$ 　② $\dfrac{2}{15}$ 　③ $\dfrac{1}{5}$ 　④ $\dfrac{4}{15}$ 　⑤ $\dfrac{1}{3}$ 　⑥ $\dfrac{2}{5}$ 　⑦ $\dfrac{3}{5}$ 　⑧ $\dfrac{2}{3}$ 　⑨ $\dfrac{4}{5}$

⑩ $\dfrac{14}{15}$ 　⑪ 1 　⑫ $\dfrac{16}{15}$ 　⑬ $\dfrac{6}{5}$ 　⑭ $\dfrac{4}{3}$ 　⑮ $\dfrac{8}{5}$ 　⑯ $\dfrac{5}{3}$

$\boxed{8}$ の解答群

① $\dfrac{1}{5}$ 　② $\dfrac{9}{40}$ 　③ $\dfrac{1}{4}$ 　④ $\dfrac{8}{25}$ 　⑤ $\dfrac{9}{25}$ 　⑥ $\dfrac{2}{5}$ 　⑦ $\dfrac{9}{20}$ 　⑧ $\dfrac{12}{25}$ 　⑨ $\dfrac{1}{2}$

⑩ $\dfrac{3}{5}$ 　⑪ $\dfrac{18}{25}$ 　⑫ $\dfrac{3}{4}$ 　⑬ $\dfrac{4}{5}$ 　⑭ $\dfrac{9}{10}$ 　⑮ 1 　⑯ $\dfrac{27}{25}$ 　⑰ $\dfrac{6}{5}$ 　⑱ $\dfrac{5}{4}$

化　学

問題
（60分）

3年度

後期　3月6日　試験

注意：必要があれば次の値を用いよ。

原子量　H：1.0　　He：4.0　　C：12.0　　O：16.0　　P：31.0　　Cu：63.5

標準状態における理想気体1molの体積：22.4L

ファラデー定数：9.65×10^4 C/mol

I　次の**問1**〜**問10**に答えよ。

問1　次のうちから，元素の周期表の第6周期までの元素について，正しいものを<u>すべて</u>選べ。　$\boxed{1}$

① 1族元素は，すべて金属元素である。

② 3族元素は，すべて遷移元素である。

③ 13族元素は，すべて金属元素である。

④ 14族元素は，すべて典型元素である。

⑤ 15族元素は，すべて非金属元素である。

⑥ 17族元素の単体は，すべて常温・常圧下で気体である。

問2　酸素とヘリウムの体積比が1：3の混合気体に対し，同温・同圧下でその混合気体の4倍の密度を有する気体がある。次のうちから，この気体の分子量を選べ。　$\boxed{2}$

① 28　　　② 32　　　③ 44　　　④ 64　　　⑤ 70　　　⑥ 83

問3　次のうちから，下線部の物質が酸化剤として作用しているものを<u>すべて</u>選べ。　$\boxed{3}$

① <u>臭化カリウム</u>水溶液に塩素ガスを通すと，臭素が生じる。

② ヨウ化カリウム水溶液に<u>臭素水</u>を加えると，ヨウ素が生じる。

③ 硝酸銀水溶液に<u>銅線</u>を入れると，銀が析出する。

④ 高炉内で<u>一酸化炭素</u>が赤鉄鉱や磁鉄鉱と反応し，銑鉄が得られる。

⑤ 水酸化ナトリウム水溶液を<u>塩酸</u>で中和すると，塩化ナトリウム水溶液となる。

⑥ 硫化水素と<u>酸素</u>が反応すると，単体の硫黄が生じる。

問4　次の①〜⑥は，物質名とその化学式を示したものである。このうちから，化学式に<u>誤りがあるもの</u>を<u>すべて</u>選べ。　$\boxed{4}$

① 亜塩素酸　$HClO$　　　② 塩素酸　$HClO_3$　　　③ 過塩素酸　$HClO_4$

④ 亜硫酸　H_2SO_3　　　⑤ 硫酸銅（II）　$CuSO_4$　　　⑥ 硫化鉛（II）　ZnS

問5　次のうちから，常温・常圧下で体心立方格子の結晶構造をもつ金属を<u>すべて</u>選べ。　$\boxed{5}$

① ナトリウム　　　② 銀　　　③ 銅

④ 鉄　　　⑤ アルミニウム　　　⑥ 亜鉛

問6　硝酸カリウムは，40℃の水100gに63.9gまで溶ける。40℃の硝酸カリウム飽和水溶液の質量パーセント濃度〔%〕はいくらか。次のうちから，最も近い値を選べ。　　6

　　① 39　　　　② 45　　　　③ 48　　　　④ 53　　　　⑤ 64　　　　⑥ 69

問7　白金電極を用いて，十分量の硫酸銅（Ⅱ）水溶液を0.50Aの電流で2時間8分40秒間電気分解した。この電気分解で陽極に発生した気体の物質量〔mol〕はいくらか。次のうちから選べ。　　7

　　① 1.0×10^{-2}　　　　② 2.0×10^{-2}　　　　③ 2.5×10^{-2}

　　④ 3.0×10^{-2}　　　　⑤ 4.0×10^{-2}　　　　⑥ 5.0×10^{-2}

問8　次のうちから，それぞれの物質の1mol/L水溶液を常温で等体積混合したとき，沈殿を生じるものをすべて選べ。　　8

　　① 硫酸ナトリウム，塩化マグネシウム　　　② 塩化ナトリウム，硝酸銀

　　③ 硫酸ナトリウム，塩化バリウム　　　　　④ 塩化ナトリウム，アンモニア

　　⑤ 炭酸カリウム，酢酸ナトリウム　　　　　⑥ 塩化カルシウム，炭酸ナトリウム

問9　次のうちから，芳香族化合物ではないものをすべて選べ。　　9

　　① シクロヘキサン　　　　　　　② アントラセン

　　③ デカン　　　　　　　　　　　④ ナトリウムフェノキシド

　　⑤ クメン（イソプロピルベンゼン）　　⑥ サリチル酸

問10　常温で液体の不飽和脂肪酸で構成される油脂は，水素付加することにより硬化油となり，マーガリンなどに用いられる。オレイン酸とリノール酸からなる油脂 $C_{57}H_{100}O_6$ 1molに対して水素付加反応を行った場合，付加する水素（H_2）の物質量〔mol〕は最大でいくらか。次のうちから選べ。　　10

　　① 1　　　　② 2　　　　③ 3　　　　④ 4　　　　⑤ 5　　　　⑥ 6

Ⅱ 次の文を読み，問1～問4に答えよ。

　窒素とリンは，元素の周期表の15族に属する元素で，これらの原子は　A　個の価電子をもち，他原子と共有結合の化合物をつくる。窒素の単体は，常温・常圧下では気体の窒素 N_2 のみであり，2つの窒素原子が　B　結合している。一方，リンの単体には，　C　リンと　D　リンの同素体がある。　C　リンはリン原子が多数共有結合した複雑な構造をしているので，化学式は組成式のPで表す。　D　リンは4つの原子が正四面体形に結合しているので，化学式は分子式 P_4 となる。

　銅に希硝酸を反応させると，窒素酸化物の　E　が発生する。　E　は，無色の気体で　F　置換で捕集する。　E　が空気中の酸素と反応すると，赤褐色の　G　となる。一方，銅に濃硝酸を反応させると　G　が発生する。　G　は，　H　置換で捕集する。

　リンを空気中で燃焼させると，十酸化四リンの白煙を生じる。十酸化四リンを水に溶かして加熱すると，リン酸が得られる。リン酸のリン原子の酸化数は，＋　I　である。

問1　文中の　A　～　I　に最も適切な数字や語句を下記の選択肢から選べ。ただし，同じ選択肢を繰返し選んでもよい。

A 　1　　　　　B 　2　　　　　C 　3　　　　　D 　4

E 　5　　　　　F 　6　　　　　G 　7　　　　　H 　8

I 　9

＜選択肢＞

① 1　　　　　② 2　　　　　③ 3　　　　　④ 4

⑤ 5　　　　　⑥ 6　　　　　⑦ 7　　　　　⑧ 8

⑨ 赤　　　　　⑩ 黄　　　　　⑪ 緑　　　　　⑫ 二重

⑬ 三重　　　　⑭ 一酸化窒素　⑮ 二酸化窒素　⑯ 水上

⑰ 下方　　　　⑱ 上方

問2　銅を完全に希硝酸に溶解した。このとき，発生した気体 $\boxed{\text{E}}$ の体積は標準状態で 269 mL であった。発生した気体が 100％回収できたとすると，反応した銅の質量〔g〕は いくらか。次のうちから最も近い値を選べ。ただし，気体はすべて理想気体としてふるまうものとする。$\boxed{10}$

① 0.063　② 0.127　③ 0.254　④ 0.381　⑤ 0.508　⑥ 1.14

問3　次のうちから，窒素を含む化合物に関する記述について，誤りのあるものをすべて選べ。$\boxed{11}$

① アンモニアは，塩化アンモニウムに水酸化カルシウムを加えて加熱すると発生する。
② 亜硝酸ナトリウムの窒素の酸化数は +5 である。
③ 窒素は，亜硝酸アンモニウム水溶液を加熱すると発生する。
④ 二酸化窒素は，濃硝酸に光をあてると発生する。
⑤ 濃硝酸に鉄はよく溶け，水素が発生する。
⑥ NO や NO_2 などの窒素酸化物は NO_x（ノックス）と総称され，大気汚染の原因物質の 1つである。

問4　$\boxed{\text{C}}$ リン 15.5 g を完全燃焼させて，十酸化四リンを得た。この十酸化四リンを水にすべて溶解し，加熱してリン酸水溶液とした。冷却後さらに水を加えて全体量を 500 mL にした。このリン酸水溶液のモル濃度〔mol/L〕はいくらか。次のうちから選べ。$\boxed{12}$

① 1.00×10^{-2}　　② 5.00×10^{-2}　　③ 1.00×10^{-1}
④ 5.00×10^{-1}　　⑤ 1.00　　⑥ 2.00

Ⅲ　次の問1と問2に答えよ。

問1　工業で利用されている触媒の主成分とその利用例をまとめた下記の表を完成させよ。
触媒を利用する反応 **ア ～ ウ** は＜反応の選択肢＞から，その反応を用いた工業的製法の
名称 **a ～ c** は＜工業的製法の名称の選択肢＞からそれぞれ選べ。

触媒の主成分	触媒を利用する反応	工業的製法の名称
V_2O_5	**ア**	**a**
Fe_3O_4	**イ**	**b**
Pt	**ウ**	**c**

ア　| 1 |　　イ　| 2 |　　ウ　| 3 |

＜反応の選択肢＞

① $N_2 + 3H_2 \rightleftharpoons 2NH_3$　　　② $4NH_3 + 5O_2 \longrightarrow 4NO + 6H_2O$

③ $CO + 2H_2 \longrightarrow CH_3OH$　　　④ $2SO_2 + O_2 \longrightarrow 2SO_3$

⑤ $C_6H_{12}O_6 \longrightarrow 2C_2H_5OH + 2CO_2$　　　⑥ $2Al + Fe_2O_3 \longrightarrow Al_2O_3 + 2Fe$

a　| 4 |　　b　| 5 |　　c　| 6 |

＜工業的製法の名称の選択肢＞

① クメン法　　　　② テルミット法　　　　③ 接触法

④ ソルベー法　　　⑤ オストワルト法　　　⑥ ハーバー・ボッシュ法

問2　0.88 mol/L 過酸化水素水 10 mL を少量の酸化マンガン(Ⅳ)に加えると，酸素が発生した。
30秒間に発生した酸素は標準状態で 53.4 mL であった。この間の酸素の平均の発生速度を
単位〔mol/s〕で表すといくらか。次のうちから，最も近い値を選べ。　| 7 |

① 1.2×10^{-5}　　　　② 2.4×10^{-5}　　　　③ 7.9×10^{-5}

④ 2.4×10^{-4}　　　　⑤ 5.3×10^{-4}

Ⅳ　次の文を読み，問1〜問4に答えよ。

　合成樹脂は，熱に対する性質から　A　樹脂と　B　樹脂に分類される。　A　樹脂は，原料を型に入れて熱を加えると硬化した状態で得られる。一度硬化すると，加熱しても再び軟化することはない。一方，　B　樹脂は，熱を加えると軟化し，冷却すると硬化する性質をもつ。

　　A　樹脂には，フェノールと　C　を，酸や塩基を触媒として　D　させてつくる（　ア　），尿素またはメラミンと　C　を，　D　させてつくる（　イ　），　E　などの多価カルボン酸の無水物と　F　などの多価アルコールを縮合させてつくる（　ウ　）などがある。

　　B　樹脂には，ポリエチレン，aポリプロピレン，bポリスチレン，cポリ塩化ビニル，ポリ酢酸ビニル，dポリメタクリル酸メチル（メタクリル樹脂）などがある。

問1　文中の　A　〜　F　に入る語句として最も適切なものを，それぞれ選べ。

　　A　1　　B　2　　C　3　　D　4　　E　5　　F　6

　　① 熱可塑性　　　　② 熱硬化性　　　　③ 感光性　　　　④ 伝導性
　　⑤ フタル酸　　　　⑥ ホルムアルデヒド　⑦ スチレン　　　⑧ グリセリン
　　⑨ 開環重合　　　　⑩ 付加重合　　　　⑪ 付加縮合　　　⑫ 縮合重合

問2　文中の（ ア ）〜（ ウ ）に入る物質名をそれぞれ選べ。

　　（ ア ）　7　　　　（ イ ）　8　　　　（ ウ ）　9

　　① アミノ樹脂　　　　② エポキシ樹脂　　　③ アルキド樹脂
　　④ シリコーン樹脂　　⑤ フェノール樹脂

問3　文中の下線部a〜dの原料となる単量体の化学式をそれぞれ選べ。

　　a　10　　b　11　　c　12　　d　13

　　① $CH_2=C(CH_3)-COOCH_3$　　② $CH_2=CH-CH_3$　　③ $C_6H_5-CH=CH_2$
　　④ $CH_2=CH_2$　　　　　　　　⑤ $CH_2=CH-Cl$　　　⑥ $HO-(CH_2)_2-OH$

問4　ポリ酢酸ビニル172 gがすべて1.0 mol/L水酸化ナトリウム水溶液と反応し，ポリビニルアルコールに変化したものとする。反応に使われた水酸化ナトリウム水溶液の体積〔L〕は，理論上いくらか。次のうちから選べ。なお，酢酸ビニルの分子式は$C_4H_6O_2$である。　14

　　① 0.50　　② 1.0　　③ 1.5　　④ 2.0　　⑤ 2.5　　⑥ 3.0

生　物

問題
（60分）

3年度

後期　3月6日 試験

【注意】1つの設問に対して複数解答する場合には，その設問に該当するマークシートの解答番号欄に
すべての解答をマークしなさい。

Ⅰ　ヒトの細胞外液（体液）に関する以下の問いに答えなさい。

問1　血液中に見られる赤血球についての記述として，適切なものを2つ答えなさい。　　1

① 動脈で血管壁をすり抜けて組織に移動する。　　② 解糖系が機能している。

③ 血管の中で変形しない。　　④ 腎臓の糸球体でろ過される。

⑤ ビリルビンを多く含む。　　⑥ フィブリンを多く含む。

⑦ 分裂して増殖する。　　⑧ ヘモグロビンを合成していない。

問2　濃度の異なる塩化ナトリウム水溶液中における赤血球の形状を調べる実験を行った。次の文を読み，以下の
問いに答えなさい。

微量の血液を3枚のスライドガラスA，B，Cにとり，スライドガラスAに0.5％，Bに0.9％，Cに5.0％
の塩化ナトリウム水溶液を血液の上にそれぞれ数滴落としてカバーガラスをかけ，顕微鏡で観察した。
その結果，スライドガラスBでは中央がくぼんだ正常な形状の赤血球が観察されたが，その他のスライド
ガラスでは正常な形状の赤血球は見られなかった。

1．スライドガラスAとCでは異なる形状の赤血球が観察され，それは下記の【赤血球の選択肢】に示した
3種類のうちのいずれかであった。スライドガラスAとCで観察された赤血球として，最も適切なものを
【赤血球の選択肢】からそれぞれ1つずつ答えなさい。また，そのような赤血球が観察された原因として，
最も適切な記述を【原因の選択肢】からそれぞれ1つずつ答えなさい。

（1）スライドガラスA：　赤血球　　2　　　原因　　3

（2）スライドガラスC：　赤血球　　4　　　原因　　5

【赤血球の選択肢】
① 鎌状の細長い赤血球　　② 球状に膨らんだ赤血球　　③ 収縮した赤血球

【原因の選択肢】
① 細胞内から細胞外にナトリウムイオンが移動した。
② 細胞内から細胞外に塩化物イオンが移動した。
③ 細胞内から細胞外に水分子が移動した。
④ 細胞外から細胞内にナトリウムイオンが移動した。
⑤ 細胞外から細胞内に塩化物イオンが移動した。
⑥ 細胞外から細胞内に水分子が移動した。

2．赤血球の細胞内液と等張なグルコース水溶液の濃度は約5％であるが，血液中のグルコース濃度は約0.1％である。グルコース濃度が低い血液中でも赤血球が正常な形状を保つ理由として，最も適切な記述を1つ答えなさい。　　6

　　① 浸透圧により赤血球に入る物質を能動輸送で赤血球から排除するため

　　② 浸透圧により赤血球に入る物質を受動輸送で赤血球から排除するため

　　③ 浸透圧により赤血球から出ていく物質を能動輸送で赤血球に取り込むため

　　④ 浸透圧により赤血球から出ていく物質を受動輸送で赤血球に取り込むため

　　⑤ 血しょう中に含まれるグルコース以外の物質により浸透圧が高くなるので，血しょうは赤血球の細胞内液と等張であるため

　　⑥ 血しょう中に含まれるグルコース以外の物質により浸透圧が低くなるので，血しょうは赤血球の細胞内液と等張であるため

問3　細胞内液と細胞外液（体液）についての以下の問いに答えなさい。

　1．細胞外液として，適切なものを3つ答えなさい。　　7

　　　① 胃液　　　　　　　② 血管を出て周囲の細胞のすき間へしみ出た液体

　　　③ 血しょう　　　　　④ 胆汁

　　　⑤ 尿　　　　　　　　⑥ リンパ管内の液体

　2．選択肢の中で以下の記述に当てはまるイオンとして，最も適切なものをそれぞれ1つずつ答えなさい。

　（1）細胞外よりも細胞質基質で濃度が高く保たれていて，ニューロンの静止電位の形成に重要である。　　8

　（2）細胞外液中の陽イオンのうち，最も濃度が高い。　　9

　（3）細胞外液中の陰イオンのうち，最も濃度が高い。　　10

　（4）血しょう中にあって，二酸化炭素の運搬に関わる。　　11

　（5）血しょう中にあって，トロンビンの生成に必要である。　　12

　　　① 塩化物イオン　　　　② カリウムイオン　　　③ カルシウムイオン　　　④ 炭酸水素イオン

　　　⑤ ナトリウムイオン　　⑥ マグネシウムイオン　⑦ リン酸イオン

問4　表は成人のヘモグロビンについて，酸素濃度(肺胞での値を100とした時の相対値)と酸素ヘモグロビンの割合(%)の関係を表したものである。表の中段は，ある末梢組織Xと同じ二酸化炭素濃度での酸素ヘモグロビンの割合，下段は肺胞と同じ二酸化炭素濃度での酸素ヘモグロビンの割合を示している。以下の問いに答えなさい。

表

	酸素濃度 (相対値)	0	10	20	30	40	50	60	70	80	90	100
酸素ヘモグロビンの割合(%)	末梢組織Xと同じ二酸化炭素濃度での割合	0	4	18	36	58	74	82	88	90	92	94
	肺胞と同じ二酸化炭素濃度での割合	0	14	34	57	75	84	89	93	95	97	98

1．酸素ヘモグロビンの割合が，肺胞を通過した血液と最も近いのはどの血管にある血液か，最も適切なものを1つ答えなさい。　| 13 |

① 大動脈　　　② 肺動脈　　　③ 末梢組織Xに分布する動脈

④ 大静脈　　　⑤ 肺静脈　　　⑥ 末梢組織Xに分布する静脈

2．安静時，肺胞で酸素を結合していたヘモグロビンのうち，63％が末梢組織Xで酸素を解離した。以下の問いに答えなさい。

（1）このときの末梢組織Xにおける酸素ヘモグロビンの割合(%)を計算し，答えの数値の小数点以下第1位を四捨五入して最も適切な値を答えなさい。ただし，| 14 |は10の位の数字，| 15 |は1の位の数字をそれぞれ表す。該当する位がない場合は「⑩ 0」を答えなさい。なお，同じ選択肢を複数回答えてもよい。

| 14 | 15 | ％

① 1　　　　② 2　　　　③ 3　　　　④ 4　　　　⑤ 5
⑥ 6　　　　⑦ 7　　　　⑧ 8　　　　⑨ 9　　　　⑩ 0

（2）安静時に比べて，末梢組織Xの酸素濃度が3分の2になったときの末梢組織Xにおける酸素ヘモグロビンの割合(%)を求め，このとき肺胞から末梢組織Xに運ばれる血液100 mLが末梢組織Xに供給できる最大の酸素量(mL)として，最も適切な値を答えなさい。ただし，末梢組織Xの二酸化炭素濃度は変化しないものとする。なお，血液100 mLにヘモグロビンは15 g存在し，酸素ヘモグロビンが100％のとき，ヘモグロビン1 gに酸素は1.4 mL結合するものとする。答えの数値の小数点以下第1位を四捨五入して答えなさい。ただし，| 16 |は10の位の数字，| 17 |は1の位の数字をそれぞれ表す。該当する位がない場合は「⑩ 0」を答えなさい。なお，同じ選択肢を複数回答えてもよい。　| 16 | 17 | mL

① 1　　　　② 2　　　　③ 3　　　　④ 4　　　　⑤ 5
⑥ 6　　　　⑦ 7　　　　⑧ 8　　　　⑨ 9　　　　⑩ 0

Ⅱ　生体防御に関する以下の問いに答えなさい。

問1　ヒトの生体防御機構についての次の文を読み，以下の問いに答えなさい。

　　病原体などに対する生体防御機構の1つに，a体内への異物の侵入を防ぐしくみがある。また，b体内に侵入した異物を排除しようとするしくみとして，生まれつき備わっている(ア)免疫と，(ア)免疫よりも病原体に対する特異性の高い(イ)免疫の2つがある。さらに(イ)免疫は，細胞性免疫と(ウ)免疫に分けられる。

　　通常は無害な異物に対しても，(イ)免疫が引き起こされ，じんましん，ぜんそく，くしゃみ等の過剰な免疫反応の症状が現れる場合がある。このような反応を(エ)という。

　1．以下についての記述として，適切なものをそれぞれ2つずつ答えなさい。

　（1）下線部a　　　　　　　　　　　　　 18

　（2）下線部bで体内に侵入した異物を排除する際に働く(ア)免疫 　19

　（3）下線部bで体内に侵入した異物を排除する際に働く(イ)免疫 　20

　　①　汗に含まれているリゾチームが細菌の細胞壁を溶かす。

　　②　汗に含まれている好中球が体外で異物を排除する。

　　③　抗体の可変部が異物と結合した後，異物が排除される。

　　④　抗体の定常部が異物と結合した後，異物が排除される。

　　⑤　気管で分泌される粘液によって，異物が排除される。

　　⑥　気管のぜん動によって，異物が排除される。

　　⑦　キラーT細胞が食作用によって，異物を排除する。

　　⑧　キラーT細胞が病原体に感染した細胞を排除する。

　　⑨　NK細胞が食作用によって，異物を排除する。

　　⑩　NK細胞が病原体に感染した細胞を排除する。

　　⑪　食細胞がさまざまな病原体に共通する特徴を認識して，異物を排除する。

2．文中の（ウ）免疫についての以下の問いに答えなさい。

（1）ある細菌が初めて体内に侵入して抗体が産生されるまでの過程について，適切な記述を5つ選んで起こる順に並べ，| 21 |～| 25 |に最も適切な記述をそれぞれ答えなさい。

| 21 | → | 22 | → | 23 | → | 24 | → | 25 |

① 活性化したヘルパーT細胞が増殖して形質細胞となる。

② 活性化したB細胞が増殖して形質細胞となる。

③ 記憶細胞が活性化されて形質細胞となる。

④ 記憶細胞が活性化されてB細胞となる。

⑤ 形質細胞が病原体に特異的な抗体を産生する。

⑥ 形質細胞が記憶細胞となり特異的な抗体を産生する。

⑦ 好中球が病原体を取り込み，その一部を抗原として提示する。

⑧ 樹状細胞が病原体を取り込み，その一部を抗原として提示する。

⑨ ヘルパーT細胞が提示された抗原を認識して，活性化される。

⑩ NK細胞が提示された抗原を認識して，活性化される。

⑪ NK細胞がヘルパーT細胞を活性化する。

⑫ 活性化したヘルパーT細胞がB細胞を活性化する。

（2）野生型のマウス（マウスA），およびマウスAと同系統だが先天的に胸腺を欠損する突然変異をもつヌードマウス（マウスB）から血液を採取した（血液A1，血液B1）。その後，無毒化した細菌XをマウスAおよびマウスBに複数回感染させ，最初の感染から1ヶ月後に，再度，マウスAおよびマウスBから血液を採取した（血液A2，血液B2）。さらに1ヶ月後，無毒化していない細菌XをマウスAおよびマウスBに感染させたところ，マウスAは感染症を発症しなかったが，マウスBは細菌Xによる感染症で死亡した。以下の問いに答えなさい。

1）マウスBが死亡した原因について，最も適切なものを1つ答えなさい。| 26 |

①B細胞がない。　②NK細胞がない。　③好中球がない。
④樹状細胞がない。　⑤ヘルパーT細胞がない。　⑥マクロファージがない。

2）無毒化していない細菌Xを感染させたマウスBに，ある血液から分離した血清を投与したところ，マウスBは死亡しなかった。用いた血液として最も適切なものを1つ答えなさい。| 27 |

①血液A1　②血液B1　③血液A2　④血液B2
⑤煮沸した血液A1　⑥煮沸した血液B1　⑦煮沸した血液A2　⑧煮沸した血液B2

3．マスト細胞（肥満細胞）から分泌されて文中の（エ）を引き起こす物質として，最も適切なものを1つ答えなさい。| 28 |

①アクチン　②アルブミン　③チューブリン　④ディフェンシン
⑤ヒスタミン

問2　ウイルスについての次の文を読み，以下の問いに答えなさい。

　　ウイルスには，ヒトと同様の遺伝物質をもつ　29　ウイルスと，　30　を遺伝物質としてもつ　30　ウイルスがある。ウイルスは，細胞膜表面に存在する受容体に結合して細胞に感染する。　30　ウイルスの中には，感染後，ウイルスの遺伝情報は　30　ウイルスのもちこんだ酵素によって　29　に逆転写されて，感染した細胞内で複製されるものがある。ウイルスを構成するタンパク質は，　29　から　31　された　30　の情報をもとに，　32　の過程を経て細胞内で合成される。こうして合成されたタンパク質は，　30　とともに再構成されて新たなウイルスとなり，細胞外へ放出される。

１．文中の　29　～　32　に当てはまる語として，最も適切なものをそれぞれ1つずつ答えなさい。

　　① DNA　　　② RNA　　　③ rRNA　　　④ tRNA　　　⑤ 形質転換

　　⑥ 欠損　　　⑦ 挿入　　　⑧ 転写　　　⑨ 翻訳　　　⑩ リボソーム

２．ウイルスによる病気として，適切なものをすべて答えなさい。　33

　　① インフルエンザ　　　　② 結核　　　　　　③ AIDS（後天性免疫不全症候群）

　　④ 破傷風　　　　　　　　⑤ マラリア

Ⅲ　植物の環境応答に関する以下の問いに答えなさい。

問1　以下の植物ホルモンについての記述として，適切なものをそれぞれ指定された数だけ答えなさい。

1．アブシシン酸（1つ）　　　　　　34

2．花成ホルモン（フロリゲン）（2つ）　35

3．オーキシン（2つ）　　　　　　　36

4．エチレン（2つ）　　　　　　　　37

5．ジベレリン（1つ）　　　　　　　38

① 水不足の時に気孔を閉鎖して蒸散を抑制する。

② 青い光を吸収して気孔を開かせる。

③ 頂芽でつくられ頂芽優勢の原因となる。

④ 側芽でつくられ頂芽優勢の原因となる。

⑤ 気体として放出される。

⑥ 果実の成熟と離層による落葉を促す。

⑦ 茎には正の重力屈性を，根には負の重力屈性を生じる。

⑧ 茎には負の重力屈性を，根には正の重力屈性を生じる。

⑨ 師管内を輸送され分裂組織で花芽を誘導する。

⑩ 道管内を輸送され分裂組織で花芽を誘導する。

⑪ 短日植物では連続暗期を限界暗期より長くすると葉で作られる。

⑫ 長日植物では連続暗期を限界暗期より長くすると葉で作られる。

⑬ 受精を促進するので，種なしブドウの生産に応用されている。

⑭ 子房の発達を促進するので，種なしブドウの生産に応用されている。

⑮ 胚珠の発達を促進するので，種なしブドウの生産に応用されている。

問2　フィトクロムについての次の文を読み，以下の問いに答えなさい。

　　　植物において，フィトクロムは光に対する受容体として働き，環境応答に役立っている。例えば， 39 の種子に 40 を照射すると，フィトクロムの構造が変化することで発芽が促進される。しかし， 40 の後に 41 を照射すると，フィトクロムによる発芽の促進作用は打ち消されてしまう。このような種子を光発芽種子という。フィトクロムは 40 吸収型あるいは 41 吸収型のどちらかの構造をとる。 40 吸収型は， 40 をよく吸収するが 41 もある程度吸収し，いずれの場合も 41 吸収型に変わる。また， 41 吸収型も， 41 をよく吸収するが 40 もある程度吸収し，いずれの場合も 40 吸収型に変わる。フィトクロムの性質を調べるために以下の【実験】を行った。なお，【実験】に用いた種子中のフィトクロムは，【実験】開始前はすべてが同一の吸収型で同じ性質をもっていたものとする。

【実験】

　　　暗所に保管してあった光発芽種子を実験材料に用い，種子中のすべてのフィトクロムで光の吸収が起こる十分な量の 40 を照射した。照射後，フィトクロムを調べると 41 吸収型が85％存在し，残りは 40 吸収型であった。続けて，この種子中のすべてのフィトクロムで光の吸収が起こる十分な量の 41 を照射すると， 41 吸収型は減少し，全フィトクロムのうちの3％になった。さらにもう一度，同様に 40 を照射すると， 41 吸収型は全フィトクロムのうちの85％となった。

1．文中の 39 として，最も適切な植物を1つ答えなさい。

　　　① イネ　　　② エンドウ　　　③ カボチャ　　　④ ケイトウ　　　⑤ レタス

2．文中の 40 と 41 に当てはまる光として，最も適切なものをそれぞれ1つずつ答えなさい。

　　　① 紫色光　　② 青色光　　③ 緑色光　　④ 黄色光　　⑤ 赤色光　　⑥ 遠赤色光

3．光発芽種子におけるフィトクロムについての記述として，適切なものを3つ答えなさい。 42

　　　① 40 を吸収するとジベレリンの合成を誘導して，発芽が促進される。
　　　② 40 を吸収するとアブシシン酸の合成を誘導して，発芽が促進される。
　　　③ 実験開始前に暗所に保管してあった種子中では 40 吸収型であった。
　　　④ 実験開始前に暗所に保管してあった種子中では 41 吸収型であった。
　　　⑤ 光を吸収して型を変えるのは1度だけである。
　　　⑥ 光を吸収すると型を可逆的に何度も変える。

4．文中の下線部について， 40 を照射している間に起こったことを推測した記述として，適切なものを2つ答えなさい。 43

　　　①15％のフィトクロムは一度も 41 吸収型にならなかった。
　　　②85％のフィトクロムは一度も 41 吸収型にならなかった。
　　　③すべてのフィトクロムがいったん 41 吸収型になった。
　　　④ 41 吸収型から 40 吸収型になるフィトクロムがあった。
　　　⑤ 41 吸収型から 40 吸収型になるフィトクロムはなかった。

5．暗所に保管してあった光発芽種子に 40 と 41 を両方含む十分な量の白色光を照射すると，
　種子はどのような状態になると考えられるか。最も適切な記述を1つ答えなさい。 44

　　① 41 吸収型が存在せず，発芽は抑制される。

　　② 41 吸収型が存在せず，発芽が促進される。

　　③ 41 吸収型が3％以下の量で存在し，発芽は抑制される。

　　④ 41 吸収型が3％以下の量で存在し，発芽が促進される。

　　⑤ 41 吸収型が3％より多く85％より少ない量で存在し，発芽は抑制される。

　　⑥ 41 吸収型が3％より多く85％より少ない量で存在し，発芽が促進される。

　　⑦ 41 吸収型が85％以上の量で存在し，発芽は抑制される。

　　⑧ 41 吸収型が85％以上の量で存在し，発芽が促進される。

6．フィトクロムは発芽だけでなく，芽生えの茎の成長にもかかわっている。芽生えの茎の成長は 40
　で強く抑制され，暗所で育てた芽生えに比べて茎が短くなる。光発芽種子での発芽の促進が 41 によ
　って打ち消されるように，芽生えの茎の成長抑制も 41 によって打ち消される。芽生えを暗所で育て
　た後， 40 と 41 を両方含む十分な量の白色光を照射したところ茎の成長が抑制された。この
　芽生えについて以下の問いに答えなさい。なお，暗所で育てた芽生えのフィトクロムはすべてが同一の
　吸収型で同じ性質をもっており，光を照射すると上記の【実験】に示したフィトクロムと同じ割合で吸収型
　を変えるものとする。

（1）暗所で育てた芽生えに白色光を照射した結果，フィトクロムに起きた変化として，最も適切な記述を
　　1つ答えなさい。 45

　　① 41 吸収型は，減少して存在しなくなった。

　　② 41 吸収型の量は，減少して3％以下になった。

　　③ 41 吸収型の量は，減少して3％より多く85％より少なくなった。

　　④ 41 吸収型の量は，減少して85％になった。

　　⑤ 41 吸収型の量は，増加して3％になった。

　　⑥ 41 吸収型の量は，増加して3％より多く85％より少なくなった。

　　⑦ 41 吸収型の量は，増加して85％以上になった。

（2）芽生えの茎の成長が白色光で抑制される現象は，白色光を照射する前と比べて，フィトクロムがどの
　　ように変化することで説明できるか，最も適切な記述を1つ答えなさい。 46

　　① 40 吸収型が増加したこと

　　② 41 吸収型が減少したこと

　　③ 41 吸収型が増加したこと

　　④ 41 吸収型が存在しなくなったこと

英　語

解答

3年度

I

〔解答〕

問1　(1)　⑤　　(2)　①　　(3)　③　　(4)　②
　　　(5)　④
問2　(6)　②　　(7)　⑤　　(8)　③　　(9)　①
　　　(10)　④
問3　(11)　①　　(12)　①　　(13)　③　　(14)　②

〔出題者が求めたポイント〕

問1　(2)　only を含む準否定の副詞節の文頭移動に伴う
　　　　　必然倒置 Disease occurs only when …
　　　　　＝Only when … does disease occur.
　　　(4)　A is accompanied by B「A には B が伴う」
　　　(1)(3)(5)は全訳下線部参照
問2　全訳下線部(6)～(10)参照
問3　(11)　直後の In the former, a process called lysing …
　　　　　In the latter, …
　　　　　If that happens, the infection will then follow …
　　　　　This infection pattern is called lysogeny.
　　　　　という記述を踏まえる。
　　　　　lysing「溶解」lysogeny「溶源性」
　　　　　transduction「形質導入」immunity「免疫」
　　　(12)　①「ワクチンが免疫系を刺激して抗体を作ら
　　　　　せる」が正解。
　　　　　some (8) built-in mechanisms（第 2 文）
　　　　　＝ the human immune system（第 3 文）
　　　　　＝ This immune response（第 4 文）。
　　　　　③④は Vaccines ではなく Drugs に関する記述
　　　　　（第 1 文）。
　　　(13)　HIV ウィルスは、全身に広がるので、some
　　　　　viral infections can spread throughout the
　　　　　body（⑤ 5 行目）の例示となる。
　　　　　よって③「1 エリアにとどまらないウィルスの
　　　　　例を提供するため」が正解。
　　　(14)　最終段落第 6 文に HIV destroys the body's
　　　　　immune system, の例があるので②が不適。

〔全訳〕

[1]　ウイルスとは微粒子であり、動植物の細胞に感染
する。通常、ウイルスは生命体とは見なされない。な
ぜならば、繁殖や成長(1)のような生命過程を生体細胞
の外部で一切示さないからだ。しかし、ウイルスは宿
主細胞を見つけると活性化し、細胞の構造を使って(6)
増殖する。すべてのウイルスは中心部に核酸があり、
その周辺にはタンパク質の保護殻（カプシド）がある。
さらに、一部のウイルスはタンパク質と脂肪質で完全
に包まれている。ウイルスの遺伝子は中心部で DNA
または RNA の形をしており、遺伝情報を伝達する。

[2]　ウイルスは実際に細胞に侵入するまでは(7)休眠状
態を続けるので、人体は大量のウイルスを体液の中に
持ちながら、実際には病気にならずにいられる。ウイ
ルスが核酸から細胞に移行して初めて、病気が発生す
る。細菌ウイルスが細菌性細胞に感染する手段は、細
胞への付随、そして、細胞へのウイルス遺伝子の挿入
である。ウイルス性遺伝物質は、細胞活動を乗っ取っ
て、細胞に新たなウイルス粒子（ビリオン）を大量に作
らせたり、宿主細胞の遺伝子の一部となったりする。
後者の場合には、遺伝子とともに複製され、細胞分割
時に新しい細胞の両方にウイルス遺伝子が乗るように
なる。前者の場合には、溶解と呼ばれる過程でビリ
オンが放出される。宿主細胞を破裂させ、死滅させるの
だ。後者の場合には、細胞は健康を保つが、ウイルス
遺伝子を新世代すべてに継続的に送る（何らかの事情
でウイルス遺伝子が支配的になり活性化した(3)場合を
除く）。もしそうなれば、上述のサイクルの後で感染
が起き、新たなウイルス粒子を作って、細胞を破裂さ
せ、ウイルス粒子を放出させる。この感染パターンは
溶原性と呼ばれる。第 3 の感染パターンは形質導入で
ある。ウイルスが細菌性細胞に感染する時に、細菌の
遺伝子が新たに生まれたビリオンに組み込まれること
がある。このようにして、細菌遺伝子は他の宿主細胞
に感染可能なのだ。

[3]　ウイルスが動植物の細胞に感染するやり方は、細
菌性細胞に感染するやり方に似ているが、重大な相違
点が 1 つある。ビリオンの放出には、宿主細胞の破裂
が必ずしも伴わない。特に動物ウイルスの場合、バイ
ロンが細胞から分離するだけで、細胞を死滅させない
場合がある。動植物細胞のウイルス感染は次の 4 つの
方法のいずれかで現れることがある。1 つめは、ウイ
ルスが宿主細胞の中で休眠状態を続け、何ら影響を与
えないように見える場合。2 つめは、ウイルスが細胞
を死滅させる場合。3 つめは、ウイルス自体が死ぬ前
に細胞を分裂させて、ビリオンの数を増やす場合。4
つめは、ウイルス感染が細胞を変形させ、細胞を分裂
させて異常な成長パターンをとる場合で、この場合に
は細胞がガン化する。

[4]　ウイルス感染を薬剤で治療するのは難しい。なぜ
ならば、大半の薬剤はウイルスの発育を阻害する結
果、宿主細胞自体の機能も阻害するからだ。しかし、
ウイルス感染と戦う(8)生来の機構を動物は持ってい
る。例えば、人間の免疫系はウイルス感染に反応する
際、抗体を作ってウイルスを中和し、再感染を予防す
る。免疫反応がワクチン開発の基礎となり、感染を予
防しているのだ。

[5]　動物の場合、ウイルス感染は(5)局所化を続ける場
合がある。すなわち、特定部位に限られるのだ。これ
が当てはまるのはインフルエンザなどの呼吸器系ウイ
ルスであり、インフルエンザウイルスに感染した空気
中の細胞の吸引で呼吸経路の感染が拡大する。ワクチ
ンはインフルエンザ発生率の低下に役立つが、ウイル

スの変種があまりにも多いので、すべてに免疫を与えることはできない。ウイルス感染の中には全身に広がるものがある。例えば HIV（ヒト免疫不全ウイルス／エイズウイルス）である。HIV はリンパ節から始まり、血流⑼経由で数年間にわたって全身に広がり（この間、感染者は何の症状も感じないことが多い）、最終的にエイズ（後天性免疫不全症）となり、この段階で症状が現れる。HIV は人体の免疫系を破壊するので、エイズ患者は死に至る多種の感染リスクがある（ガン、肺炎、など）。⑽今日に至るまで、エイズウイルスの治療法や有効なワクチンは存在しない。

Ⅱ
〔解答〕
問1　⒂　③　　⒃　⑤　　⒄　⑤　　⒅　②
　　⒆　②　　⒇　①　　(21)　①
問2　(22)　②　　(23)　④　　(24)　④　　(25)　④
〔出題者が求めたポイント〕
問1　⒂　pro and con「賛否両論」
　　⒃　know 〜 inside out「〜を知り尽くしている」
　　⒄　think outside the box「既成概念にとらわれずに考える」
　　⒅　put one's two cents「口出しする」
　　⒆　fire「を解雇する」
　　⒇　go along with 〜「〜に沿って行く」
　　　　　　　→「〜に賛同する、〜に従う」
　　(21)　promising「前途が約束された、有望な」
問2　(22)　Boss の冒頭の発言参照
　　(23)　Boss の最終発言参照
　　(24)　Stan：Well, since I put her name up, とある。
　　(25)　Boss の最終発言参照

Ⅲ
〔解答〕
(26)　①　　(27)　④　　(28)　③　　(29)　⑤　　(30)　④
〔出題者が求めたポイント〕
(26)　how SV「S が V するやり方」
　　nerves work「神経が機能する」（第1文型）
(27)　Although[S：insects] [V：look] ...,
　　[S：particular characteristics ...] [V：are found] ...
　　の構造から考える。
(28)　for S to V「S が V するために」が全体で副詞句として働いている。
(29)　 the way the night sky looks from a given perspective「特定の観点からの夜空の見え方」と
　　its appearance centuries ago「数百年前の夜空の見え方」（= the way it looked centuries ago）
　　が同格で並んでいる。
(30)　___ to understand ... の部分が文中心の SV になることから考える。

Ⅳ
〔解答〕
(31)　⑨　　(32)　⑤　　(33)　①　　(34)　⑦　　(35)　④
(36)　②　　(37)　③　　(38)　⑩　　(39)　⑧　　(40)　⑥
〔出題者が求めたポイント〕
全訳下線部(31)〜(40)参照
〔全訳〕
[1]　各国が建造物や自然や遺跡などの史跡を世界遺産リスト(31)⑨に載せようと懸命に努力している。このリストに載ることは、観光収入(32)⑤を生み出す観点から国家にとって非常に価値がある場合がある。それに加えて、重要な史跡がリストに載ると、史跡(33)①を保存する約束があり、(35)④未来の世代が享受できるように史跡を保存すること(34)⑦がそれゆえ確実になる。
[2]　史跡はいかにしてリストに載るのか？ 1972年、国際連合教育科学文化機関（ユネスコ）が世界遺産条約(36)②として知られる条約を採択した。その目標は、「傑出した普遍的価値」のある文化的・自然的場所の特定である。この資格を満たすには、(37)③遺産に指定された史跡は(38)⑩未来の世代に伝える価値のある重要な歴史的情報を含んでいる必要がある。もし史跡が自然災害や戦争や資金不足で(39)⑧悪化し始めたら、(40)⑥条約に署名済みの各国が支援する必要がある。

英　語

解答

3年度

後　期

Ⅰ

〔解答〕

問1　(1)　④　　(2)　③　　(3)　①　　(4)　②
　　　(5)　③

問2　(6)　②　　(7)　①　　(8)　④　　(9)　①
　　　(10)　②

問3　(11)　③　　(12)　④　　(13)　④

問4　(14)　③　　(15)　⑤

〔出題者が求めたポイント〕

問1　全訳下線部(1)～(5)参照

問2　全訳下線部(6)～(10)参照

問3　(11)　① We can clear any microbes
　　　　　② As we begin to live in cleared land,
　　　　　④ wild animals ... are used to eliminate insects that will kill us. がいずれも不適。
　　　　　③「人間は森林を破壊すると、野生生物と人間の接触が増え、人間は致死的な病原体の犠牲者になる可能性がある」
　　　(12)　直前の the sale of live wild animals と同義。
　　　(13)　④が gender equality に対応する。

問4　(14)　「微生物がさまざまな動物の間をどのように移動しているのかを検知するために必要と言われているものは何か」第6段落最終3文参照
　　　(15)　⑤が第3段落第2文に矛盾。同文は would（仮定法過去）で書かれており、事実ではない。

〔全訳〕

[1]　SARS、エボラ、そして今では新型コロナウイルス。2002年以来、こうした非常に感染性の高いウイルスの3つすべてが世界的なパニックを引き起こしており、この3つすべてが熱帯の密林に住む野生生物から人間に広まったものだ。

[2]　人間に感染する新興病原体の75％が動物由来であり、その多くが生息地とする森林を人間が伐採し燃やして土地を作っている。その目的は、バイオ燃料用植物などの作物栽培や、鉱業、住宅供給である。(ア)人間が開墾を進めるにつれて、人命を奪うほどの微生物のいる野生生物との接触も増え、こうした動物を狭い範囲に(6)集中させて、そこで動物が感染性微生物を交換して、新株が生まれる可能性を高めている。さらに、開墾は生物多様性を低下させるので、(1)生き残っている種は人間に感染する可能性のある病気を持っている可能性が高い。こうしたすべての要因が合わさって、動物病原体の人間への拡散が増えることになる。

[3]　森林伐採をやめることは、人間が新たな災厄にさらされるのを減らすだけでなく、熱帯雨林生息地由来の他多数の恐ろしい病気（ジカ熱、ニパウイルス、マラリア、コレラ、HIVなど）の拡散を抑えることにもなる。2019年のある研究によれば、森林伐採が10％増える

と、マラリア患者が3.3％増えることになり、これは世界で740万人になる。しかし、長年にわたる世界的な猛抗議にもかかわらず、森林伐採は依然として(7)蔓延している。2016年以降、毎年、平均して2800万haの森林が伐採されており、減速の兆候はない。

[4]　森林伐採を防ぐために、社会は数多くの対策をとることができる。食肉の消費量を減らせば（ともあれ、医者によれば我々の健康は改善する）、作物や牧草の需要が減る。加工食品の消費量を減らせば、バイオ燃料の主要原料である椰子油の需要が減る（椰子の大半は、熱帯雨林を皆伐した土地で栽培されている）。さらに、各国の人口成長が緩やかになれば、土地への需要も(2)緩和するだろう。途上国でそうなるために女性に不可欠なのは、より良い教育、男性と平等の社会的地位、そして、手頃な値段で避妊具が手に入りやすくなることである。

[5]　単位面積あたりの食料生産が向上すれば、更なる開墾をせずとも供給を増やせる。気候変動で旱魃の長期化、深刻化が進んでいることもあって、旱魃への耐性の高い作物の開発は有益だろう。アフリカなどの乾燥地帯では、圃場での植樹などの森林農業技術で、作物の産出高を増やせる。さらに、食料廃棄を減らせば、生産量増加への圧力を大幅に減らせる。生産された食料の30～40％は廃棄されているのだ。

[6]　こうした解決策を(8)実行しつつ、伝染病の新たな発生の早期発見も可能になる。伝染病学者たちは野生動植物の生息地に慎重に足を踏み入れ、コロナウイルスを媒介することが(3)知られている哺乳動物（コウモリ、齧歯類、アナグマ、ジャコウネコ、センザンコウ、サル）を検査し、細菌がどのように移動しているかを(9)図示している。そうすれば、公衆衛生職員が近隣の人々を検査できる。しかし、効果が出るためには、こうした調査は広範囲、かつ十分な資金で行わなくてはならない。新型コロナウイルスの流行が始まるほんの数ヶ月前の2019年9月、米国国際開発庁（USAID）はPREDICTへの財政支援を打ち切ると宣言した。この10年の取り組みは脅威のある微生物を探すもので、1100種以上のウイルスが見つかっていた。USAIDは新たな調査計画を立ち上げる予定と言っており、今回はさらに広範かつ強靭な包囲網を投げかけられるだけの十分な資金を提供するように我々は要請している。

[7]　その間、各国政府はいわゆる(イ)生鮮市場における生きた野生動物の販売を禁止すべきである。病原体の人間への感染が繰り返されているのだから。市場は文化的に重要かもしれないが、リスクが大きすぎる。さらに、各国政府は野生生物の違法取引を取り締まらなくてはならない。感染体が広範に拡散されている。それに加えて、数千匹の動物をまとめて梱包している工場式農場の検査も必要である。これが2009年の豚イ

ンフルエンザ大流行の原因であり、アメリカで1万人以上、全世界で多数の死者が出た。

[8]　森林伐採を終わらせ、パンデミックを阻止するには、(ウ)国連の持続可能な開発目標17個のうち6個に取り組むことになる。健康的な生活の保障、飢餓の撲滅、男女平等、責任ある消費と生産、持続可能な土地管理、そして、気候変動への対策である(手つかずの熱帯雨林は二酸化炭素を吸収するが、熱帯雨林を(4)燃やすとそれ以上の二酸化炭素が大気に排出される)。

[9]　新型コロナウイルスの流行は災厄だが、自然界を過剰利用しないことで人類が達成可能な巨大なペイオフに我々の関心を(10)引きつけることができる。パンデミックの解決策は(5)持続可能性という解決策なのだ。

II
〔解答〕
(16) ③　　(17) ④　　(18) ④　　(19) ③
(20) ①　　(21) ②　　(22) ②　　(23) ③

〔出題者が求めたポイント〕
(16)　get their phone order confirmed in writing
「電話での注文を書面で確定させる」
(get A done「Aを～させる」)
(17)　not ～ until ... の構文
「Eメールは
ネットワークが修理されるまで送信できない」
=「ネットワークが修理されてはじめて〔ようやく〕
Eメールが送信できる」
(18)　[V：prepare][O：our final report]「最終レポートを準備する」(他動詞→目的語)の関係を踏まえると、[S：our final report][V：be prepared]の関係が必要。
(19)　the same company as I do [= work for]
「私が働いているのと同じ会社」
(20)　lessen A by B「AをBの分だけ減らす」
(= decrease A by B)
lessen は他動詞。by は＜差＞を表す。
(21)　tourists visiting Tokyo「東京を訪れる観光客」
(= tourists who visit Tokyo)
(22)　invite の語法には
invite A to B「AをBに招待する」の他に
invite A to do「Aに～するように依頼する」もある。
受動態で A be invited to do となる。
(23)　answer a question easily「質問に簡単に答える」
(他動詞＋目的語＋副詞)

III
〔解答〕
問1　(24) ④　　(25) ②　　(26) ①　　(27) ①
　　(28) ③　　(29) ②
問2　(30) ⑥　　(31) ①　　(32) ②
問3　(33) ④　　(34) ③

〔出題者が求めたポイント〕
問1　(24)　take advantage of a range of great offers
「さまざまな素晴らしい割引価格を利用する」
(25)　① Are you coming with your family, friends, or alone?　② And (25：how long) are you going to stay? という質問に対して、
I'll be visiting there ① with my parents, wife and children ② for 3 days. と順に答えている。
(26)　直後で It's available either online or in any of our ticket offices. と＜場所＞を答えている。
(27)　空所直後に Children under 4 travel free とあり、[A] Emma の第5発言に a child card for those under 17 とある。over / under は more than / less than と同様、その数自体は含まない。
(28)　when (they are) linked with ～「～と結びつくと」(link A with B「AをBと結びつける」の受動態)
(29)　「人々が車を使いたがらなくさせること」で持続可能なやり方で来訪者数の増加を管理する。
[A](24)直前に so you really have every reason to enjoy a car-free day out.
[B]第3文にも Leave your car とある。
問2　The (⑤ longer)(③ your)(④ card) is (30 ⑥ valid),the (31 ① better) the (32 ② value) is.
「カードの有効期限が長ければ長いほど、価値が高まります」
問3　(33)　④が [B]第2文に一致
(34)　[B]*All sailings are subject to tide, weather, and circumstances.
「すべての帆走は潮・天候・状況次第です」に③は矛盾する。

IV
〔解答〕
(35) ①　　(36) ⑨　　(37) ⑪　　(38) ⑥
(39) ②　　(40) ⑩

〔出題者が求めたポイント〕
完成した英文は以下の通り。

You need the right equipment to fight a fire. Public and (⑦ private) places have sprinkler systems that quickly (35 ① spray) water onto a fire in order to (④ contain) it. These (36 ⑨ autonomous) systems are currently the most (③ reliable) solutions when it (⑧ comes) to (37 ⑪ protecting) people and (⑤ property) from the risk of fire. As (38 ⑥ proof) of their effectiveness, 95% of fires are (39 ② brought) under (⑫ control)(40 ⑩ due to) the triggering of a sprinkler.

数　学

$$= -\frac{3}{4}\vec{a}\cdot\vec{b}+\frac{1}{2}|\vec{b}|^2+\frac{1}{2}\vec{b}\cdot\vec{c}$$

$$+\frac{3}{4}|\vec{a}|^2-\frac{1}{2}\vec{a}\cdot\vec{b}-\frac{1}{2}\vec{c}\cdot\vec{a}$$

| 前　期 |

問題1

〔解答〕

(1)　ア　243　　イ　$\dfrac{1}{27}$　　ウ　2

(2)　エ　a^2-2b　　オ　$\dfrac{4}{5}$　　カ　$-\dfrac{8}{5}$

(3)　キ　20160　　ク　1152　　ケ　624

(4)　コ　$-\dfrac{3}{4}$　　サ　$\dfrac{1}{2}$　　シ　$\dfrac{1}{2}$

　　　ス　10　　セ　$\dfrac{5}{6}$

〔出題者が求めたポイント〕

小問集合

〔解答のプロセス〕

(1)　$y=3^{2x-1}$ は単調増加する関数なので，$x=3$ で最大

　　値 $3^5=243$, $x=-1$ で最小値 $3^{-3}=\dfrac{1}{27}$ をとる。

　　$4^x-3\cdot2^x-4=(2^x-4)(2^x+1)=0$

　　　　$\therefore$　$2^x>0$ より　$2^x=4\Leftrightarrow x=2$

(2)　解と係数の関係から　$\alpha+\beta=-a$, $\alpha\beta=b$

　　$\alpha^2+\beta^2=(\alpha+\beta)^2-2\alpha\beta=a^2-2b$

　　$x^2+2bx+a=0$ について解と係数の関係から

　　$(\alpha+2)+(\beta+2)=-2b$, $(\alpha+2)(\beta+2)=a$

　　$\therefore$　$\alpha+\beta+4=-a+4=-2b$

　　　　　　　　　　　$\therefore$　$a-2b=4$　　　…①

　　$\alpha\beta+2\alpha+2\beta+4=b-2a+4=a$

　　　　　　　　　　　$\therefore$　$3a-b=4$　　　…②

　　①，②より　$a=\dfrac{4}{5}$, $b=-\dfrac{8}{5}$

(3)(i)　${}_8P_6=20160$（通り）

　(ii)　男子の選び方・並び方は $4\times3\times2=24$（通り）

　　　女子も同様に 24 通り。男女の並び順が 2 通りある

　　　ので，$24\times24\times2=1152$（通り）

　(iii)(I)　女子 2 人，男子 4 人のとき

　　　　メンバーの並び方が ${}_4C_2\times{}_4C_4=6$（通り）

　　　　6 人で作る円順列 $(6-1)!=120$（通り）から，女

　　　　子が隣り合う $(5-1)!\times2=48$（通り）を除いて 6

　　　　$\times(120-48)=432$（通り）

　　　(II)　女子 3 人，男子 3 人のとき

　　　　メンバーの選び方が ${}_4C_3\times{}_4C_3=16$（通り）

　　　　男女が交互に並ぶ円順列を考えて

　　　　$(3-1)!\times3!=12$（通り）

　　　　$\therefore$　$16\times12=192$（通り）

　　　　以上から，$432+192=624$（通り）

(4)　$\overrightarrow{MN}=\overrightarrow{ON}-\overrightarrow{OM}=\dfrac{1}{2}\vec{b}+\dfrac{1}{2}\vec{c}-\dfrac{3}{4}\vec{a}$

　　$\overrightarrow{MN}\cdot\overrightarrow{AB}=\left(-\dfrac{3}{4}\vec{a}+\dfrac{1}{2}\vec{b}+\dfrac{1}{2}\vec{c}\right)\cdot(\vec{b}-\vec{a})$

ここで $|\vec{a}|=|\vec{b}|=|\vec{c}|=4$, $\vec{a}\cdot\vec{b}=\vec{b}\cdot\vec{c}=\vec{c}\cdot\vec{a}=4\cdot4\cdot\dfrac{1}{2}$

$=8$ であるから

$\overrightarrow{MN}\cdot\overrightarrow{AB}=-6+8+4+12-4-4=10$

$|\overrightarrow{AB}|=4$, $|\overrightarrow{MN}|^2=\dfrac{9}{16}|\vec{a}|^2+\dfrac{1}{4}|\vec{b}|^2+\dfrac{1}{4}|\vec{c}|^2-\dfrac{3}{4}\vec{a}\cdot\vec{b}$

$+\dfrac{1}{2}\vec{b}\cdot\vec{c}-\dfrac{3}{4}\vec{c}\cdot\vec{a}=9$

$\therefore$　$\cos\theta=\dfrac{\overrightarrow{MN}\cdot\overrightarrow{AB}}{|\overrightarrow{MN}|\cdot|\overrightarrow{AB}|}=\dfrac{10}{4\cdot3}=\dfrac{5}{6}$

問題2

〔解答〕

(1)　$S=\dfrac{t^3}{6}$

(2)　$a=2$

(3)　$t=\dfrac{3\sqrt{2}}{2}$

〔出題者が求めたポイント〕

積分法

(3)　t の値によって関数を場合分けする。本問では $3<t$

のときの面積は $\dfrac{t^3}{6}$ で表され，これが単調増加であるこ

とから，最小値は $0<t\leqq3$ の範囲にあるとわかる。こ

れはグラフを描いて理解してもよい。

〔解答のプロセス〕

(1)　$S=\displaystyle\int_0^t(-x^2+tx)dx$

　　$=\dfrac{1}{6}(t-0)^3=\dfrac{t^3}{6}$

(2)　$x^2-2x=ax$

　　$\Leftrightarrow x\{x-(2+a)x\}=0$

　　より，$y=ax$ と $y=x^2$

　　$-2x$ で囲まれた面積は

$S_2=\displaystyle\int_0^{a+2}\{ax-(x^2-2x)\}dx$

$=\dfrac{1}{6}\{(a+2)-0\}^3=\dfrac{(a+2)^3}{6}$

$\therefore$　$\dfrac{(a+2)^3}{6}=\dfrac{2^3}{6}\times8\Leftrightarrow(a+2)^3=64$

　　　　　　　　　　　　　$\Leftrightarrow a=2$

(3)　$0<t\leqq3$ のとき

$$\int_0^3 (x^2-tx)\,dx = \int_0^t (-x^2+tx)\,dx + \int_t^3 (x^2-tx)\,dx$$

$$= \frac{t^3}{6} + \left[\frac{1}{3}x^3 + \frac{t}{2}x^2\right]_t^3$$

$$= \frac{t^3}{6} + \left(9 - \frac{9}{2}t\right) - \left(\frac{t^3}{3} - \frac{t^3}{2}\right)$$

$$= \frac{1}{3}t^3 - \frac{9}{2}t + 9$$

$$\therefore\quad f(t) = \int_0^3 |x^2-tx|\,dx$$

$$= \begin{cases} \dfrac{1}{3}t^3 - \dfrac{9}{2}t + 9 & (0 < t \le 3) \\[2mm] \dfrac{t^3}{6} & (3 < t) \end{cases}$$

$\dfrac{t^3}{6}$ は単調増加なので，最小値は $0 < t \le 3$ にあり，

$$f'(t) = \frac{d}{dt}\left(\frac{1}{3}t^3 - \frac{9}{2}t + 9\right) = t^2 - \frac{9}{2}$$

ここから増減表をつくると

t	0		$\dfrac{3}{\sqrt{2}}$		3
$f'(t)$		$-$	0	$+$	
$f(t)$		↘		↗	

よって，$t = \dfrac{3}{\sqrt{2}} = \dfrac{3\sqrt{2}}{2}$ で $f(t)$ は最小値をとる。

数　学

解答　3年度

問題Ⅰ

〔解答〕

(1)　ア　10　　イ　3　　ウ　2

(2)　エ　$\dfrac{1}{11}$　　オ　$\dfrac{1}{3}$　　カ　$\dfrac{13}{55}$

(3)　キ　$-x+5$　　ク　$\sqrt{2}$　　ケ　$(0,\ 1)$

　　コ　$\sqrt{10}$

(4)　サ　$-\dfrac{1}{6}$　　シ　$\dfrac{15}{4}$　　ス　$k<-\dfrac{2\sqrt{15}}{15},\ \dfrac{2\sqrt{15}}{15}<k$

〔出題者が求めたポイント〕

小問集合

〔解答のプロセス〕

(1)　$\log_{10}3^{20}=20\cdot\log_{10}3=9{,}542$　∴　3^{20} は 10 桁

同様に，$\log_{10}\left(\dfrac{2}{3}\right)^{15}=15(\log_{10}2-\log_{10}3)$

$\hspace{4cm}=-2.6415$　∴　小数第 3 位

$-2.6415=-3+0.3585$ であるから，

$2\times10^{-3}<\left(\dfrac{2}{3}\right)^{15}<3\times10^{-3}$

(2)(i)　A，B のくじを引く試行が独立でないことに注意

して，2 人ともが当たる確率は　$\dfrac{4}{12}\times\dfrac{3}{11}=\dfrac{1}{11}$

B が当たりを引くのは「A も B も当たり」と「A がはず

れ，B が当たり」の 2 通りで，互いに独立であるから，

$\dfrac{4}{12}\times\dfrac{3}{11}+\dfrac{8}{12}\times\dfrac{4}{11}=\dfrac{11}{33}=\dfrac{1}{3}$

(ii)　全員が当たりを引く，$\dfrac{4}{12}\times\dfrac{3}{11}\times\dfrac{2}{10}=\dfrac{1}{55}$

a, b が当たりを引き，C が外れを引く

$\dfrac{4}{12}\times\dfrac{3}{11}\times\dfrac{8}{10}=\dfrac{4}{55}$

b, c が当たる，c, a が当たる確率も同じく$\dfrac{4}{55}$なので

$\dfrac{1}{55}+\dfrac{4}{55}\times2=\dfrac{13}{55}$

(3)　$C_1\cdot C_2$ の共有点を通る図形の式は

$(x^2+y^2-2x-4y+1)+k(x^2+y^2-4x-6y+11)$

$=0$　…(＊)

これが直線を表すのは　$k=-1$ のときで，その式は

$2x+2y-10=0$　∴　$y=-x+5$

この直線と C_1 の中心$(1,\ 2)$との距離 d は

$d=\dfrac{|1+2-5|}{\sqrt{2}}=\sqrt{2}$

(＊)が$(-1,\ 4)$を通るとき

$4+8k=0$　∴　$k=-\dfrac{1}{2}$

これを代入して　$\dfrac{1}{2}x^2+\dfrac{1}{2}y^2-y-\dfrac{9}{2}=0$

$\hspace{3cm}\Leftrightarrow x^2+(y-1)^2=10$

∴　中心は$(0,\ 1)$，半径$\sqrt{10}$

(4)　$|\vec{a}+\vec{b}|^2=|\vec{a}|^2+2\vec{a}\cdot\vec{b}+|\vec{b}|^2=13+2\vec{a}\cdot\vec{b}=16$

∴　$\vec{a}\cdot\vec{b}=\dfrac{3}{2}$

$P=|\vec{a}+t\vec{b}|^2=|\vec{a}|^2+2t\vec{a}\cdot\vec{b}+t^2|\vec{b}|^2$

$\quad=9t^2+3t+4$

$\quad=9\left(t+\dfrac{1}{6}\right)^2+\dfrac{15}{4}$

∴　P は $t=-\dfrac{1}{6}$のとき，最小値$\dfrac{15}{4}$をとる。

$|k\vec{a}+t\vec{b}|^2=k^2|\vec{a}|^2+2kt\vec{a}\cdot\vec{b}+t^2|\vec{b}|^2$

$\hspace{2.3cm}=9t^2+3kt+4k^2>1$

$9t^2+3kt+4k^2-1>0$ がすべての実数 t で成り立つには

$D=9k^2-4\cdot9(4k^2-1)$

$\quad=9(-15k^2+4)<0$

∴　$k<-\dfrac{2\sqrt{15}}{15},\ \dfrac{2\sqrt{15}}{15}<k$

問題Ⅱ

〔解答〕

(1)　$-2t^3+(3k-1)t^2+2kt$

(2)　最大値：$5k-3$，最小値：$-\dfrac{9k+1}{27}$

(3)　$-\dfrac{1}{9}<k<0,\ 0<k\le\dfrac{3}{5}$

〔出題者が求めたポイント〕

微分法

〔解答のプロセス〕

(1)　$f(x)=2\sin^2 x\cos x+(3k-1)\cos^2 x+2(k-1)\cos x$

$\hspace{1.3cm}=2t-2t^3+(3k-1)t^2+2(k-1)t$

$\hspace{1.3cm}=-2t^3+(3k-1)t^2+2kt$

(2)　$g(t)=-2t^3+(3k-1)t^2+2kt$ とおくと，

$g'(t)=-6t^2+2(3k-1)t+2k$

$\hspace{1cm}=-2(t-k)(3t+1)$

$0\le x\le\pi\Leftrightarrow-1\le t\le1$ について増減表をつくると

t	-1		$-\dfrac{1}{3}$		1
$g'(t)$		$-$	0	$+$	
$g(t)$		↘		↗	

∴　$t=-\dfrac{1}{3}$のとき，$g(t)$は最小値$-\dfrac{9k+1}{27}$をとる。

$g(-1)=k+1$ と $g(1)=5k-3$ について

$(5k-3)-(k+1)=4k-4>0$　($\because k>1$)

∴　$t=1$ のとき，$g(t)$は最大値　$5k-3$ をとる。

(3)　$0\le x\le\pi$ をみたすすべての x について，t の値 1 つ

に対して x の値は 1 つ対応する。

題意をみたすには

$$\begin{cases} g(-1) = k+1 \geqq 0, \ \ g(1) = 5k-3 \leqq 0 \\ -\dfrac{1}{3} < k < 1, \ g(k) = k^3+k^2 > 0 \ \ g\left(-\dfrac{1}{3}\right) = -\dfrac{9k+1}{27} < 0 \end{cases}$$

をすべてみたせばよい。

$$\therefore \ -\frac{1}{9} < k < 0, \ \ 0 < k \leqq \frac{3}{5}$$

本問では x と t が 1 対 1 で対応しているので，x の解が 3 つであるとき t も 3 つである。

条件はグラフの形状をイメージする。

題意をみたすには

$$\begin{cases} ・-1 \leqq t \leqq 1 \ \text{に極大・} \\ \quad \text{極小値があること} \\ ・(\text{極小}) < 0 < (\text{極大}) \\ ・\text{端の値}(t = \pm 1) \text{でそれぞれ正負となること} \end{cases}$$

である。極値となりうる $q(k) = k^3 + k^2$ が負となるのは $k < -1$ のときで，そのときは条件をみたせなくなるから，$-\dfrac{1}{3} < k$ で $g(k) > 0$ と考えてよい。

物　理

解答　3年度

I

〔解答〕

問1　①② ②③

問2　③② ④④ ⑤⑨ ⑥① ⑦① ⑧① ⑨④
　　　⑩⑦ ⑪① ⑫①

問3　⑬⑦ ⑭③ ⑮⑥

問4　⑯⑤ ⑰⑯

問5　⑱⑦ ⑲⑩ ⑳① ㉑① ㉒③ ㉓⑤ ㉔①
　　　㉕①

〔出題者が求めたポイント〕

問1　力のモーメント　　問2　放物運動，仕事率

問3　誘導起電力　　問4　レンズ

問5　氷から水への状態変化

〔解答のプロセス〕

問1

力のつり合いの式

水平方向：$N_p\cos30° = N_q\cos60°$　…①

鉛直方向：$N_p\sin30° + N_q\sin60° = W$　…②

p まわりの力のモーメントのつり合いの式

　　　$r\cdot N_q = l\cos15°\cdot W$　…③

①，②より　$N_p = \dfrac{1}{2}W$　（⑪①）　$N_q = \dfrac{\sqrt{3}}{2}W$

$N_q = \dfrac{\sqrt{3}}{2}W$ を③に代入して，整理すると

$l = \dfrac{3\sqrt{2}-\sqrt{6}}{2}$　（②③）

問2

投射直後の仕事率 P_0 として，

$P_0 = -mgv_0\sin30°$

　　$= -0.50\times9.8\times20.0\times\dfrac{1}{2}$

　　$= -49$

　　$= -4.9\times10^1$　（③④⑤⑥⑦）

投射 2.0 秒後の鉛直方向の速度は，

$v_{(20)} = v_0\sin30° - gt$

　　$= 20\times\dfrac{1}{2} - 9.8\times2.0$

　　$= -9.6$〔m/s〕

このとき，重力がする仕事の仕事率 P_2 は，

$P_2 = mg\,v_{(20)}$

　　$= 0.5\times9.8\times9.6$

　　$= 47.04$

　　$= 4.7\times10^1$（⑧⑨⑩⑪⑫）

問3

⑬　面積を S として，

$S = 2\cdot\dfrac{1}{2}\left(\dfrac{l}{2}\right)^2\omega t$

$\dfrac{S}{t} = \dfrac{1}{4}l^2\omega$　（⑦）

⑭　右ねじの法則より，点 O が最も高い電位となる（③）

⑮　図のような電池になる。

$V = \dfrac{d\phi}{dt}$

　$= \dfrac{d}{d\phi}\left(B\dfrac{1}{2}\left(\dfrac{l}{2}\right)^2\omega t\right)$

　$= \dfrac{1}{8}Bl^2\omega$（⑥）

問4

⑯　レンズの公式を用いて，

$\dfrac{1}{a} + \dfrac{1}{\frac{3}{2}a} = \dfrac{1}{f_1}$　（f_1：レンズ1の焦点距離）

$f_1 = \dfrac{3}{5}a$〔m〕　（⑤）

⑰　$\begin{cases} A' = \dfrac{3}{2}A \\ B = xA' \quad \text{より} \quad x = \dfrac{4}{3} \\ B = 2A \end{cases}$

レンズの公式を用いて，

$\dfrac{1}{2a} + \dfrac{1}{-\frac{4}{3}\cdot\frac{1}{2}a} = \dfrac{1}{f_2}$　（f_2：レンズ2の焦点距離）

$f_2 = 2a$〔m〕　（⑯）

問5

容器 A の質量を m_A として，熱のやりとりより，

$0.60\times m_A\times(56-20) = 4.2\times30\times(68-56)$

$m_A = 70$

　　$= 7.0\times10^1$〔g〕　（⑱⑲⑳㉑）

求める温度を T〔℃〕として，氷の融解熱も考えて，

$(0.60\times70 + 4.2\times30)\times(56-T)$

　　$= 2.1\times7.0\times14 + 3.3\times10^2\times7.0 + 4.2\times7.0T$

計算して，

T = 34.91

　　$\fallingdotseq 3.5\times10^1$〔℃〕　（㉒㉓㉔㉕）

II

〔解答〕

問1　①①　　問2　②⑦　③⑧　　問3　④⑦

問4　⑤⑫　　問5　⑥③　⑦⑥

〔出題者が求めたポイント〕

円運動，単振動と非慣性系

〔解答のプロセス〕

問1

①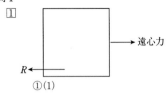

①(1)

問2

② $v_B = (r+L)\omega$ 〔m/s〕（⑦）

③ 力のつり合いの式より，

$$T = (M+m)(r+L)\omega^2 \quad \text{〔N〕} \quad (⑧)$$

問3

④ 遠心力と静止摩擦力がつり合っている。

$$R = (M+m)(r+L)\omega^2 = (M+m)\frac{V_B^2}{r+L}$$

すべらない条件は，$R \leqq \mu(M+m)g$

よって，$(M+m)\dfrac{V_B^2}{r+L} \leqq \mu(M+m)g$

$$V_B < \sqrt{\mu g(r+L)} \quad \text{〔m/s〕} \quad (⑦)$$

問4

⑤ 力のつり合いの位置で速さが最大になるので，

$kx_0 = M(l_0 + x_0 + L)\Omega^2 \quad (x_0：ばねの伸び)$

$$x_0 = \frac{M\Omega^2}{k - M\Omega^2}(l_0 + L) \text{〔m〕}$$

よって，A の重心の位置を x_G とすると，

$x_G = l_0 + x_0 + L$

$$= \frac{k}{k - M\Omega^2}(l_0 + L) \text{〔m〕} \quad (⑫) \quad \cdots(1)$$

問5

⑥ $Ma = M(x_G + x)\Omega^2 - k(x + x_G - L - l_0)$

(1)式を代入して，整理すると，

$$Ma = -(k - M\Omega^2)x \quad (③)$$

⑦ この単振動の角振動数を ω' として，

$$\omega' = \sqrt{\frac{k - M\Omega^2}{M}} \text{〔rad/s〕}$$

よって，周期 T' は

$T' = \dfrac{2\pi}{\omega'}$

$$= 2\pi\sqrt{\frac{M}{k - M\Omega^2}} \text{〔s〕} \quad (⑥)$$

Ⅲ

〔解答〕

問1 ①⑫　　問2 ②⑤　③⑬　④⑫

問3 ⑤⑭　⑥⑥　　問4 ⑦②　⑧②　⑨③

〔出題者が求めたポイント〕

コンデンサーの性質

〔解答のプロセス〕

問1

① $C = \varepsilon_0 \dfrac{a \cdot 2a}{d}$

$$= \frac{2\varepsilon_0 a^2}{d} \text{〔F〕} \quad (⑫)$$

問2

② $q = CV$

$$= \frac{2\varepsilon_0 a^2 V}{d} \text{〔C〕} \quad (⑤)$$

③ $W_E = qV$

$$= \frac{2\varepsilon_0 a^2 V^2}{d} \text{〔J〕} \quad (⑤)$$

④ $W_E = U + J$

$\left(\begin{array}{l}U：コンデンサーにたくわえられたエネルギー\\J：抵抗で発生したジュール熱\end{array}\right)$

$J = W_E - U$

$= qV - \dfrac{1}{2}qV$

$= \dfrac{1}{2}qV$

$$= \frac{\varepsilon_0 a^2 V^2}{d} \text{〔J〕} \quad (⑫)$$

問3

⑤ $C_左 = \dfrac{1}{2}C$

$\dfrac{1}{C_右} = \dfrac{1}{C} + \dfrac{1}{\varepsilon_r C}$

$= \left(1 + \dfrac{1}{\varepsilon_r}\right)\dfrac{1}{C}$

$C_右 = \dfrac{\varepsilon_r}{\varepsilon_r + 1}C$

$C' = C_左 + C_右$

$= \dfrac{1}{2}C + \dfrac{\varepsilon_r}{\varepsilon_r + 1}C$

$= \dfrac{3\varepsilon_r + 1}{2(\varepsilon_r + 1)}C$

$$= \frac{\varepsilon_0 a^2}{d} \cdot \frac{3\varepsilon_r + 1}{\varepsilon_r + 1} \text{〔F〕} \quad (⑭)$$

⑥ q は一定

$C'V' = CV$

$\dfrac{\varepsilon a^2}{d}\dfrac{3\varepsilon_r + 1}{\varepsilon_r + 1}V' = \dfrac{2\varepsilon_0 a^2}{d}V$

$$V' = \frac{2(\varepsilon_r + 1)}{3\varepsilon_r + 1}V \text{〔V〕} \quad (⑥)$$

問4

⑦ コンデンサーに誘電体を入れた後の静電容量を C'' として，

$$\frac{1}{C''} = \frac{1}{2C} + \frac{1}{2\varepsilon_r C}$$

$$= \frac{1}{2C}\left(1+\frac{1}{\varepsilon_r}\right)$$

$$C'' = \frac{2\varepsilon_r}{\varepsilon_r+1}C$$

$$\Delta U = \frac{q^2}{2C''} - \frac{q^2}{2C}$$

$$= -\frac{q^2}{2C}\frac{1-\varepsilon_r}{2\varepsilon_r}$$

$$= -\frac{1}{2}CV^2\frac{\varepsilon_r-1}{2\varepsilon_r}$$

$$= -\frac{\varepsilon_0 d^2 V^2}{2d}\cdot\frac{\varepsilon_r-1}{\varepsilon_r}\,[J]\quad(②)$$

8　②減少

9　外力がした仕事分が ΔU

　□←$f_{外}$　（左向きを正として）

　　$f_{外}\cdot 2a = \Delta U < 0$

　　$f_{外} < 0$

　よって，右向き，すなわち，y 軸の正の向き　（③）

物 理

解答　　　3年度

I

〔解答〕

問1　[1]⑤　　問2　[2]③　[3]③

問3　[4]②　[5]③　[6]①　[7]⑥　[8]①　[9]⑤　[10]②
　　　[11]③　[12]②　[13]⑩　[14]②　[15]②

問4　[16]⑤　[17]⑩　[18]②　[19]①　[20]①　[21]⑩　[22]②
　　　[23]①

問5　[24]⑦　[25]⑮

〔出題者が求めたポイント〕

問1　力のモーメント　　　問2　最大静止摩擦力
問3　ガウスの法則，コンデンサー内の電場と電位差
問4　正弦波　　問5　熱のやりとり

〔解答のプロセス〕

問1

[1]　左下まわりの力のモーメントのつり合いの式

$$\frac{2}{3}aF + x \cdot N = \frac{b}{2}Mg$$

回転しそうな瞬間，$x = 0$ だが
このとき

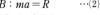

$$\frac{2}{3}aF < \frac{b}{2}Mg$$

となれば，回転しない。

よって，$F \leqq \dfrac{3b}{4a}Mg$　（⑤）

問2

[2]　$N_A = (M+m)g$　（③）

[3]　運動方程式

$A : Ma = F - R$　…(1)
$B : ma = R$　…(2)

(1)，(2)式より

$$a = \frac{F}{M+m},\ R = \frac{m}{M+m}F$$

すべり出す瞬間は，$R = \mu mg$

よって，$\dfrac{m}{M+m}F = \mu mg$

$$F = \mu(M+m)g\quad (③)$$

問3

電荷 q〔c〕から出る電気力線の本数 N は

$N = 4\pi k_0 q$〔本〕

　（k_0：真空中のクーロンの法則の比例定数）

と定義されている。よって，

$N = 4 \times 3.14 \times 9.0 \times 10^9 \times 20 \times 10^{-5}$
$ = 226.08 \times 10^4$
$ \fallingdotseq 2.3 \times 10^6$〔本〕　（[4][5][6][7]）

極板間の電場 $E = 5.0$〔N/C〕のときの，電気力線の本数は，ガウスの法則より

$ES = N$

よって

$N = 5.0 \times 3.0 \times (10^{-2})^2$
$ = 1.5 \times 10^{-3}$〔本〕　（[8][9][10][11]）

極板間距離 $d = 4.0$〔mm〕のときの極板間の電位差は，

$V = Ed$

より，

$V = 5.0 \times 4.0 \times 10^{-3}$
$ = 2.0 \times 10^{-2}$〔$V$〕　（[12][13][14][15]）

問4

グラフより，波長　$\lambda = 2.0$〔m〕
周期　$T = 4.0$〔s〕なので，正弦波の速さ v は

$$v = \frac{\lambda}{T}$$
$$ = \frac{2.0}{4.0}$$
$$ = 5.0 \times 10^{-1}\text{〔}m/s\text{〕}\quad (\text{[16][17][18][19]})$$

2.0〔s〕で波は 1.0〔m〕進むので，$x = 1.5$〔m〕の位置の変位は

$y = 1.0 \times 10^{-1}$〔m〕　（[20][21][22][23]）

となる。

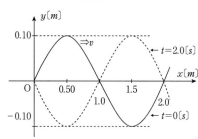

問5

[24]　熱のやりとりを考えて

$C_A(T_A - T) = C_B(T - T_B)$　（$T_A > T_B$ より）

$$T = \frac{C_A T_A + C_B T_B}{C_A + C_B}\text{〔}K\text{〕}\quad (⑦)$$

[25]　A から B へ移動した熱量は，$C_A(T_A - T)$〔J〕
よって

$$C_A(T_A - T) = C_A\left(T_A - \frac{C_A T_A + C_B T_B}{C_A + C_B}\right)$$
$$ = \frac{C_A C_B(T_A - T_B)}{C_A + C_B}\text{〔}J\text{〕}\quad (⑮)$$

II

〔解答〕

問1　[1]⑥　　問2　[2]⑪　　問3　[3]⑤
問4　[4]⑥　[5]⑧　　問5　[6]④
問6　[7]③　　問7　[8]⑧

〔出題者が求めたポイント〕

万有引力とその位置エネルギー，ケプラーの法則

〔解答のプロセス〕

問1

$\boxed{1}$　万有引力　$G\dfrac{Mm}{r^2}$〔N〕　（⑥）

問2

$\boxed{2}$　万有引力が向心力となる

$$m\dfrac{v_A{}^2}{r}=G\dfrac{Mm}{r^2}$$

$$v_A=\sqrt{\dfrac{GM}{r}}\,\text{〔m/s〕}\quad（⑪）$$

問3

$\boxed{3}$　万有引力による位置エネルギー　$-G\dfrac{Mm}{r}$〔J〕　（⑤）

問4

$\boxed{4}$　$v_A=r\omega_A$　より

$$\omega_A=\sqrt{\dfrac{GM}{r^3}}\,\text{〔rad/s〕}\quad（⑥）$$

$\boxed{5}$　$T=\dfrac{2\pi}{\omega_A}$　より

$$T=2\pi\sqrt{\dfrac{r^3}{GM}}\,\text{〔s〕}\quad（⑧）$$

問5

$\boxed{6}$　面積速度一定なので

$$\dfrac{1}{2}\,rv_P=\dfrac{1}{2}\,OQv_Q\quad\text{より}$$

$$OQ=\dfrac{v_P}{v_Q}\,r\,\text{〔m〕}\quad（④）$$

問6

$\boxed{7}$　ケプラーの第三法則より

$$\dfrac{T^2}{r^3}=\dfrac{T'^2}{\left\{\dfrac{1}{2}(r+OQ)\right\}^3}$$

$$T'^2=\left\{r\left(1+\dfrac{v_P}{v_Q}\right)\right\}^3\dfrac{\pi^2}{2GM}$$

$$T'=\dfrac{\pi}{2GM}\sqrt{\left(\dfrac{(v_P+v_Q)r}{v_Q}\right)^3}\,\text{〔s〕}\quad（③）$$

問7

$\boxed{8}$　力学的エネルギーを考えて

$$\dfrac{1}{2}\,mv_P'^2-G\dfrac{Mm}{r}\geqq 0$$

となればよい。

よって，$v_P'\geqq\sqrt{\dfrac{2GM}{r}}\,\text{〔m/s〕}\quad（⑧）$

Ⅲ

〔解答〕

問1　$\boxed{1}$③　$\boxed{2}$⑧　　問2　$\boxed{3}$⑩

問3　$\boxed{4}$⑯　$\boxed{5}$⑥　　問4　$\boxed{6}$⑦　$\boxed{7}$⑨　$\boxed{8}$⑪

〔出題者が求めたポイント〕

直流電源につながれた抵抗とコンデンサー回路

〔解答のプロセス〕

問1

$\boxed{1}$　電圧降下

$$V-2R\cdot i-R\cdot i=0$$

$$i=\dfrac{V}{3R}\,\text{〔A〕}\quad（③）$$

$\boxed{2}$　$V_{R_1}=i(2R)$

$$=\dfrac{2}{3}\,V\,\text{〔V〕}\quad（⑧）$$

問2

$\boxed{3}$　スイッチSをa側につないだ直後，C_1とC_2は導線扱いとなる。よってR_1に電流は流れない。

電圧降下より

$$I=\dfrac{V}{R}\,\text{〔A〕}\quad（⑩）$$

問3

$\boxed{4}$　コンデンサーの合成容量をC'として

$$\dfrac{1}{C'}=\dfrac{1}{3C}+\dfrac{1}{2C}$$

$$C'=\dfrac{6}{5}\,C\,\text{〔F〕}$$

C_1にたくわえられた電気量q〔C〕は

$$q=\dfrac{6}{5}\,CV_{R_1}$$

$$=\dfrac{6}{5}\,C\cdot\dfrac{2}{3}\,V$$

$$=\dfrac{4}{5}\,CV\,\text{〔C〕}\quad（⑯）$$

$\boxed{5}$　電荷保存則よりC_1とC_2の電気量は等しい。

よって，C_2の静電エネルギーU_2〔J〕は，

$$U_2=\dfrac{q^2}{2C}$$

$$=\dfrac{4}{25}\,CV^2\,\text{〔J〕}\quad（⑥）$$

問4

$\boxed{6}$　回路の方程式

$$V-2R(i_1+i_2)-Ri_1=0\quad\cdots(1)$$

$$2V-2R(i_1+i_2)-Ri_2=0\quad\cdots(2)$$

(1)，(2)式より

$$i_1=-\dfrac{V}{5R}\,\text{〔A〕}$$

$$i_2=\dfrac{4V}{5R}\,\text{〔A〕}$$

よって，R_1に流れる電流は

$$i_1 + i_2 = \frac{3V}{5R} \text{[A]} \quad (\text{⑦})$$

7　$i_2 = \frac{4V}{5R} \text{[A]} \quad (\text{⑨})$

8　$P_{R_2} = (i_1 + i_2)^2 (2R)$

$\quad\quad = \left(\frac{3V}{5R}\right)^2 \cdot 2R$

$\quad\quad = \frac{18V^2}{25R} \text{[W]} \quad (\text{⑪})$

化　学

解答　3年度

Ⅰ

〔解答〕

問1　$\boxed{1}$⑥　　問2　$\boxed{2}$①
問3　$\boxed{3}$⑥　　問4　$\boxed{4}$①,④,⑧
問5　$\boxed{5}$⑤　　問6　$\boxed{6}$②,⑥,⑦,⑧
問7　$\boxed{7}$③,⑧　　問8　$\boxed{8}$②,④,⑥

〔出題者が求めたポイント〕

小問集合

〔解答のプロセス〕

問1　$\boxed{1}$
　　大まかに，原子半径が大きいほど融点は低いと考えられる。よって，周期表の下から K＜Na＜Li

問3　$\boxed{3}$
　　内側から n 番目の電子殻に収容される電子の最大数は，$2n^2$ で与えられるので，L 殻に 8，M 殻に 18，N 殻に 32 個の電子が入る。

問4　$\boxed{4}$
　　⑦は単原子分子，②と⑤は二原子分子である。③と⑥は分子ではない。

問5　$\boxed{5}$

$$\frac{0.672}{22.4}=0.03[\text{mol}]$$

$$\therefore [\text{OH}^-]=\frac{0.03}{1.50}=0.02[\text{mol/L}]\text{なので，}$$

$$[\text{H}^+]=\frac{K_w}{[\text{OH}^-]}=5.00\times10^{-11}[\text{mol/L}]$$

Ⅱ

〔解答〕

(1)　⑥　　(2)　②,⑤,⑦
(3)　①,④　　(4)　②,③,⑤

〔出題者が求めたポイント〕

金属のイオン化傾向

〔解答のプロセス〕

(4)　③の金 Au は濃硝酸には溶けない。
　　②,⑤のアルミニウム Al と鉄 Fe は不動態をつくる。

Ⅲ

〔解答〕

問1　$\boxed{1}$⑧　　問2　$\boxed{2}$①,③　　問3　$\boxed{3}$①
問4　$\boxed{4}$⑧　　$\boxed{5}$③　　$\boxed{6}$⑪
　　　$\boxed{7}$①　　$\boxed{8}$⑩　　$\boxed{9}$②

〔出題者が求めたポイント〕

問2　$\boxed{2}$
　　硫化水素は酸として働くので②と④は使えない。また，水にも溶けやすいので液体の乾燥剤に不向き。

問3　$\boxed{3}$

$$K=\frac{[\text{H}^+]^2[\text{S}^{2-}]}{[\text{H}_2\text{S}]}\Leftrightarrow[\text{S}^{2-}]=\frac{[\text{H}_2\text{S}]}{[\text{H}^+]^2}K$$

$[\text{H}^+]=1.0\times10^{-2}(\text{mol/L})$，$[\text{H}_2\text{S}]=1.0\times10^{-1}(\text{mol/L})$，$K=1.2\times10^{-21}$ を代入して，
$[\text{S}^{2-}]=1.2\times10^{-18}(\text{mol/L})$
$[\text{M}^{2+}]=1.0\times10^{-2}\text{mol/L}$ とすると
$[\text{M}^{2+}][\text{S}^{2-}]=1.2\times10^{-20}(\text{mol/L})^2$
　　この値は硫化鉛(Ⅱ)の K_{sp} より大きく硫化鉄(Ⅱ)の K_{sp} より小さいので，硫化鉛(Ⅱ)は沈殿するが硫化鉄(Ⅱ)は沈殿しない。

問4　$\boxed{4}$
　　鉛(Ⅱ)イオンは $\text{PbS} \rightleftarrows \text{Pb}^{2+}+\text{S}^{2-}$ の溶解平衡が成り立っているので，

$$[\text{Pb}^{2+}]=\frac{K_{sp}}{[\text{S}^{2-}]}=\frac{1.0\times10^{-28}}{1.2\times10^{-18}}\fallingdotseq8.33\cdots\times10^{-11}(\text{mol/L})$$

　　鉄(Ⅱ)イオンは，沈殿したイオンがいないので $1.0\times10^{-2}\text{mol/L}$ の全量が溶液中にいる。

Ⅳ

〔解答〕

(1)　$\boxed{1}$④　　$\boxed{2}$①　　(2)　$\boxed{3}$③　　$\boxed{4}$②
(3)　$\boxed{5}$⑥　　$\boxed{6}$①　　(4)　$\boxed{7}$⑦　　$\boxed{8}$①

〔出題者が求めたポイント〕

検出反応
出題分野が広いので，広汎な分野での知識が必要。

〔解答のプロセス〕

(1)　A にのみ含まれる塩化物イオンを検出する。B の硝酸イオンは検出できない。
(2)　B のリノール酸は二重結合(不飽和結合)をもつ。
(3)　エタノールとジエチルエーテルはさまざまな物性が異なるが，ここではアルコールのみ金属ナトリウムと反応して水素を発生する性質を利用する。
(4)　グルタミン酸はアミノ酸で酒石酸はカルボン酸である。アミノ酸はニンヒドリンと反応する。

Ⅴ

〔解答〕

問1　$\boxed{1}$①　　$\boxed{2}$④　　問2　$\boxed{3}$⑤
問3　$\boxed{4}$④　　$\boxed{5}$⑤　　$\boxed{6}$②
問4　$\boxed{7}$④　　$\boxed{8}$②

〔出題者が求めたポイント〕

有機化合物の分離

〔解答のプロセス〕

文章から物質を推定しておく
A はアニリン，B はサリチル酸，C はトルエンである。
D は 1 つには決まらないが，オルト・メタ・パラクレゾールのうちのいずれかである。

問1 $\boxed{1}$ ～ $\boxed{2}$

問2 $\boxed{3}$

C_7H_8O でベンゼン環をもつ化合物は

o-クレゾール   m-クレゾール   p-クレゾール

ベンジルアルコール   メチルフェニルエーテル

以上の5つ

問3, 4 $\boxed{4}$ ～ $\boxed{8}$

　最終的にウにAのアニリンが含まれていたということは、(1)ではアニリンが反応せず、(3)では反応した（イオン化した）ということである。また、題意から酸性物質であるBとDがエーテル層(エ)に同時に入ることはないから、(エ)にはCが含まれること、(1)では酸性物質とそれ以外を分割していたことがわかる。

　よって(1)はNaOHを加える④、(3)はアニリンをイオン化する②の操作とわかる。

　(2)はサリチル酸とクレゾールを分離する操作なので、⑤である。クレゾールのみがCO_2と反応しエーテル層に現れることになる。

Ⅵ

〔解答〕

問1 $\boxed{1}$④　問2 $\boxed{2}$②

〔出題者が求めたポイント〕

天然高分子

メチル化の際にグリコシド結合をしているとメチル化されないので、メチル化されていない部位を見れば、アミロペクチンのどこに使われていたのかがわかる。

〔解答のプロセス〕

アミロペクチンの主鎖を形成するのは1,4-グリコシド結合、側鎖をつくるのは1,6-グリコシド結合である。すなわち、1,4,6位がメトキシ基になっていないAは側鎖の基部、1,4位がメトキシ基になっていないBは主

鎖、側鎖の中間1位以外がメトキシ基になっているCは主鎖と側鎖の端の構造とわかる。

問1　端の構造が無視できるとすればアミロペクチンを構成するグルコース1単位の分子量は162なので、

$$\frac{2.43 \times 10^5}{162} = 1.5 \times 10^3$$

問2　分子量はAが208、Bが222、Cが236となるので質量比から物質量比を求めると、

$$A : B : C = \frac{0.750}{208} : \frac{18.4}{222} : \frac{6.852}{236} = 1 : 23 : 1$$

よって、枝分かれ構造はグルコース単位25個毎に1つあることになるから、

$$1.5 \times 10^3 \times \frac{1}{1+23+1} = 60$$

化　学

解答

3年度

I

〔解答〕

問1　1②，④　　問2　2③　　問3　3②，⑥
問4　4①，⑥　　問5　5①，④　　問6　6①
問7　7①　　問8　8②，③，⑥
問9　9①，③　　問10　10⑤

〔出題者が求めたポイント〕

小問集合

〔解答のプロセス〕

問2　2

酸素とヘリウムが1：3の混合気体の平均分子量は

$$\frac{1}{4} \times 32 + \frac{3}{4} \times 4 = 11$$

同温，同圧下では密度は分子量に比例すると見なせるから，この気体の分子量は $11 \times 4 = 44$

問3　3

酸化剤は自身が還元される，酸化数が減少するものなので，酸化数の変化を見る。

問4　4

①亜塩素酸は $HClO_2$
⑥硫化鉛(II)は PbS

問6　6

$$\frac{63.9}{100 + 63.9} = 0.389\cdots \quad 39\%$$

問7　7

$$0.50[A] \times (2 \times 3600 + 8 \times 60 + 40)[s] = 96500 \times x$$
$$x = 0.04\,mol$$

流れた電子が $0.04\,mol$ のとき発生する気体は O_2 で，

$$2H_2O \longrightarrow O_2 + 4H^+ + 4e^-$$

から，$0.01\,mol$ とわかる。

問10　10

オレイン酸とリノール酸はいずれも炭素数は18(うち1つはカルボキシ基)であり，これらのC=C二重結合がすべて単結合になると，

$$\left.\begin{array}{l}CH_2-OCO-C_{17}H_{35}\\CH-OCO-C_{17}H_{35}\\CH_2-OCO-C_{17}H_{35}\end{array}\right\} \begin{array}{l}化学式\\C_{57}H_{110}O_6\end{array}$$

となるから，$C_{57}H_{100}O_6$ はC=Cの二重結合を1分子あたり5個もっているとわかる。

II

〔解答〕

問1　1⑤　　2⑬　　3⑨　　4⑩
　　　5⑭　　6⑯　　7⑮　　8⑰　　9⑤
問2　10⑥　　問3　11②，⑤　　問4　12⑤

〔出題者が求めたポイント〕

無機化学，第15族元素

〔解答のプロセス〕

問2　10

銅と希硝酸の化学反応式は次のように与えられる。

$$3Cu + 8HNO_3 \longrightarrow 3Cu(NO_3)_2 + 2NO + 4H_2O$$

標準状態で $269\,mL$ の一酸化窒素は $1.2 \times 10^{-2}\,mol$ で，反応した Cu は $1.8 \times 10^{-2}\,mol \Rightarrow 1.143\,g$ となる。

問3　11

②亜硝酸ナトリウム $NaNO_2$ のN原子の酸化数は $+3$
⑤鉄は濃硝酸と不動態をつくる。

問4　12

リン $15.5\,g$ は $0.5\,mol$ であり，リン原子1つからリン酸 H_3PO_4 が1つ作られるとすれば，

$$\frac{0.5(mol)}{0.5(L)} = 1.00\,mol/L$$

III

〔解答〕

問1　1④　　2①　　3②
　　　4③　　5⑥　　6⑤
問2　7③

〔出題者が求めたポイント〕

触媒反応

〔解答のプロセス〕

問2　7

$$\frac{\dfrac{53.4 \times 10^{-3}}{22.4}}{30} = 7.94\cdots \times 10^{-5}(mol/s)$$

IV

〔解答〕

問1　1②　　2①　　3⑥　　4⑪　　5⑤　　6⑧
問2　7⑤　　8①　　9③
問3　10②　　11③　　12⑤　　13①
問4　14④

〔出題者が求めたポイント〕

有機合成高分子

〔解答のプロセス〕

問1　4

付加反応と縮合反応のくり返しで重合体を形成する反応。

問4　14

$$\left(\begin{array}{c}CH_2-CH\\CH_3COO\end{array}\right)_n$$
ポリ酢酸ビニル

ポリ酢酸ビニルのくり返し単位の分子量は86なので，ポリ酢酸ビニル $172\,g$ 中にエステル結合は $2\,mol$ 存在する。
∴必要な NaOH は $2.0\,L$

生　物

解答

3年度

Ⅰ

〔解答〕

問1．1-③　　問2．2-⑥　　3-②③　　問3．4-⑤

問4．1．5-②　　2．6-⑤　　3．7-③

　　　4．(1)8-①　　9-③　　(2)10-②④⑤

問5．1．11-④　　2．12-③④⑤　　3．13-②

問6．14-①③

〔出題者が求めたポイント〕

ラクトースオペロンに関する実験を中心に、関連する知識と実験に関わる読解力・判断力などの論理的思考力を要求している。

【ラクトースオペロン】

・βガラクトシダーゼの遺伝子は構造遺伝子群(オペロン)を構成する1つの遺伝子である。

・発現するには次の2つのスイッチがONになる必要がある。

　スイッチⅠ：アクチベーター（グルコースが無いときON）

　スイッチⅡ：オペレーター（リプレッサーが結合しないときON）

・ラクトースオペロンのリプレッサー：ラクトースが無いときリプレッサーがオペレーターに結合してOFF、ラクトース由来の物質(物質X)とリプレッサーが結合するとリプレッサーがオペレーターに結合せずONになる。

・スイッチⅠ、スイッチⅡが両方共にONのとき、プロモーターにRNAポリメラーゼが結合して構造遺伝子群が転写される。

問2-2．①プライマーを必要とするのはDNAポリメラーゼである。RNAポリメラーゼは必要としない。②基本転写因子は真核生物の転写には必要だが、原核生物である大腸菌には必要ない。正しい。③RNAポリメラーゼのはたらきとして、正しい。④DNAのヌクレオチド鎖を合成するのはDNAポリメラーゼである。⑤原核生物には核はない。⑥原核生物はミトコンドリアを持たない。

問4．【実験1】次表に予想も含めた結果をまとめた

グルコース	ラクトース	野生株	変異株a	変異株b	変異株c
なし	あり	(+)	+	+	-(異常)
なし	なし	(-)	+(異常)	+(異常)	-
あり	あり	(-)	(-)	(-)	-
あり	なし	(-)	(-)	(-)	-

+：β-ガラクトシダーゼの活性あり

-：β-ガラクトシダーゼの活性ほとんどなし

( )：文中ではっきりとは言及していないが、暗に示唆していたり推定される結果

〇推定できること

変異株aと変異株b：グルコースがないとラクトースの有無にかかわらずβ-ガラクトシダーゼが検出され

るので、「アクチベーター正常」、「リプレッサーまたはオペレーターの異常(リプレッサーがオペレーターに結合できず常にON)」、「プロモーター正常」、「β-ガラクトシダーゼの遺伝子正常」である。

変異株c：グルコース、ラクトースの有無にかかわらず、常にβ-ガラクトシダーゼが検出されないので、「アクチベーター異常(常にOFF)の可能性あり」、「リプレッサー異常(常にオペレーターに結合する)の可能性あり。」「オペレーター不明」、「プロモーター異常(RNAポリメラーゼが結合できない)の可能性あり」、「β-ガラクトシダーゼの遺伝子異常の可能性あり」である。〔問4．4.(2)：②④⑤〕

【実験2】

「ラクトースオペロン」や「{(エ)リプレッサー}をコードする調節遺伝子のDNA」の断片を変異株aと変異株bに導入した。

変異株a：あるDNA領域を導入したとき、グルコースもラクトースも無いときにβ-ガラクトシダーゼが検出されなくなったので、正常化された。→原因はリプレッサーをコードする調節遺伝子の異常である。〔問4．3.：③：DNAの「あるDNA領域」とはリプレッサーをコードする調節遺伝子である。〕〔問4．4.(1)変異株a：①〕

変異株b：正常化されなかった。→リプレッサーをコードする調節遺伝子が原因ではない。→オペレーターに異常がある。〔問4．4.(1)変異株b：③〕

問5．【実験3】導入されたプラスミドは、スイッチⅠとスイッチⅡが共にONのときにGFP遺伝子の転写が行われ、緑色蛍光を発する。ここでは各大腸菌株のコロニー形成(増殖)の有無については触れられていないことに注意して考える。

　2．「野生株が緑色蛍光を示す条件」とは、「グルコースが無くラクトースのある条件」である。この条件下でのみ緑色蛍光を発するかどうかを検証すると次のようになる。

変異株d：リプレッサーが合成されない→GFP遺伝子が常に転写される→×

変異株e：リプレッサーが物質Xと結合できない→GFP遺伝子の転写は起こらない→×

変異株f：オペレーターの異常→導入したプラスミドとは関りがない→〇

変異株g：プロモーターの異常→導入したプラスミドとは関りがない→〇

(ただし、この株はグルコースの無い培地では増殖できない)

変異株h：βガラクトシダーゼ遺伝子異常→導入したプラスミドとは関りがない→〇

(ただし、この株はグルコースの無い培地では増殖できない)

　3．「すべての培地で緑色蛍光を示さない変異株」と

は、「GFP遺伝子の転写が起こらない変異株」の
こととなる。つまり、変異株eのみが該当する。
誤りである。

Ⅱ
〔解答〕
問1．1-①②④⑦　　問2．2-④　3-⑥　4-⑨
問3．1．(1)5-④　(2)6-⑨　(3)7-⑪
　　2.8-⑧　　3.9-③④　　4.10-③⑥
　　5.(1)11-④　(2)12-④⑤　(3)13-①③⑥
〔出題者が求めたポイント〕
　光合成に関する詳細な知識を要求する設問である。
問1．光合成をする真核生物を選ぶ。
問3．1．A：光化学系Ⅱ、B：電子伝達系(シトクロム
など)、C：H⁺、D：光化学系Ⅰ、E：フェレドキシン
-NADP⁺酸化還元酵素、F：NADP⁺、G：NADPH
+H⁺、H：CO₂、I：ATP、J：ADP、K：GAP(回路
中にも存在するが、出題の難易度を保つために、回路
から外れるもののみを表記していると考えられる)
　2．6CO₂(264g)からC₆H₁₂O₆(180g)ができるので、
「264×150÷180＝220」で求められる。
　3．①酵素反応として、60℃はあり得ない。②O₂は
H₂Oの分解から発生するので、誤り。③カルビン・
ベンソン回路はストロマで行われるので、正しい。
④糖が代謝されて生じた物質は、いろいろな場所で
呼吸基質として利用され、ATPが合成される。正
しい。⑤水を分解する反応の場である。誤り。
　5．(1)(2)チラコイド膜で行われる光リン酸化では、
チラコイド内腔でH₂Oが分解されてH⁺とO₂を生
じる。また、プラストキノンは光化学系Ⅱから光化
学系Ⅰへe⁻を輸送する際にストロマからH⁺をチ
ラコイド内腔へ輸送する。その結果、チラコイド内
腔のH⁺濃度が高まりpHが低下する。(3)CO₂が
存在しないと、カルビン・ベンソン回路ではCO₂
を取り込めないため、RuBP→PGAの反応が停止
する。その結果として、PGA量が減少し、RuBP
量は増加する。光があれば光リン酸化でATPを生
じるが、カルビン・ベンソン回路の反応が滞ると
ATPの消費量が減少するので、ATP量は増加する。

Ⅲ
〔解答〕
問1．1．1-③　2-⑥　3-⑤　4-①　5-⑩　6-⑧
　　2.7-③　　3.8-②　　4.9-②④
問2．1．10-①②④　　2．11-②④⑤
　　3.12-②④⑥⑧　　4.13-③
〔出題者が求めたポイント〕
　シナプスのはたらきを中心とした設問である。神経伝
達に関する基本的な知識と実験結果から正しく推察する
論理的思考力を要求している。
問1．4．①神経伝達物質はポリペプチド以外に、アミ
ノ酸、アミン類、NO等多様であり、ポリペプチド以

外はリボソームで合成されない。②神経伝達物質にな
り得るアミノ酸としては、グリシン、アスパラギン酸、
グルタミン酸などがある。正しい。③神経の活動電位
の大きさは全か無かの法則に従うが、神経伝達物質に
は該当しない。誤り。④正しい。⑤シナプス小胞の構
成要素はキネシンによって微小管の＋端(軸索の先端
側)へ運ばれる。ダイニンは微小管の－端へ輸送する
モータータンパク質であり、シナプス小胞全体を運ぶ
こともないので、誤り。
問2．2．①〜⑥を1つずつ読んで、それぞれのグラフ
を見て判断できる。
　①×【実験2】より、時間当たりの接触回数は1/4以下
ではない。
　②○【実験3】より、正しい。
　③×【実験3】より、脳と体幹部を合計するとO₂消費
量は野生型の方が少ない。
　④○【実験3】より、正しい。
　⑤○【実験5】より、正しい。
　⑥×【実験5】より、野生型の方が接触回数が多い。
　3．
　①×②○【実験5】で、X系統にGABAを与えると接
触回数が増加して野生型に近づくことから、GABA
が不足していると判断できる。
　③×【実験5】で、NADH生成阻害剤Yを与えると
GABAを与えた場合と同様に接触回数が増加する
ことから、GABAの不足ではなくGABAの増加と
判断できる。
　④○【実験6】で、対照とされるX系統ではミトコンド
リアに含まれるGABAが多いが、NADH生成阻害
剤Yを与えるとミトコンドリア内のGABAが減少
することから、正しい。
　⑤×⑥○【実験5】と【実験6】より、X系統の神経伝達
にはたらくGABAが不足する原因として、細胞質
基質で合成されたGABAがミトコンドリア内に取
り込まれるためと推察される。
　⑦×【実験6】で、輸送体Tの阻害剤Zを用いるとミ
トコンドリア内のGABA量が対照より少ないので、
輸送体TはGABAをミトコンドリアに輸送してい
る可能性があり、くみ出している可能性はない。
　⑧○【実験6】で、NADH生成阻害剤Yを用いても、
輸送体Tの阻害剤Zを用いても、ミトコンドリア
内のGABA量が対照より少ないので、NADH生成
を阻害すると輸送体Tのはたらきが阻害される可
能性がある。逆にNADH生成が促進されると、輸
送体Tのはたらきも促進される可能性もある。
　4．リード文に「抑制性の神経伝達物質である
GABA」とあるので、その活動を増強するという表
現がある②⑤⑥は誤りである。①では抑制が強すぎ
て接触行動が起こらないので、誤りである。④は「接
触行動に必要な感覚情報の入力が全く起こらない」
とあり、これでは接触行動が起こらないため誤りで
ある。

生　物

解答　　　　　3年度

後　期

Ⅰ

〔解答〕

問1．1－②⑧

問2．1．2－②　3－⑥　4－③　5－③　2．6－⑤

問3．1．7－②③⑥　　2．(1)8－②　(2)9－⑤
　　　　(3)10－①　(4)11－④　(5)12－③

問4．1．13－⑤
　　　2．(1)14－③　15－⑥　(2)16－①　17－⑦

〔出題者が求めたポイント〕
　赤血球、浸透圧、血しょう・組織液・リンパ液酸素解離等の知識と酸素解離に関する計算力を要求している。

問1．赤血球はミトコンドリアを持たず、解糖を行っている。また、核がないため、分裂せず、ヘモグロビンの合成もしない。赤血球のヘモグロビンは、赤芽球（有核、ヘモグロビンなし）が赤血球に成熟する過程で合成される。この間に核はしだいに凝縮し、脱核される。赤血球は120日ほど経過すると脾臓や肝臓のマクロファージによって破壊され、その成分の多くは再利用される。ヘムの分解物であるビリルビンが胆汁の成分になることはよく知られる。

問3．1．ヒトの体液は、血しょう・組織液・リンパ液からなる。②は組織液、⑥はリンパ液である。

問4．2．「肺胞で酸素を結合していたヘモグロビン」は表より98％である。これを100％としたときの63％とは、$63 \div 100 \times 98 = 61.74$％である。

(1)末梢組織Xにおける酸素ヘモグロビンの割合は、「$98 - 61.74 = 36.26$％」となる。

(2)安静時の末梢組織Xの酸素濃度は(1)で36％と求められたので、表よりこの時の酸素濃度を読み取ると30である。酸素濃度が3分の2になると「$30 \div 3 \times 2 = 20$」なので、酸素濃度20のときの末梢組織Xの酸素ヘモグロビンの割合は、表より18％と読み取れる。このとき、末梢組織Xで解離する酸素ヘモグロビンの割合は「肺胞－組織X＝98－18＝70％」である。問題文より「血液100mLにヘモグロビンは15g存在し、酸素ヘモグロビンが100％のとき、ヘモグロビン1gに酸素は1.4mL結合する」とあるので、「このとき末梢組織Xに供給できる最大の酸素量＝$1.4\text{mL/g} \times 15\text{g} \times 0.7 = 14.7\text{mL}$」となる。

Ⅱ

〔解答〕

問1．1．(1)18－①⑤　(2)19－⑩⑪　(3)20－③⑧
　　　2．(1)21－⑧　22－⑨　23－⑫　24－②　25－⑤
　　　　(2)26－⑤　27－③　3．28－⑤

問2．1．29－①　30－②　31－⑧　32－⑨
　　　2．33－①③

〔出題者が求めたポイント〕
　生体防御に関する基本的な知識を確認する設問である。

問1．1．選んではいけない選択肢とその理由を5つあげる。②汗には好中球は含まれない。④抗体の定常部は異物と結合しない。⑥気管はぜん動運動しない。⑦キラーT細胞に食作用はない。⑨NK細胞に食作用はない。

2．(1)適応免疫（獲得免疫）の1つである体液性免疫の一次応答の過程について答える。選んではいけない選択肢とその理由を7つあげる。①ヘルパーT細胞は形質細胞にはならない。③④記憶細胞が関与するのは二次応答である。④記憶細胞もB細胞の一形態である。⑥記憶細胞は抗体を産生しない。⑦好中球にはMHCⅡが無いので、抗原提示能がない。⑩NK細胞は自然免疫である。⑪NK細胞は、生体内ではウイルス感染細胞やがん細胞の排除など免疫応答の促進に働くと認識されているが、ヘルパーT細胞を活性化する上で重要なのは樹状細胞である。

(2)野生型のマウスは無毒化した細菌Xの繰り返しの感染によって体液性免疫の二次応答レベルに達して十分な量の抗体を産生している。この血液がA2である。ヌードマウスではヘルパーT細胞も含めてT細胞がほぼない。そのため抗体産生できないが、多量の抗体を含む血液A2の血清を用いることで、ヌードマウスは細菌Xに対する抗体を得て死亡しなかった。無毒化した細菌Xに感染させる過程はワクチン接種にあたる。また、血液A2の血清をヌードマウスに投与したのは血清療法にあたる。

3．(エ)はアレルギーである。マスト細胞からヒスタミンが過剰に分泌されるとアレルギー症状を発する。

問2．2．①インフルエンザウイルスはコロナウイルスと同様にRNAウイルスである。②結核菌と④破傷風菌は真正細菌である。③AIDSはヒト免疫不全ウイルス(HIV)による感染症が最も重症化した病態である。HIVもRNAウイルスである。⑤マラリアはマラリア病原虫と呼ばれる原生生物による感染症である。

Ⅲ

〔解答〕

問1．34－①　35－⑨⑪　36－③⑧　37－⑤⑥　38－⑭

問2．1．39－⑤　2．40－⑤　41－⑥　3．42－①③⑥
　　　4．43－③④　5．44－⑥　6．45－⑥　46－③

〔出題者が求めたポイント〕
　植物ホルモンや光周性に関する基本的な知識確認型の設問と、フィトクロムに関する実験を題材にした論理的思考力を要求する設問からなる。

問1．①はアブシシン酸、②はフォトトロピンのはたら

きである。③④：オーキシンは側芽ではなく、頂芽で
作られる。⑦⑧：オーキシンの屈性の方向は茎が負、
根が正である。⑨⑩：フロリゲンは道管ではなく、師
管を移動する。⑪⑫：短日条件は限界暗期より連続し
た長い暗期、長日条件は限界暗期より短い暗期であ
る。⑬⑭⑮：ジベレリンは受精を妨げ、子房の発達を
促進する。胚珠は成長すると種子になるから、種なし
にはなり得ない。

問2．1．光発芽種子は正の光発芽性種子ともいい、赤
色光で発芽が誘導され、近赤外光あるいは暗黒下で発
芽が抑制される。貯蔵物質の少ない小型種子が多く、
レタスの他、シロイヌナズナ、オオバコ、イチゴなど
がある。暗発芽種子には負の光発芽性種子とフィトク
ロムの関与しない植物が含まれる。負の光発芽種子の
発芽は赤色光により抑制され、乾燥地の大型種子に多
い。カボチャ、ケイトウ、トマト、アサガオなどがあ
る。フィトクロムが関与しない暗発芽種子には、エン
ドウ、インゲンマメ、トウモロコシ、イネなどがある。
これらの種子は、吸水すると暗黒でも光のもとでも発
芽する。

3．①：光発芽種子は赤色光を吸収するとフィトクロ
ムがPfr型（遠赤外光吸収型）になり、これが核に移行
して、遺伝子の発現を引き起こし、その結果種子発芽
に関係するタンパク質が作られ、発芽を引き起こすこ
とが知られる。ジベレリンを合成するある酵素はPfr
の作用によって作られる。③④：「【実験】開始前はす
べてが同一の吸収型で同じ性質を持っていたものとす
る」とある。また、「暗所に保管してあった光発芽種
子を・・・・・40（赤色光）を照射した。照射後・・・・
41（遠赤外光）吸収型が85％」とあるので、③が正し
いことがわかる。⑤⑥：実験で赤色光→遠赤色光→赤
色光の照射後、41（遠赤外光）吸収型が85％になった
ことで⑥が正しいことがわかる。

4．【リード文】「40（赤色光）吸収型は40（赤色光）をよ
く吸収するが41（遠赤外光）もある程度吸収し、いずれ
の場合も41（遠赤外光）吸収型に変わる。また、41（遠
赤外光）吸収型も、41（遠赤外光）をよく吸収するが、
40（赤色光）もある程度吸収し、いずれの場合も40吸収
型に変わる。」とある。ということは、赤色光吸収型
(Pr型)は赤色光を吸収して遠赤外光吸収型(Pfr型)に
なるが、Pfr型の一部のフィトクロムは赤色光をある
程度吸収してPr型になることがあり得るわけだ。
→赤色光を吸収してPr型からPfr型になったフィト
クロムが、さらに赤色光を吸収してPr型に戻る。
【実験】十分な量の赤色光を照射しても、85％しかPfr
型にならず、15％はPr型である。逆に、十分な量の
遠赤色光を照射しても、Pfr型は3％残る。再度十分
な量の赤色光を照射しても、85％しかPfr型にならず、
15％はPr型である。
→Pr型フィトクロムが赤色光を吸収してPfr型に変
わるが、一部のPfr型フィトクロムはさらに赤色光を
吸収してPr型に戻るため、15％のPr型が生じる。
さて、問題文に「40（赤色光）を照射している間に起こ

ったこと」とあるので、2回の赤色光照射後にPfr型
が85％・Pr型が15％である点に的を絞って解答する。
選択肢から2つ選ぶとすれば、③すべてのフィトクロ
ムがいったんPfr型になった。後に④Pfr型からPr
型になるフィトクロムがあった。とするのが矛盾のな
い解答である。

5．6．光発芽種子では、白色光照射は赤色光照射とほ
とんど同じ効果を持つことが知られる。

英 語 解 答 用 紙

2021年度

獣医学部 獣医学科，動物資源科学科
生物環境科学科
海洋生命科学部 海洋生命科学科

2021年2月1日実施

氏名　フリガナ

受験番号　万 千 百 十 一

志望学部・学科

獣医学部
○ 獣医学科
○ 動物資源科学科
○ 生物環境科学科

海洋生命科学部
○ 海洋生命科学科

第1志望の学科のみ
マークすること。

解答欄

I

問1: 1, 2, 3, 4, 5 （各①②③④）

問2: 6, 7, 8, 9, 10 （各①②③④）

問3: 11, 12, 13, 14 （各①②③④）

II

問1: 15, 16, 17, 18, 19, 20, 21 （各①②③④）

問2: 22, 23, 24, 25 （各①②③④）

III

26, 27, 28, 29, 30 （各①②③④⑤）

IV

31, 32, 33, 34, 35, 36, 37, 38, 39, 40 （各①②③④⑤⑥⑦⑧⑨⑩）

この解答用紙は133%に拡大すると、ほぼ実物大になります。

２０２１年度
数 学 解 答 用 紙

2021年2月1日実施

獣医学部　獣医学科，動物資源科学科，生物環境科学科
海洋生命科学部　海洋生命科学科

志望学部	学部	志望学科	学科	受験番号		氏名	

注意：問題1は答えのみを記すこと。問題2は答えだけでなく解答の過程も簡潔に記すこと。解答の過程も採点の対象となる。

問題1. (1)

ア	イ	ウ

(2)

エ	オ	カ

(3)

キ	ク	ケ

(4)

コ	サ	シ	ス	セ

点

(5)，(6)には解答しないこと。

問題2. (1)

答え _____

(2)

答え _____

(3)

答え _____ 点

合計	
	点

この解答用紙は182％に拡大すると、ほぼ実物大になります。

物　理　解　答　用　紙

2021年度

2021年2月1日実施

獣医学部　　獣医学科，動物資源科学科
　　　　　　生物環境科学科

海洋生命科学部　　海洋生命科学科

この解答用紙は133％に拡大すると、ほぼ実物大になります。

化 学 解 答 用 紙

2021年度

2021 年 2 月 1 日実施

獣医学部　獣医学科，動物資源科学科
生物環境科学科
海洋生命科学部　海洋生命科学科

この解答用紙は133%に拡大すると、ほぼ実物大になります。

2021年度

英 語 解 答 用 紙

2021年3月6日実施
獣医学部　獣医学科，動物資源科学科
生物環境科学科
海洋生命科学部　海洋生命科学科

フリガナ

氏名

受験番号

万 千 百 十 一

志望学部・学科

獣医学部
　○ 獣医学科
　○ 動物資源科学科
　○ 生物環境科学科

第1志望の学科のみ
マークすること。

海洋生命科学部
　○ 海洋生命科学科

注意事項

マークの仕方

・マークはHBの鉛筆で、はっきりマークすること。
（ボールペン・サインペン等は不可）
・マークを消すときは、消しゴムで完全に消し、
消しくずを残さないこと。

（良い例）

（悪い例）
細い　短い　うすい　はみだし

I

問1
1
2
3
4
5

問2
6
7
8
9
10

問3
11
12
13
14

問4
15
16

II
17
18
19
20
21
22
23

III

問1
24
25
26
27
28
29
30
31

問2
32
33
34

問3

IV
35
36
37
38
39
40

この解答用紙は133%に拡大すると、ほぼ実物大になります。

２０２１年度
数 学 解 答 用 紙

2021年3月6日実施
獣医学部　獣医学科，動物資源科学科，生物環境科学科
海洋生命科学部　海洋生命科学科

志望学部		学部	志望学科		学科	受験番号		氏名	

注意：問題Ⅰは答えのみを記すこと。問題Ⅱは答えだけでなく解答の過程も簡潔に記すこと。解答の過程も採点の対象となる。

問題Ⅰ.(1)

ア	イ	ウ

(2)

エ	オ	カ

(3)

キ	ク	ケ (,) コ

(4)

サ	シ	ス

点

問題Ⅱ.(1)

答え _____

(2)

答え　最大値：_____ ，最小値：_____

(3)

答え _____　点

合計		点

この解答用紙は182%に拡大すると、ほぼ実物大になります。

この解答用紙は133％に拡大すると、ほぼ実物大になります。

この解答用紙は 133% に拡大すると、ほぼ実物大になります。

2021年度

生 物 解 答 用 紙

獣医学部　獣医学科, 動物資源科学科
生物環境科学科
海洋生命科学部　海洋生命科学科

2021 年 3 月 6 日実施

この解答用紙は 133％に拡大すると、ほぼ実物大になります。

北里大学　海洋生命科学部入試問題と解答

令和4年7月29日　初版第1刷発行

編　集　　みすず学苑中央教育研究所

発行所　　株式会社ミスズ　　　　　　　　　定価　本体3,000円＋税

〒167−0053

東京都杉並区西荻南2丁目17番8号

ミスズビル1階

電　話　03（5941）2924（代）

印刷所　　タカセ株式会社

●本シリーズ掲載の入試問題について、万一、掲載許可手続きに遺漏や不備があると思われるものがありましたら、当社までお知らせ下さい。

●乱丁・落丁等につきましてはお取り替えいたします。

●本書の内容についてのお問合せは、具体的な質問内容を明記のうえ、ハガキ・封書を当社宛にお送りいただくか、もしくは下記のアドレスまでお問合せ願います。

〈 お問合せ用アドレス：https://www.examination.jp/contact/ 〉